最近の『イタイイタイ病非カドミウム説』論に対する反論

松波　淳一

桂書房

もくじ

序

イタイイタイ病の原因がカドミウムであることを最初に疫学的に立証したのは吉岡金市博士である。水俣病などの公害研究で有名な宇井　純は自著の『公害の政治学』で、吉岡博士のこの研究について「著名な農学者が、農業被害の調査からスタートして、病気の原因としてのカドミウムの公害にたどりつくまでの論理が見事である。公害の原因追求が医師以外からなされた典型」であると絶賛している。

他方、臨床面での病像の把握と治療に努めたのが河野　稔博士・萩野　昇医師及び村田　勇医師・中川昭忠医師らであり、分析面での作業を進めたのは小林　純博士であった。

そして、これらの研究と作業により開かれていった小道を、公道へと開拓していったのは金沢大学医学部の衛生教室（石崎有信教授と教室員）と公衆衛生教室（重松逸造教授と後任の加藤孝之教授と教室員）が中心であった。また、当時の第一内科教室（武内重五郎教授と教室員）などの方々である。これらの教室を含めた「イタイイタイ病研究班」の昭和四一年五月七日の会議では、司会の非カドミウム論者の高瀬武平教授（整形外科）は「要するに、イタイイタイ病は、腎の尿細管の変性により惹起されたOsteomalaciaという印象ですが、問題となったＣｄとの関係はなお未解決の点も多いので、今の段階では、これが唯一の原因とはいい難いようです」と曖昧に纏めた（『日本臨牀』二五巻二号、二一九頁）上で、「研究班」を解散した。

その翌年に右研究班が踏み込まなかったカドミウムの汚染状況とその出所の調査が行なわれ、当時国立衛生院疫学部長に転身していた重松逸造を班長とし、金沢大学衛生教室・公衆衛生教室・理学部分析化学教室・富山大学教育学部地学教室・岡山大学農業生物研究所・富山県衛生研究所などによる研究班が組織された。その結果、カドミウムなどの汚染源は（天然由来のものを除いて）すべて神岡鉱山に由来すること、神通川の本流に潅漑されている水田にはカドミウムが高濃度に分布しており、水口に高く、水尻に低いことなどが明らかにされ、この結果は昭和四三年三月二七日に発表された。また、衛生教室と公衆衛生教室による集団検診の結果、イ病患者と容疑者の発生割合はカドミウムによる土壌汚染の度合いに一致することが判明し、同年春に報告された（『日本衛生学会誌』二三巻一号）。

これらの調査結果を踏まえての厚生省初代公害課長橋本道夫の結論は、上司の同意を得て、園田直《スナオ》厚生大臣へ報告され、同大臣から昭和四三年五月八日に『公害病』としての発表となった。そして、同時平行的に提訴された「イタイイタイ病裁判」では一審・二審とも被害者側の全面的勝訴となったことも加わって、「イタイイタイ病」の原因はカドミウムであることは国民的常識となっていった。

この裁判中の昭和四五年七月二四日に農林大臣の談話として「一・〇ｐｐｍ以下の玄米、精白米については〇・九ｐｐｍ以上の産米は配給しないことにした」が示された。それ以上の産米は国が買い上げないことになり、休耕補償が支払われることになった。同日、食糧庁は大臣の発言を引用したに止まらず「要観察地域の産米は、消費者感情を配慮して配給しない」「自主流通米として、流通しないよう措置する」を附加して定めた。要観察地域の指定条件の一つにある「Ｃｄ含有〇・四ｐｐｍ」が、自動的に配給しない条件として生かされ、農林省と食糧庁からの通達のないままに既成事実となった。

更に、昭和四七年八月九日の二審判決の翌日に行なわれた被害者側と加害者三井金属鉱業側との長時間にわたる交渉の末、「イ病の原因が神岡鉱山からのカドミウムであることを認め、今後争わず、被害者の補償を行なう」「イ病発生地の過去将来の農業被害を補償し、土壌汚染復元費を全額負担する」との二つの『誓約書』および「被害者および被害者が指定する専門家の立入調査に応じ、必要な資料を提供し、必要な費用を負担する」との『公害防止協定』が締結され、同年より実行に移された。〇・四ｐｐｍ以上の自主流通米の販売を禁止された農家や神岡鉱山の『誓約書』などの内容を知った非鉄業界は悲鳴をあげた。

その結果、一・〇ｐｐｍ未満で〇・四ｐｐｍ以上の産米は国が買い上げる事になったが、このカドミウム含有米の産米量は、食糧庁業務部需給課の調査では、昭和四四年度までの産米一一〇〇〇t、昭和四五年度一三〇〇〇t、昭和四六年度六〇〇〇t、昭和四七年度八〇〇〇t、昭和四八年度一五〇〇〇t、昭和四九年度一六〇〇〇t（小計六九〇〇〇t）と山積してきた。自民党も支持基盤の農家の準汚染米の買上げによる国の負担に音をあげるようになった。

昭和五〇年二月号の『文芸春秋』に児玉隆也の「イタイイタイ病は幻の公害か」が掲載された。彼は知り合いの医師と雑談した際に、その医師は「イタイイタイ病の原因はカドミウムだというのが世間の常識になっているが、実は最近は異論が多いのだ。学者の中には、あれは幻の公害だとまで極言する人もいる」「カドミウム主因説に対してビタミンD不足説がかなりの勢力で唱えられている」（三二―三頁）と述べたとされる。

同年二月二四日の衆議院予算委員会第一分科会で、自民党小坂善太郎財務委員長が、「特にカドミウム汚染米の累積保有量が約八〇億円にも達すること、汚染土壌田の復元費用が膨大な国費を必要としていること」などをあげ、「VD（不足）説などのカドミウム説を否定する学説が提起されてきたこと、動物実験でもカドミウム説が解明されていないこと」等を挙げて、『厚生省見解』には再検討の余地があると迫り、小沢辰男環境庁長官は『厚生省見解』の洗い直しを認めた（傍線筆者）。

このような経緯で環境庁の委託を受けた（財）日本公衆衛生協会からの再委託により、重松逸造班長のもとで集められた多数の非カドミウム論者による『研究班』の下で「動物実験」が行なわれることになった。

この『研究班』の中の「カドミウムの健康影響に関する研究企画運営小委員会」の顧問である江頭靖之〈元国立予防衛生研究所病理部長〉が、その後、委員会に提出した『所謂イタイイタイ病に関する私の考え』という小冊子の内容─「まだ経験の浅かった一人の医師〈萩野　昇〉、二人の農学士〈吉岡金市博士と小林　純博士を指す〉および一人の新聞記者〈富山新聞の記者八田清信〉の計四名で、新しい病気の名称から原因まで決めてしまったことは、『イ病』の不幸な歴史の幕開けに相応しい」と述べ、素人の考えだと決め付けた上で、「ビタミンDの単位を誤解して高単位のビタミンDを投与する『チョコラDの会』というのを組織して推奨した〈萩野〉病院が、腎臓障害をはじめとする副作用を起こさせた」と断定し、他方、「イ病に近い骨病変はビタミンD不足である」─として、非カドミウム説主体の『研究班』の暗黙の意向を代弁していたように見られる。

ちなみに、石本著の『イタイイタイ病─さらなる科学の検証を』には「チョコラDは無差別に服用されたものではなく、過剰投与でも腎障害は生じていない」（一二二頁）と否定しながらも、イタイイタイ病を腎障害と骨障害の二本建てとする構成を主張し、前者の原因をカドミウムとし、後者はビタミンD不足としている。

筆者の『石本二見男著「イタイイタイ病─さらなる科学の検証を」との反カドミウム説を読んで』は、主として、この「動物実験」の非科学的な進め方と結論の出し方及びイタイイタイ病の骨病変を

ＶＤ不足とする説の、根拠のないことを論じたものである。

他方、『Brett L.Walker著の「中毒列島―日本における産業による疾病史―」の第四章「神通川流域での鉱山事業による疼痛」を読んで』は、カドミウムの関与は認めながらも、それだけではイタイイタイ病は発病しないとして、発症地域の人々の文化人類学的関与―多産、栄養不足、日照忌避、〝良妻賢母〟教育―が主因であるとするものであるが、筆者の『Beett L.Walker著「中毒列島―日本における産業による疾病史―」の第四章「神通川流域での鉱山事業による疼痛」を読んで』は、Walkerの論旨の前提にはいくつもの誤解と独断があることを論じたものである。

いずれにせよ、在野の非専門家である筆者に、なにがしかの誤りや誤解があるのはむしろ当然なので、読者の方々よりの忌憚のないご意見、ご指導を頂ければ幸甚である。

『イタイイタイ病―さらなる科学の検証を』を読んで

はじめに

昭和五〇年二月に自民党は「イタイイタイ病に関する昭和四三年五月の『厚生省見解』の〝洗い直し〟（要するにイタイイタイ病は、カドミウムを原因だとする『厚生省見解』を取り消すこと）を環境庁に要求し、小澤辰男長官がこれを受け入れて、（財）日本公衆衛生協会にこの作業を委嘱し、同協会が更に『イタイイタイ病及び慢性カドミウム中毒に関する総合的研究班』にこれを再委嘱した」。右『総合的研究班』の会長である重松逸造は、委託の趣旨にあわせて同年三月に非カドミウム論者を中心とした新『イタイイタイ病に関する総合的研究班』（後に元の『イタイイタイ病及び慢性カドミウム中毒に関する総合的研究班』と改められた）を編成し、「カドミウムの慢性影響に関する実験的研究班（通称「サル実験班」）の長期間実験後の昭和六四年九月に『環境保健レポート』五六巻「中間取りまとめ報告」が出された。

これには会長重松逸造と総括委員長土屋健三郎の連名での冒頭の『総括報告』があり、「昭和五一年度より『カドミウムの慢性影響に関する実験的研究班』、『腎尿細管機能異常に関する臨床医学的研究班』、『イタイイタイ病研究班』及び昭和五四年度より『重金属の人体影響に関する病理組織学的研究班』（昭和五五、五六年度は『病理組織学的研究班』に改められた）の四研究班を組織して、調査研究を継続してきたが、今回上記四研究班の成果がとりまとめられた」(一頁)と記載されている。

この「中間取りまとめ報告」での『カドミウムの慢性影響に関する実験的研究班』(いわゆる「サル実験班」)の第一次と第二次の実験結果の報告として、「サルを用いた動物実験の結果をみると、カドミウム汚染地域住民が摂取したと推定されるカドミウム曝露の濃度よりもはるかに高い三〇ppm以上という濃度のカドミウムをサルに投与することにより、近位尿細管機能異常が発現しても、骨軟化症の原因の一つとなると考えられている腎のビタミンD活性化障害は観察されていない」「カドミウムの長期低濃度曝露が直ちに腎性骨軟化症の発現に結びつくという考え方を肯定することは困難である」(三頁)とする。

昭和六三年より老齢のサルを用いての第三次実験が行なわれたが、カドミウム単独では骨軟化症は発症せず、低栄養との組合せの場合に類骨の増加・石灰化障害が見られた(木村正巳ら『環境保健レポート』五四巻、一一六〜一二二頁)が、腎障害が先行しなかったとして、厚生省見解と矛盾するとされた。

他方、後述する『腎尿細管異常に関する臨床医学的研究班』での「動物実験グループ」の研究結果は『中間とりまとめ報告』から全面的に省かれていて、その成果は勿論、存在すら示されていない。まったくの鬼子扱いである。

そして、その結論は、「カドミウムをサルに投与したが、腎障害は生じても、骨軟化症は生じなかった」ので、イタイイタイ病の腎障害はカドミウムにより発生するが、骨軟化症の原因はカドミウムではないという、自民党と環境庁の委託の趣旨に応じた『総合的研究班』の結論が出されている。石本二見男（著者）の著書は、自らがその一員である『総合的研究班』の結論を前提として書かれたものである。

著者みずからは動物実験を担当したことはないが、自己が班長であった「カドミウムの腎機能影響に関する研究班」内の、「サル実験班」とは別の「動物実験班」の成果、即ち、ラットとサルへのカドミウム投与実験で、数回にわたり骨軟化症が発症しているのを無視した上で、カドミウムでは骨軟化症が生じないとの結論に同意したのである。

『総合的研究班』の論旨には、医学薬理学的知見があれば、当然抱くべき「サル実験班」の動物実験のやり方に関する具体的な疑問点・問題点が多々あるにもかかわらず、何ら疑問を持つことはなく、その誤れる結論を前提として、骨軟化症の原因を他に求め、イタイイタイ病訴訟で三井金属鉱業が持ち出して失敗した日照不足と栄養不足から生じるビタミンD不足が、イタイイタイ病の原因であると書いておられるのに、筆者（松波）は疑念を抱かざるを得ないのである。

そこで、『総合的研究班』の結論と著者のビタミンD不足説に関しての反論を述べるために、匆々に、この小論作成に取り掛かった次第である。

イタイイタイ病に関する動物実験についての疑問

第一章　イタイイタイ病に関する動物実験

一・環境庁委託の「サル実験」以前から国内外で行なわれた主な動物実験について

環境庁から委託された日本公衆衛生協会から再委託された『イタイイタイ病及び慢性カドミウム中毒に関する総合研究班』の「カドミウムの慢性影響に関する実験的研究班」（通称「サル実験班」）の実験方法と結果を理解・評価するためには、それ以外になされた実験でのカドミウムの投与方法、投与対象、投与量、投与期間についての知識が必要である。その主なものは左記の通りである。

(1)　WHO『IPCS　カドミウム』の記載

表１　動物実験に用いられた動物種、カドミウムの量と投与方法・投与期間

「投与方法」	「投与対象」	「投　与　量」	「投与期間」
i　皮下投与	ラット	0.65mg／kg 体重	３月間
	ウサギ	0.25～1.5mg／kg 体重	0.7～４月間
	マウス	0.25～0.5mg／kg 体重	５～６月間
	鳥	0.5mg／kg 体重	１月半
ii　腹腔内投与	ラット	0.75mg／kg 体重	３～４月間
iii　経口投与（食餌混入）	ウサギ	300mg／kg 体重	４～10月間
	豚	50～300mg／kg 体重	－
	馬	－	240月迄
iv　経口投与（水に溶解）	ラット	200mg／Litre	11月間
	ラット	50mg／Liter	２月半
	ウサギ	50～160mg／Liter	６～10月間

出典　WHO『IPCS Environmental Health Criteria 一三四　Cadmium』表12による

(注)　腎臓への影響の有無：マウスでの皮下投与では、０・２５㎎は影響なく、０・５㎎は尿細管性蛋白尿が見られた。ラットの腹腔内投与では、３月では影響なく、４月には60％のラットに腎の組織学的変化が起きた。ラットの０・６５㎎の皮下投与では腎に組織学的変化が起こった。ラットの経口（水に溶解）投与での10㎎では変化がなく、50㎎では僅かな変化があり、１００㎎以上では組織学的変化が見られ、蛋白尿・低分子量蛋白尿が見られた。又、50㎎／Litreでは近位尿細管などに変化が生じた。ウサギへの皮下投与では、０・２５㎎／kgでは期間が長いほど組織学的変化が酷くなり、０・５㎎／kgでは蛋白尿・糖尿・アミノ酸尿・β２-ＭＧや軽度の組織学的変化が見られた。１・５㎎／kgでは再吸収機能の低下が生じた。ウサギへの経口（水に溶解）投与では、組織の線維化、萎縮など著しい変化も見られた。経口（食餌）ではアミノ酸尿・蛋白尿・糖尿などが生じた。いずれにしても、少量では変化がないか極めて軽微であり、量や期間が増えるにつれて重い症状が生じる〝量と反応〟の関係が見られるように思われる。

(2) その他、国内での報告

『環境保健レポート』の「カドミウムの慢性影響に関する実験的研究班」の報告はすべて経口投与なのでここでは除き、手元にあるいくつかの文献から投与対象と投与方法と投与量及び投与期間について引用する。

表2　国内の報告

「投与方法」	「投与対象」	「投与量」	「投与期間」
i　経口投与（食餌）			
松田　悟	ラット	10及び20mg／100g	10月間
野見山ら	ウサギ	300mg／g	19〜44週間
高島ら	ラット	10〜100ppm	19月間
太田	ラット	1〜5mg／kg／day	妊娠哺乳負荷3回
ii　経口投与（食餌）胃ゾンデ・カニューレ使用			
安藤ら	ラット	10mg／kg／day	6月間
中喜多ら	ラット	2〜60mg／kg／day	30週間
iii　経口投与（水に溶解）			
田辺　釧	ラット	300及び600ppm	6月間
iv　経口投与（水に溶解）浸透圧ポンプ			
香山不二雄ら	マウス	0.5mg／kg／day	1週間
v　皮下投与			
野見山ら	ウサギ	0.3〜3.0mg／kg／day	17週間
佐藤ら	ラット	2mg／kg／day	17〜20日間
島田	ハムスター	0.3〜3.0mg／kg	半日間
山下	マウス	0.002〜0.2mg／kg／day	20日間

「投与方法」	「投与対象」	「投与量」	「投与期間」
vi 筋肉内投与			
松平ら	ウサギ	0.1～1mg／kg／day	89日間
vii 静脈内投与			
梅村	ラット	1.8～10.0mg／kg（急性毒性試験）	1回
勝田ら	ラット	2～3mg／kg／day	14日間
viii 腹腔内投与			
岡野ら	ラット	1mg／mlCdの溶液を1mg／kg／day	2週間
広野ら	ラット	0.66と1.32mgのCd溶液を1ml／kg／day 前半10日間は前者、後半11日間は後者	
竹林ら	ラット	200ppmの溶液を週3回	1～75週間
ix 経口投与と皮下投与			
野見山ら	ウサギ	経口　300ppmの合成飼料を一日当り130gづつ	55週間
	ウサギ	皮下　0.3mg／kg／day	20週間
x 経口投与、皮下投与、腹腔内投与、静脈投与			
佐藤ら	マウス	経口（食餌）50～100ppm	4～6月間
佐藤ら	マウス	経口（水に溶解）30～300ppm	6月間
佐藤ら	マウス	皮下　12.5～800μg／kg、25及び100μg／kg	10週間
佐藤ら	マウス	腹腔内　25μmol／kg	1回
佐藤ら	マウス	静脈　100～600μg／kg、3.1mg／kg	1回

㈱　前掲したWHOに引用された腎臓の変化に関する論文を纏めた表12とは異なって国内の上記諸論文は、毒性標的臓器も異なり、毒性指標も各種なので、纏めた評価を述べることは出来ないが、やはりそれぞれに〝量と反応〟の傾向がある。

(3)　以上に見てきたように、カドミウムの急性～慢性毒性の試験は各種の動物を用いるばかりか、各種の投与法を用いて行なわれてきているのである。その理由としては、経口投与でのカドミウムを含む食飼は、異物であることや腸管に障害を起こすので、食欲の減少を、更には拒食を齎らすためにに実験の結果がばらつくためである。

i　富山県立中央病院の第一外科村田　勇らは、「カドミウムにより腸管にエンテロパチィ（腸管からの脂肪・骨塩・脂溶性ビタミンの吸収障害が生じる）が発生する」旨発表した（「イタイイタイ病の臨床経過」『カドミウム中毒に関する学術研究会』講演要旨集、五七～八頁。『富山県医通報』五一七号）。

ii　ネズミにカドミウム五〇ｐｐｍを含む餌を与えると、腸からのカルシウム、リンの吸収が減り、血便が検出され、小腸の粘膜に糜爛が認められた（菅原千枝子ら『日衛誌』二八巻六号、五一一頁）。

iii　カドミウムの経口摂取は、とくに高濃度の場合、小腸に著しい糜爛をもたらすことが報告されている（須田立雄ほか「骨組織に対するカドミウムの直接作用と間接作用」『環境保健レポート』三八巻、一二三頁）。

iv　「カドミウムの慢性影響に関する実験的研究」における動物（アカゲザル）に塩化カドミウムをカドミウムにして三〇ｐｐｍを飼料に加えて投与した。「実験開始後約一カ月目にE群の＃25

が死亡した。実験飼料に対する拒食が原因と考えられた。このような拒食はほかの数匹にも認められ、実験四カ月にはB群の#7とF群の#26の二匹が強い拒食を示し、一時は全く餌を食べなくなった」「実験開始約半年の時点で、食欲の弱い個体が多い。実験八カ月にはE群の#21が死亡した。この個体はほぼ一カ月間ほど餌の摂取を拒絶し、次第に体力を消耗して死亡した。剖検による肉眼的所見では右腎と脾の萎縮の他に、胃粘膜の菲薄化と、腸管と大網の癒着が観察された。一〇カ月目にC群の#14が死亡、F群の#27が切迫屠殺となった。前者は低栄養による著しい削痩が観察、食欲も極度に低下していた。剖検では、肺の膿結節の点在と、腹水の貯留、腸管内のガス充満が認められた。後者は食欲の著しい減退と極度の削痩で生存が困難と判断された。剖検時の肉眼的所見では腹水の貯留、腸管内のガスの充満、大腸の充血と出血が観察された。実験開始一三カ月目にC群の#15が死亡した。その所見はC群の#14に似ていた」「以上のごとく、実験開始後およそ一年間に合計〈三〇匹の内〉八匹を失った」（谷岡功邦ほか『環境保健レポート』六〇巻、七～八頁）とする。当然のことながら死亡までにいたらなかった拒食ないし食欲不振状態のサルが相当いたことは、「A群対D群、B群対E群、C群対F群で、それぞれペアーとなる個体を決めておいて、ペアー間の摂食量が同じになるようなペアードフィーディング方式を採用した。ペアーのどちらかの一週間単位の摂食量が低下した場合には、パートナーへの投与量（一〇〇g、後に一五〇g）を減らすことにした。一方の摂食量が五〇gを割ったときは、相手方には五〇ｇ（後に七五ｇ）を与えた」と記載されているように、かなりの数の拒食ないし減食が起こっていたことが判る。

この経口投与による場合の実験での食欲低下や拒食が、投与カドミウム量の変動を生ぜしめて実験の結果にバラツキが生じる原因となっているし、更に高濃度のカドミウム投与による実験を躊躇わせるか、断念させる原因や口実となっている。

それを生じないで、規定の投与量を確実に体内に送り込む手法として、皮下・腹腔内、静脈投与が求められて、前述したように多彩な手法が選ばれてきたのである。

(4) 曝露経路によるカドミウムの毒性の違いの有無。

では、経口投与に問題があるならば、代わりの曝露経路によりカドミウムの毒性に違いがあるのかが問題になるであろう。

野見山らは、「ヒトにおけるカドミウムの曝露は、作業場では吸入、汚染地域では経口であるのに、実験的には皮下投与が多い。曝露経路が違うと発症機序が異なるか否かについて研究した」「実験方法は、ウサギ一三羽には三〇〇ｐｐｍＣｄを含む合成飼料を、七羽にはＣｄを添加しない合成飼料を、各一日一三〇ｇずつを与え、他の一三羽には〇・三㎎Ｃｄ／㎏を連日皮下投与し、経時的に血液・尿の生化学的検査を行なった。一部のウサギについては発症時に屠殺し組織学的検索も行なった」「実験結果の考察では、ⅰ生体影響発現までの期間には、投与経路による違いが見られるが、生体負荷量の違いによるものと考えられた。ii経口投与、皮下投与とも肝機能異常発症、血漿Cd上昇、腎機能異常発症がほぼ同時期に起こっていた」「結論として、Cdの生体影響発現機序の研究の多くは動物に皮下投与して行なわれてきたが、発症機序は経口投与のそれと同じであることが分かった」（「曝露経路によるカドミウム毒性の違い」『日衛誌』五四巻一号、一六二頁）とする。

経口投与以外の手法を拒否する理由は成り立たないのである。

二、ここで、更に《動物実験に関する一般的な予備知識》を引用しておきたい。

(1) 実験動物について

「（実験動物とは）医学・生物学などの研究のために特別に育成された動物をいう。これに対し、より広義に、動物実験に使用される動物すべてをさすこともあるが、実験結果の解釈のうえからも、狭義の実験動物と広義の実験動物とは厳密に区別する必要がある。また可能なかぎり、狭義の実験動物の使用を心がけるべきであろう。狭義の実験動物には、マウス（ハツカネズミ）、ラット（ドブネズミ）、モルモット、チャイニーズハムスター、シリアンハムスター、スナネズミ、スンクス（ジャコウネズミ）の他、一部のものが含まれる動物種として、イヌ、ネコ、ブタ、ウサギ、ウズラ、ニワトリ、アフリカツメガエル、メダカ、ショウジョウバエなどがある」(『ブリタニカ国際大百科事典』TBSブリタニカ、八巻、三六四頁)。そのほかに、「実験動物化が進んでいる哺乳類には、サル類(ニホンザル・アカゲザル・カニクイザル・マーモセット)とヤギなどがある(『日本大百科全書』小学館、一〇巻、八八八頁)。然し、これらは遺伝的統御が行なわれていない広義の実験動物であり、当然のことながら、結果にバラツキが生じうる。

「狭義の実験動物においては、高度な遺伝的統御が行なわれている。実験動物の遺伝的統御の基本は、近親交配である。マウス、ラットなどの齧歯《ゲッシ》類では兄妹交配が基本となる。兄妹交配を毎代重ねることにより、動物の各遺伝子座は同じ遺伝子の対であるホモに固定されていき、二〇代を超えると、殆どすべて(九八・六%)の遺伝子座は同じ遺伝子の対(ホモ)に固定され、それ以降変化することなく維持することが出来る。こうして出来上がった系統は近交系と呼ばれる。同じ近交系に属する動物個体は、一卵性双生児と同様、すべて同じ遺伝子組成をもつことになる。したがって、近交系を使った実験では、実験群の間での遺伝的差異を考慮する必要がなく、国内外で行なわれた他の実験との比較も可能となる。マウス・ラットでは、既に非常に多くの近交系が作られており、各近交系はそれぞれ特異な遺伝子組成を持っている」(前掲『ブリタニカ国際大百科事典』八巻、三六四頁)。

「前述の通り、実験動物としては遺伝的統御が必要なので、遺伝的に素質の全く不明な野性動物

〈たとえばサル〉はもちろん、ある程度は明確になっている家畜でさえも、そのまま（実験）するには問題が多い」（『世界大百科事典』平凡社、一一巻、三七五頁）と言われている。即ち、「市販の〈近交系ではない〉雑動物を使うことは、化学実験に不純な試薬や、検定のない不正確で感度の鈍い天秤を使うことに匹敵するわけであるが、近交系実験動物は反応性が均一であるというばかりでなく、いろいろの系統はそれぞれ解剖的・生理的の特徴があって、いろいろな研究に有力な材料を提供している」（安東洪次ほか編『医学研究：動物実験法』朝倉書店、五頁）のである。

(2) 実験動物に使用する動物種と投与期間について

加藤　仁は「毒性試験では、注意すべき問題がある。一動物種の中でも薬効に個体差があること、更に動物種の中でも種差があることから・・平常よく用いられ、よく性状の判った動物種の中から一定数の動物種を選ぶことになる。この際には、手広く選ぶ、例えば、ゲッ歯類を選べば、その他にゲッ歯類ではないものを必ず加えるように、ラットとマウスの他にイヌを加えるような選び方がよく用いられる」（『ファルマシア』一九六五年、一巻、一〇三頁）と述べている。これは必ずしも、同一研究者が複数種の動物を用いて行なう必要はなく、連結出来る別の研究者と分担する形で行なうことを妨げるものではない。

「アメリカでは、第一次世界大戦後に、慢性毒性はどんな投与方法であれ、繰り返し投与しても死亡しない程度の量を使いさえすれば、症状が現われるまで長期間にわたって研究を続けることが可能である〝必要にして十分な情報を得るための持続曝露時間はいったいどれくらいか〟が、つきまとう疑問であった。意見は分れたが、一日量を可能な限り多くすれば、ラットまたはマウスで慢性毒性試験についての必要な情報を得るのに九〇日間の反復投与で十分であろう、というのが大方の毒性学者のもつ印象だった」「一九四五年に、ある種の病変は九〇日間の曝露では検出出来ないことが明らかとなった。一九五〇年までの新規の食品添加物及び農薬の安全性を立証するため、食品医薬品局が勧告する生涯試験は、ラットの場合二年間であった。問題点をはっきりさせるために、食品医薬品局のスタッフが「食品・医薬品・化粧品中の化学物質の毒性評価の指針」という文書を『Food Drug Cosmetic Law Journal』誌（一九四九年、一～七頁）に発表した。それによると、長期にわたる慢性毒性試験はラットで二年間、イヌなどの非げっ歯類で三年である」（G.D.Claytonら『Patty's Industrial Hygiene & Toxicology』Ⅱ。内藤裕史ほか監訳『化学物質毒性ハンドブック』一、一～七頁）ことになっていた。

「一九七九年当時さまざまな毒性について、実験動物を用いて答を出す技術はほぼ完成されていた。その技術とは急性毒性、亜慢性毒性、慢性毒性・・などについてである。一つの化合物について〈例えば塩化Cd〉の一連の試験に、三～五年が必要となる（前掲書一―八頁）」としている。実験期間の延長される可能性こそあれ、短縮されることはない。

(3) 実験動物からヒトへの外挿にあたって―生理的差異について―

ヒトと実験動物との間には生理学的に大きな差がある（松岡　理編著『実験動物からヒトへの外挿』五六頁、八六頁、一六五頁、一六九頁、一七五頁、一九一頁による）。薬物／毒物が吸収されてから、下記の「表3」ような違いが代謝速度と毒性の差を生じてくる。

小さい動物ほど薬効や毒性に対する抵抗力が強いことは、よく知られた事実である。小動物ほど体内に取り入れた薬物や毒物の排泄は速やかである。即ち、「小動物ほど体表面積あるいは体重あたりの心拍出量が高く、それゆえ小動物の肝臓と腎臓には比較的多量の血液が流れる。従って、一定時間内の代謝量は小動物ほど多いことになる」（ラデュ・マンデル・ウェイ『新しい薬物代謝学―生体内運命と実験法のすべて―』大森義仁・麻生芳郎監訳、三五二頁他）。

その理由は、小動物ほど体内に取り入れた薬物や毒物の排泄が速やかなためである。この道理はラットのみならずイヌやサルなどの中型動物にも当然に妥当する。

表3　ヒトと動物との生理的条件の差異

①呼吸数（回／分	ヒト　11.7	サル　40.	ラット　112
②呼吸量（ℓ／分）	ヒト　8.77	サル　0.84	ラット　0.17
③脈拍（回／分）	ヒト　71.25	サル　227.	ラット　305〜352
④血液量（％／体重）	ヒト　7.7	サル　3〜3.3	ラット　2.77
⑤腎臓重量（ｇ）	ヒト　156.	サル　9.	ラット　0.75
⑥腎臓重量（体重比％）	ヒト　0.02	サル　0.23	ラット　0.31
⑦体表面積（Sq.m）	ヒト　1.85	サル　0.31	ラット　0.03

(4) 動物実験からヒトへの外挿にあたって―吸収率について―

ヒトと動物との実質的な種差を見るためには、動物のCd吸収率とヒトの吸収率との違いの程度から種差での表面的な数値を修正する必要がある。「サルの塩化Cdの吸収率は、Cd投与群（三〜一〇〇ppm）一〇頭の平均は三・五±〇・八％（算術平均±標準誤差）であった。他に、サルは五％（Nomiyama et al.、一九七八）とも報告されている」（野見山一生ほか『環境保健レポート』四六巻、一四三頁）。ラットの消化管吸収率は〇・五％程度（梅村孝司『環境保健レポート』六九巻、二二五頁）で、マウスも〇・五％（太田久吉『環境保健レポート』六九巻、二五五頁）という。

他方、ヒトの消化管吸収率は最近まで平均五％程度と見られていた（WHO『IPCS環境健康基準一三四：カドミウム』七八頁）が、最近の調査によれば、Cdで汚染された食品でのヒトの吸収率は三六〜二四％（平均三〇％）とされている（大前和幸「食品由来カドミウムの体内取り込み動態解明に関するボランティア研究」『食品中に残留するカドミウムの健康影響評価について（平成一三年度）』一四五〜六頁。香山不二雄「カドミウムの吸収率に関する研究」『食品中に残留するカドミウムの健康影響評価について（平成一四年度）』八〇頁）。

消化管からのカドミウム吸収面だけから見ても、マウスとヒトには六〇倍の、サルとヒトには八倍前後の差が存在している。

(5) 実験動物からヒトへの外挿にあたって―投与量―

当然、動物での実験量は、おのずからヒトの投与量との対比で選ばれることにならざるを得ない。「小中動物の実験では、ヒトの常用量の一〇倍程度が最小量」（『医薬品製造指針（一九六三年）』二〇四頁）であり、「通常は一〇〇倍量を最低として数段階〈上に向けて〉の量を選ぶ（池田良雄「食品添加物の慢性毒性試験法について（前編）」『食品衛生学雑誌』二巻四号、一二六頁）ことが必要であり、「ヒトの常用量の五〇〇倍程度が大量」（伴　義雄ら編『医薬品研究法』池田義雄「毒性研究法」一二八頁）と見られているのである。

従って、「一〇〇倍量を最低として・・五〇〇倍程度」を投与する一般的実験量から考えれば、環境庁委託の前述した「サル実験班」の実験においても、ヒトとサルとの生理学上の大きな種差と吸収率の差を考慮して、一・〇ｐｐｍの米を基準としての経口投与による慢性実験量に際しては、とりあえず一〇〇ｐｐｍを出発点として五〇〇ｐｐｍないしはそれ以上を長期間投与して然るべきであろうと理解される。しかるに、実験班が使ったＣｄ量は、長期で三、一〇、三〇、一〇〇ｐｐｍ及び短期で三〇〇ｐｐｍにとどまった。このように中濃度の実験にとどまり、高濃度の実験を省いたのは、動物実験での慢性毒性試験について必要な実験量の上限を無視し、発症の出現を逃れようとしたと言うべきである。

にもかかわらず、『環境保健レポート』の総括の中で「地域住民ではとうてい考えられないような大量のＣｄ曝露の実験をおこなった」などと書いているのは、動物実験に必要な投与量に関する知識があれば、間違っても言えない筈ではなかったろうか。

(6) 実験動物からヒトへの外挿にあたって―投与方法―その一

「サル実験班」の三〇〇ｐｐｍ投与の実験が短期であったのは、恐らく、食欲不振と拒食が一つの原因であったろうことは、その一〇分の一の濃度の三〇ｐｐｍの投与実験において高度の食欲不振と拒食があった（谷岡功邦ら『環境保健レポート』六〇巻、七～九頁）ことからも推定されるが、実は、野見山らもこれを認めている。

即ち、野見山らの「Effects of Dietary Cadmium on Rhesus Monkeys（アカゲザルにおけるカドミウム食の影響）」『Environmental Health Perspectives』二八号によると、「材料と手法」の中に「インドから輸入した二～二・五歳の一〇匹の雄のアカゲザルを四組に分け、一九七六年九月から、塩化カドミウムを一日当り、第一グループの三匹には三〇mgを、第二のグループの三匹には三mgを、第三のグループの二匹には〇・三mgを、そして第四のグループには〇mgを、一個〇・五gのビスケットに混入して、一日当り一〇〇gの食餌として経口投与した。すると、高濃度投与群では、このビスケットを食べることを拒否した。それでオレンジの香をつけて与えたが、これも拒否した。飢餓にもかかわらず、サルはビスケットを拒否し続けた。最後に、ＣＬＥＡ（central Laboratory for Experimental animal、Tokyo）のオレンジの香のついたサル用のペレット（弾丸形の飼料）で、一kg当り三〇〇mg／kg、三〇mg／kg、三mg／kgおよび〇mg／kgを含む品が与えられた。サルは次第にこれを食べはじめた。サルには一〇〇gのペレットの食事とリンゴ半分を実験の期間中に与えられた。カドミウムの一日当りの濃度は、このレポートでは三〇〇ppm、三〇ppm、三ppm及び〇ppmのグループと呼ぶことにする」（二二四頁）と述べている。

この野見山らや「サル実験班」が、それと同濃度やそれ以上の濃度の実験を継続して行なうことがなかった口実の一つが、高濃度の経口投与をサルが拒否したことであったろうと推定される。

もともと、カドミウムの急性毒性は「嘔吐」であることはよくしられていた事実である。SchwarzeとAlsbergのネコでの実験によれば「生の赤身のこまぎれ肉に一〇〇～四〇〇ppmのカドミウムを混入して与えたところ、一〇〇ppmでは嘔吐が六匹中の〇匹、一五〇ppmでは嘔吐が四一匹中の一〇匹（二四%）、二〇〇ppmでは嘔吐が三三匹中の一七匹（五一%）、二五〇ppmでは嘔吐が三七匹中の二〇匹（五四%）、三〇〇ppmでは嘔吐が三三匹中の一九匹（五七%）、三五〇ppmでは嘔吐が五匹中の四匹（八〇%）、四〇〇ppmでは嘔吐が二一匹中の二〇匹（九五%）であった」（「Studies on The Pharmacology of Cadmium and Zinc with Particular Reference to Emesis」『J.Pharmacol.Exp.Ther.』二一巻一号、五～六頁）。

日本でも原　三郎は「『カドミウム』ノ毒物学的研究」の中で「第五　猫ニオケル実験。中等大ノ猫ニ一〇mg乃至二〇mg塩化カドミウムヲ消息子ヲ以テ胃内ニ適用セルニ、多少呼吸速進シ、一〇分前後ニシテ嘔吐ヲ発セリ。第六　犬ニオケル実験。幼弱大ノ犬ニ一五mgノ塩化カドミウムヲ〈消息子ヲ以テ〉胃内へ適用セルトキ、直チニ嘔吐シ、次イデ脱糞シ、其後死セリ。一〇㎎ヲ与エタ時ハ、嘔吐ヲ発シタケレドモ、多少呼吸速迫シタ外ハ何ラノ毒作用ヲ呈シザリキ」(『東京医学専門学校雑誌』八巻二号、一九二五年)と報じている。

なお、消息子とは、ゾンデsound、ブジーbougieをいう。金属製で先端が鈍な棒。口腔または鼻道より消息子を挿入して栄養をとらせるもので、流動食は軽圧を加えて注入する(『医学大辞典』医学書院、二二四八頁。『医学大辞典』南山堂、縮刷版、七〇八頁)。同氏は、動物がカドミウムの投与を拒否したので消息子を使って胃に投入したのであろう。

金沢大学医学部衛生学教室(石崎有信教授)で田辺　釧が行なったラットを用いてのカドミウムの慢性中毒実験では「五ppm、一〇ppm、二五ppm、五〇ppm、三〇〇ppm、六〇〇ppmのカドミウムを含む飲料水をラットに与え続けたところ、三〇〇ppm投与群では、摂取量が三分の一ないし五分の一に減少し、六〇〇ppmは更に摂取量が激減した」(「慢性カドミウム中毒の実験的研究Ⅲ」『十全医学会雑誌』七六巻一号、一九六八年、一九四頁)。

ヒトのカドミウム急性中毒での嘔吐の国内の最初報告は、昭和二八年一一月一八日に奈良県下のT高等学校での調理実習で作った料理を食した二〇〜三〇分後に、三〇名が嘔吐・胃痛・下痢症状を起こした。その原因は天火で焼きリンゴを作った際に、カドミウムメッキをした平皿を使用した為、酸性果汁によりカドミウムが溶出したためと判断された(金行広雄「カドミウムの食中毒の一例について」『公衆衛生』一六巻三号）。

これらの諸報告にあるように、ヒトも動物もカドミウムの投与により嘔吐が起こり、また田辺や野見山らの例にあるようにある程度のカドミウムを含む食餌を拒否することが判っていた。

そうであれば、「サル実験班」でも経口投与に拘ることなく他の投与方法に切り替えることが必要ではなかったか。

著者石本氏は『イタイイタイ病—さらなる科学の検証を』の中で、「嚥下障害が顕著になれば、経口的服用は出来ないし、錠剤の嫌いな高齢者は錠剤を一度口中に貯めて置き後で吐き出して捨てることなどはごく普通の行為なのである。散剤は飲み物や食べ物に混ぜたりするが、『不味い』としてこれを拒否する場合も多い。この様な例の必要なエネルギーや水分〈動物実験における必要なカドミウムの食餌や水も同じ〉は血管内投与で補わなくてはならないが、ルート確保が次第に困難になる。こうなると胃瘻の造設も考えねばならない」（一五三〜四頁）という。

まさに、経口が「嘔吐」や「嫌食」や「拒食」の場合には、経口以外の方法をとる必要があることは、ヒトの場合に限らず実験動物においても同様なのである。

なお、『南山堂医学大辞典』縮刷版によると「胃瘻」とは、「実験的に最も簡単なものは、単純瘻で、動物の胃に穴を穿ち、カニューレを入れ、腹壁を閉じる際に、カニューレの他端を皮膚上に残るように縫う」とあり、このカニューレを通して胃内に必要なものを送り込む（八四〜五頁）のである。ちなみに、カニューレは、中空の管で空気や液体の通路を確保する。ゴム製・金属製の二種がある（『カラー図説医学大事典』朝倉書店、一一二六頁）。

野見山は、ウサギに対して多方法を用いてカドミウム注入実験を行なっている。「ウサギRabbit（学名：*Lepus cuniculus*）は、ウサギ目ウサギ科アナウサギ属。イベリア半島でアナウサギから馴化された飼いウサギが実験動物に転用されている。最も普通の日本白色種Japanese whiteでは成体重四・五kgぐらい。生後六カ月で繁殖日齢に達し、妊娠期間は約三一日、産子数は一～一三匹（平均八匹）」（『世界大百科事典』平凡社、一二巻、三七五頁）である。

即ち、①心カテーテルを用いて心臓に投入し、②連日、皮下投与を続け、③静脈内投与もしている（『環境保健レポート』一一巻、七八～八六頁）ので、経口投与しか知らなかった訳ではなかったし、サルでなければ駄目だと考えていた訳でもあるまい。

先に引用したように野見山らは、ウサギにカドミウムを「経口投与」と「皮下投与」とを行い「皮下投与の発症機序は経口投与のそれと同じであることが分かった」（「曝露経路によるカドミウムの毒性の違い」『日衛誌』五四巻一号、一六二頁）とする。

海津は「慢性カドミウム中毒に関する動物実験報告を動物種およびカドミウムの投与方法別に分類した。ラット以外の動物は例数が少なく、主としてラットを対象に検討した」「腎病変の進展には一五〇μg／g前後の腎組織カドミウムがある期間持続することが重要と考えられた。カドミウムの投与方法にかかわらず、腎組織カドミウム濃度と、その濃度への曝露期間が腎組織障害の重要な決定因子と考えられた。従って、腎組織カドミウム濃度が高値にもかかわらず組織障害が軽度であったラットでは、十分な期間その濃度に曝露されていないために組織障害が軽度にとどまっている可能性があり、投与を継続することにより重篤な組織病変が生じる可能性がある」『環境保健レポート』六七巻、二二六頁）とし、投与方法の如何を問わず投与カドミウム濃度と期間が問題であることを指摘しているのは、正当な意見である。

このことは、「サル実験班」らの主張であるサルへの経口投与以外の実験は駄目だという主張は、偏った誤れる考えであることを明らかに示していよう。

(7) 実験動物からヒトへの外挿にあたって—投与方法—その二

「投与する場合、その方法は一種類にとどまらず、経口投与を含めて、少なくとも二〜三種類行なわるべきである」（加藤　仁「動物による毒性試験」『ファルマシア』一九六五年、一巻、一〇三頁）と言う。

それればかりか、「投与方法は、経口（皮下）、筋肉内（腹腔内）、静脈内（動脈内）、経皮、経粘膜のうち、出来るものは総て行なう必要がある」（砂原茂一編『臨床薬理』講談社サイエンティフィク、六九頁）とまで主張されている。

まして経口投与が困難な時、また食餌量にバラツキがあって「量と反応」の統計に困難な時には非経口投与—即ち、「注射器具を用いて薬物を体内に注入することで、静脈・（腹腔）・筋肉・皮下・皮内などの方法がある」（中西睦子ほか編『看護・医学事典』第六版、六〇五頁）。

非経口投与による効果として、「内服（経口）量一に対して同程度の効力を示す量は、皮下注射で二分の一、筋肉注射で三分の二、静脈注射で四分の一と言われる」（小学館『世界原色百科事典』六巻、一〇七頁）。経口よりもより少量で効果がある。

なお、経口による投与以外は、カドミウムはメタロチオネイン（ＭＴ）との複合体（Ｃｄ―ＭＴ）を形成する機会がないから、毒性が強いので実験としては不適当だと著者は主張している（八〇頁）。然し、いかなる経路によるにせよ、「投与されたカドミウムは血中アルブミンと結合して先ず肝臓に集積される。その後、多くのメタロチオネインとカドミウムの複合体が肝臓で生成する。それから複合体が肝臓から出て、腎臓の糸球体を濾過して尿細管に集積する。その複合体がライソソーム酵素により分解され、イオン化したカドミウムが遊離するために尿細管障害をおこす」（柴崎敏昭「カドミウムの腎への影響」『環境保健レポート』六九巻、七五頁、五七頁など）のであり、経口投与されたカドミウムのみが肝臓でＣｄ―ＭＴ複合体を形成するのではない。

さて、以上に《動物実験に関する若干の予備知識》で見てきたように、投与対象にしても、投与方法にしても、投与量などにしても、「サル実験班」の実験には問題がありすぎたのである。

三、「サル実験班」の第一次実験について

『環境保健レポート：イタイイタイ病およびカドミウム中毒（中間取りまとめ報告）』五六巻の上によると、第一次実験について次のように記載されている（五頁）。

(1)「一年間の塩化カドミウム曝露による生体影響（第一次実験）」

「インド産の雄アカゲザル一〇頭を四群に分け、〇、三、三〇、三〇〇ppmのカドミウムを含む飼料（一日一〇〇g、八ケ月以降一三〇g）を五五週間投与した。〇及び三ppm群では、特に異状な生体影響は認められなかったが、三〇ppm群では、三〇週以降に血清尿素窒素がやや上昇した。その他の腎機能、血液所見、肝機能には特に変化は見られなかった。なお、腎皮質カドミウム濃度は二四週目三〇〇μg／g、五五週目四六〇μg／gと七三〇μg／gであった」。

「三〇〇ppm群では、一六週以降に尿蛋白、糖尿、尿アミノ酸が上昇し、三〇週以降は尿中β2-ミクログロブリンが上昇した。二四週以降、病理学的にも尿細管性上皮の変性、壊死と再生性の変化が認められた。骨変化は認められなかった。腎皮質カドミウム濃度は二四週目七六〇μg／g、五五週目五八〇μg／g及び三五〇μg／gであった」。

(2)

然し、その実験の責任者である野見山一生らの『Environmental Health Perspectives』（二八巻、一九七九年）に登載した論文によると、上記記載には少なくとも以下の事実が脱落している。

「Plasma Alkaline Phosphatase. Alkaline phosphatase of untreated monkeys was 51±9units. None of the three groups of monkeys（0, 3, and30ppm group）show changes due to Cadmium administraition.

One of two animals in the 300ppm group showed an elevated alkaline phosphatas level.」（一二三〇頁本文）。「elevated」は「高い」（佐々木達編集『最新コンサイス英和辞典』三省堂、三四六頁）である。

即ち、血清アルカリフォスファターゼ値は、〇、三、三〇ｐｐｍのカドミウム投与をうけたサルの全てが上昇せず、三〇〇ｐｐｍ投与群の二匹中の一匹が高い値を示したのであるが、これら二匹の各数値は記載されていないし、他の値はグラフ化されているのに、この値はグラフ化もされていない。三〇〇ｐｐｍのサル二匹に差があるのは、サルは近交系の実験動物ではなく、遺伝的に素質の不明な野性動物だからで、反応は異なって当然であろう。

Nomiyamaらのみならず、『イタイイタイ病および慢性カドミウム中毒に関する総合的研究班』が、三〇〇ｐｐｍを一年間投与したサルにアルカリフォスファターゼ値（ＡＬＰ—ａｓｅ、またはＡＬ—Ｐ）が上昇した事実を隠した理由は明らかである。

何故ならば、〝血清アルカリフォスファターゼ値の上昇〟は骨軟化症の早期診断に不可欠な反応を意味するものだからである。

即ち、木本誠二監修の『現代外科学大系』三五巻Cに「Williamsは・・骨軟化症の早期診断上、〝ALP―ase値の上昇〟が有力な指標になるといい、Dellerらもこれに同調している」（三六五頁）と記載されている。

Hans Jessererは、『Folia rheumatologica』で「血清アルカリフォスファターゼ活性は、骨軟化症のあらゆる病型で上昇し、その重症度に比例する」（一三頁）と述べている。

Jenifer Jowseyの『代謝性骨疾患』でも、「骨軟化症の生化学的特徴」として「生化学の異常は、血清アルカリフォスファターゼ上昇と、しばしば血清リンの低下よりなる」（五十嵐三都男監訳、一九四頁）という。

中山恒明／榊原　仟監修『新臨床外科全書』でも、「骨軟化症は、殆ど、血清P値は低値を、ALP―ase値は常に高値を示す。ALP―ase高値の低度は重篤度の目安となる」（一一一頁）とする。

このように、血清アルカリフォスファターゼ値の上昇は、骨軟化症の発現の兆候と、その重症度を意味するものなのである。

更に、Jowseyの指摘するように、「ATP―ase」の他に、骨軟化症を示す「血清リンの低下」であるが、三〇〇ppmのサルでは「血清リン」も低下していた。

「Plasma Phosphate. plasma phosphate of untreated monkeys was 6.60±0.88 meq/l. The 0ppm group monkeys showed no change in plasma phosphate during the experimment, and almost no change was also observed in the 30ppm group monkeys. Plasma phosphate decreased markedly to 1.63meq/l. (26.8% of nomal level) in the 300ppm group monkeys at 55week.」（一三三頁）。「decreas」は「減ずる、減る」であり、「markedly」は「著しく、目立って」である（前記『最新コンサイス英和辞典』二八一頁、六五三頁）。

即ち、血清無機リン値は、三〇ｐｐｍ投与群でも変化がないのに、三〇〇ｐｐｍ群では五五週目には二六・八％も低下していた（一三三頁本文と表一三）ことが記載されている。

したがって、「血清アルカリフォスファターゼ値の上昇」と「血清リンの低下」の併存は、更に骨軟化症の発現の現実化を著しく高めた預言的データなのである。

このような、骨軟化症の発現を意味する血液生化学的数値―特に、最重要なアルカリフォスファターゼ値が上昇したにも拘らず、その値は、あえて原論文において記載されず、もとより『環境保健レポート』でも三〇〇ｐｐｍ投与のサル実験については、血清アルカリフォスファターゼ値や血清無機リン値など骨軟化症の発現の兆候を意味した一切の血液生化学値を記載しないことにより、犯行現場の指紋を消し去ったのである。

その上で、第二次以降のサル実験では、第一次実験で示された三〇〇ｐｐｍの投与により生じた〝骨軟化症発現の予兆〟の再現もたらす〝危険〟を侵さないために、より低い濃度の投与の実験を選択することで、一応〝安全性〟が予期される一〇〇ｐｐｍ以下の範囲内での実験を選ばざるをえなかったのである。

四．「サル実験班」の「サル実験」をする名分と行動

(1)「サル実験班」の名分

野見山らは、第一次のサル実験を発表した論文において、「序文」の中に「これまでの動物実験は、カドミウムの毒性のメカニズムをはっきりさせ、初期の毒性を探知するために行なわれている」「これらの実験はマウスやラットで、時にはウサギで行なわれている。それ故に、これらの実験の結果は、人間の健康へ直接適応できるものではないし、人間が曝されたレベルよりもはるかに高い濃度での動物実験である」「それ故に、比較的低いレベルでのカドミウムをサルに曝露することが、極めて重要である」とする（前掲「Effects of Dietary Cadmium on Rhesus Monkeys」『EnvironMental Health Perspectives』二八巻、二二四頁）。これはこれから野見山らの行なう「サル実験班」はカドミウムの「毒性メカニズム」の探求にあると限定し、それ以外の研究者が行なってきている諸研究は認めないとの宣言に等しく、これは単に野見山らの個人的な意見ではなくて、『研究総括委員会』での野見山の立場からみれば、『同委員会』や「サル実験班」と共通の考えであっ

たと思われる。

しかし、イタイイタイ病の骨軟化症の原因は、カドミウムが原因なのか否かが、最大の争点になっているからには、「カドミウムによって骨軟化症が生じるか否か」が動物実験での最大のテーマである筈ではなかったか。

いかなる種類の動物を用いて、いかなる投与方法で、いかなる量のカドミウムを投与しても、骨軟化症が発生するか否かを解明することが、本来、今回の実験で求められるべき筈である。その上で、カドミウムによる骨軟化症発症のメカニズムをはっきりさせることで、初期の毒性発現の部位を探知し、予防措置をとれるようにすることは、骨軟化症が発生するか否かが判明した後の問題に過ぎない。

『同委員会』のこの方針は、『同委員会』と「サル実験班」では、腎障害を起こしても、骨軟化症は生じない（或いは、生じさせない）との前提で低濃度の実験を行なう方針であったことを言外に示していたと言えるであろう。

(2)「サル実験班」の行動

その方針の下で、「サル実験班」は第一次実験の対象に雄サルのみを選び、投与方法として経口のみを選び、投与量も、動物での毒性実験に必要とされている「ヒトの量の五〇〇倍」を投与することによって、骨軟化症の発症まで迫ろうとはせず、偶々、入手出来た三〇〇ｐｐｍの食餌で、当初の三〇ｐｐｍを上限とする計画を変更して三〇〇ｐｐｍの実験を開始したが、実験を短期で打ち切った。

では、打ち切る直前の三〇〇ｐｐｍを投与した雄サルの症状はどうだったのか。前記「Effect of Dietary Cadmium on Rhesus Monkeys」によると、「三〇〇ｐｐｍ投与のサル群では、他の低値投与の群とは異なって、体重は増えず、蛋白尿は二〇週頃から増加し、糖尿もまた二〇週頃から極度に急増し、尿中アミノ酸も同じ頃から上昇を始めた。更に、三〇週に入ると尿中β２―ミクログロブリンとレチノール結合蛋白は極端に上昇を始め（同論文：図五～六）、明らかに腎尿細管の重い再吸収障害を示した（同：図七～八）。血清無機リン値も次第に低下し続けた（同：図一三。当初の六 MEQ/L から二 MEQ/L ）。更に、残った三〇〇ｐｐｍのサルの一匹の血清アルカリフォスファターゼ値が上昇した」とあるが、その値は何故か示されていないし、図も記載されていない（二三〇頁）。血清カルシウムでは量と反応の関係は見られなかったとするが、同様にその数値は記載されず、図も示されていない（二三一～二二頁）。

ここで曖昧にされた「血清アルカリフォスファターゼ値の上昇」と「血清無機リン値の低下」は、前述したように、よく知られている骨病変（骨軟化症）の兆しである。

なお、吉川靖三の「骨軟化症の症状と診断」によると、「骨軟化症の基本的血清生化学所見はよく知られているように、血清Ｃａの低下、血清Ｐの低下、血清ＡＬＰの上昇であるとして、「血清

Ｃａの低下」も含めている。①然し、血清Ｃａ：三二例についてでは、半数は正常範囲にあり、低値は五例にすぎない。平均値より高いのは九例もある（図5による）従って、必要条件ではない。②血清Ｐ：本症では血清Ｐ値の低下が著しくなるのが特徴である。血清Ｐ値の低下は血清Ｃａ値の低下と相関はなく、正常の血清Ｃａ値が高度の血清Ｐ値の低下に伴ってみられている。③血清ＡＬＰ：ほとんどの症例で血清Ｐは高値をとっている。血清ＡＬＰ値の高いものは骨病変も強い重症例ということができる。我々の骨組織形態計測所見からも、血清ＡＬＰ値はosteoid volume（類骨量）との相関が認められている」（『THE BONE』五巻二号五一頁）と言う。

それ故に、若し、「サル実験班」が、サルにイタイイタイ病と共通する病像を起こさせることを目的としているならば、「血清無機リンが低下」し、且つ、「血清アルカリフォスファターゼ値が上昇」していることが判明したこの時点では、担当の野見山らは勇んで実験を継続し、刮目して今後の経過を見守ったに違いない。にもかかわらず、野見山らは直ちに実験を打ち切った。何故なのか。医学常識からして信じがたい反応であった。

その上で、かれらは、〝高濃度でも骨軟化症は生じなかった〟との実績として利用した上で、三〇〇ｐｐｍ前後の濃度での実験を行なわない口実としたのである。

(3)　何故か、「雄」サルをイタイイタイ病の実験材料とした。

「サル実験班」で第一次から第二次まで引き続き実験に使用されてきたサルは、いずれも雄の「アカゲザル（学名：*Macaca mulatta*）で、古くから医学の研究に使用されているが、毛色は赤褐色で、身長（頭胴長）は、雄が五〇〜六五cm、雌が四四〜五五cm。体重は、雄が五〜一二kg、雌が四〜一〇kgで、寿命は約二〇年である。呼吸数は四〇回／分、呼吸量は〇・八四一／分、脈拍二二七」である（今道友則監修『実験動物の飼育管理と手技』四〇〇頁。松岡　理編『実験動物からヒトへの外挿』ソフトサイエンス社、五六頁、一六四〜五頁など）。勿論、サルは近交系の動物ではないし、雄と雌では体長・体重ともかなりの差がある。

しかも、問題なのは、イタイイタイ病患者の殆どが女性であるのに、それがカドミウムで生じるか否かの動物実験に第一次は「インド産の雄アカゲザル一〇頭」と、第二次も「インド産の雄アカゲザル三七頭」と、「雄」を使用（『環境保健レポート』五六巻、五〜六頁）している。これでは起きてもらっては困るという意向の現われ以外のなにものでもあるまい。「雄」を使って「三ppmと三〇ppmと一〇〇ppm」では、腎病変が起きも骨病変が発症しなかったことを確認した上で、ようやく、第三次実験で「雌」のアカゲザル四〇頭を使用して、しかも、最初の一年間は三ppmの投与による反応を確認した上で、以降「雄」では安全だった三〇ppmと一〇〇ppmの投与実験があったにもかかわらず、低度の三〇ppmのみの投与を続けたのである。「雌」では一〇〇ppmの投与でも〝あぶない〟との懸念をもった現われとしか考えられない。

五．『総合研究班』による『サル実験班』の実験の評価

(1)　さて、環境庁委託研究の『イタイイタイ病及び慢性カドミウム中毒に関する総合的研究班』による一次〜三次Ｃｄ（カドミウム。以下同じ）のサル実験の結果については、『研究総括委員会』土屋健三郎委員長により、次のようにまとめられた（日本公衆衛生協会『環境保健レポート』五四巻、一九八八年、⒀頁）。

「Ｃｄの慢性影響に関する実験的研究班では世界にも例のない最長九年間にも及ぶ長期の実験が行なわれ、しかもサルを用いているところに大きな特徴と誰もが簡単に追試できないという特性を持っている。この研究に見られたことは、地域住民ではとうてい考えられないような大量のＣｄ曝露によって初めて腎障害が起こるということである。そして、その腎障害の徴候は尿所見等を含めて人におけるものと非常に類似している。しかし、非常に異なる所見としては汚染地域住民の腎全体は萎縮しており、特に腎皮質の菲薄化は非常に特徴的である。これに反して動物実験に見られる腎障害を起こした例では、腎はむしろ肥大しているという、全く反対の現象が見られている。確かにこの委員会喜田村正次の報告では『これまで量・反応関係を考慮せず、Ｃｄ環境汚染の存在を即《そく》慢性Ｃｄ中毒の発生という単純な発想で対処してきたやり方には、一八〇度の転換を求めることともなる』と述べているが、更にこれに対しては、人の場合にはより高齢なので（サルと人の寿命の

違いを考慮したとしても）その事だけでこの疑問を解決できないという反論もあろう。しかしながら、イタイイタイ病の発生の初期の頃は四〇歳代の人々もおり、これらの人々の腎も萎縮していたことを考えると、この問題はなお未解決の多くの問題を残している。いずれにせよ二、三年前から述べている様にサルの実験からは少なくとも腎性骨軟化症*を裏書きする結果は得られていない」という。

*「腎性骨軟化症」とは、腎臓の障害から骨軟化症を続発する疾患であり、イタイイタイ病がこれにあたるとしたのは『厚生省見解』で、「イ病の本態は、カドミウムの慢性中毒によって、まず腎障害を生じ、次いで骨軟化症をきたす」と述べている。当時、金沢大学医学部第一内科では「イ病は病態生理学的にはFanconi症候群である」（『日本臨牀』二五巻二号、二一七頁）と理解していた。外因性のFanconi症候群は、近位尿細管での再吸収障害（福原吉典ら『代謝』二七巻三号、二五五～六頁）とＶＤ活性化障害（能川浩二『日衛誌』五三巻一号、五二頁）が複合して骨軟化症（カドミウムではイタイイタイ病）をもたらすとするのである。

第一次と第二次の「サル実験班」の班長喜田村正次は「一〇〇、三〇〇ｐｐｍのＣｄを添加餌投与のサルは〈前者は〉一二カ月、〈後者は〉三カ月という短期間後に、典型的な腎障害をあらわす所見を示した」（『環境保健レポート』五四巻(5)頁）と述べて、「量と反応」の存在を示しているが、何故に、より長期の、又は、より高濃度の投与が行なわれなかったのかに関しては論及するところがない。

また、「サル実験班」は「カドミウム環境汚染地域住民のカドミウム摂取量*を上回るカドミウム量を投与しており、ヒトに外挿してカドミウムの健康影響をみるには適切な実験であったと考えられる」（七頁）と自讃しているが、単に体重当たりの摂取量を単純比較して「濃度」の高低を論ずる見解は、〝実験動物からヒトへの外挿〟に際して超えなければならない「種差」の検討と「量と反応」の関係に配慮を欠いているように見えるばかりか、むしろ意図的な誤誘導であるとしか考えられない。

＊一九六九年三月二七日の厚生省環境衛生局作成の『カドミウムによる環境汚染に関する厚生省の見解と今後の対策』一六七頁の表四によれば「富山神通川流域」の「米類中のカドミウム濃度は一・〇ｐｐｍ」となっていて、その注に「昭和四二年度厚生省イタイイタイ病研究班報告」となっている。注意すべきは、イタイイタイ病の発症には米の中のカドミウムだけではなくて、河川水と井戸水からのカドミウムの摂取を忘れてはならない。筆者はむしろ水からの汚染が多かったと見ている。

(2) 二年後の『研究総括委員会』土屋委員長による各実験の評価（『環境保健レポート』五六巻上巻「中間取りまとめ報告」一九八九年、五～六頁）。

① サル第一次及び第二次実験

ⅰ「第一次実験は、塩化Ｃｄを一年間、〇、三、三〇、三〇〇ｐｐｍのＣｄを含む飼料を、雄アカゲザル一〇頭を四群に分けて、五五週間投与した。三〇ｐｐｍ群では、三〇週以降に血漿尿素窒素がやや上昇したが、他に変化は認められず、病理組織学的にも異常は認められなかった。三〇〇ｐｐｍ群では、一六週以降に蛋白尿、糖尿、尿アミノ酸が上昇し、三〇週以降尿中β2―ミクログロブリンが上昇した。二四週以降、病理学的にも腎尿細管性上皮の変性、壊死と再生性の変化が認められた。骨変化は認められなかった」（五頁）という。

第一次実験では、各群の数は少ないし、期間も短い。殊に、雄では雌ほど骨軟化がおこりがたいことが無視されている。毒性検査での動物実験の多量とされているヒト（一ｐｐｍ）の五〇〇倍に当たる五〇〇ｐｐｍの実験は省略されている。

三〇〇ｐｐｍの実験については、野見山論文にある「血清無機リンの低下とアルカリフォスファターゼの上昇」という骨軟化症の兆しの発現を記載していない。

ii 「第二次実験は、塩化Ｃｄを〇、三、一〇、三〇、一〇〇ｐｐｍの五群に分けて九年間投与した。一〇ｐｐｍ群では、一〇一週以降、極めて軽度で進行しない近位尿細管の病理学的変化と三六〇週以降赤血球の少ないサルが出現したが、腎機能異状を示す所見は認められなかった。三〇ｐｐｍ群では三〇〇週以降に、一〇〇ｐｐｍ群では四八週以降に、腎機能異状を示す尿検査所見が認められ、病理学的にも近位尿細管に軽度〜中等度の病変が認められたが、どの群においても骨病変は認められなかった」（６頁）。

ここでは何故か、三〇〇ｐｐｍでの実験が除かれて、上限は一〇〇ｐｐｍにとどめられた。野見山論文を検討し、三〇〇ｐｐｍを続けると骨病変が生じる可能性があることに気付き、カットしたものと推測されよう。骨軟化症の発生確認を求める意志があれば、続けこそすれ止める筈がない。

iii 「第一次及び第二次のサル実験を総合すると、Ｃｄの一日摂取量が多いと、少量のＣｄ総摂取量でも、蛋白尿、糖尿、アミノ酸尿が起こってくることが分かる。即ち、蛋白尿、糖尿、アミノ酸尿発現の規定因子は、Ｃｄの総摂取量ではなく、Ｃｄの一日の摂取量であると考えられた。一方、β2―ミクログロブリン尿は、Ｃｄの累積総摂取量がほぼ一定量に達すると発現するように思われた」（『環境保健レポート』五六巻上、６頁）という。

② 「第三次試験は、Ｃｄ投与に対する栄養要因の影響の検討を目的に行なわれた」「雌のアカゲザル四〇頭を八群に分けた。ⅰ 正常食群、ⅱ 低栄養食群、ⅲ 低ビタミンＤ食群、ⅳ 低栄養＋低ビタミンＤ食（併合）群の四群を、それぞれＣｄ無添加群とＣｄ添加群に分けて八群とした」「Ｃｄ添加群には、最初の一年間三ｐｐｍ、以降三〇ｐｐｍを添加した四種類の餌を、それぞれ一日一五〇ｇ与え、九年間飼育した」（前記『環境保健レポート』七頁）。正常食群・低栄養食群・低ビタミンＤ食群の各Ｃｄを添加しない群では、異常は起きなかった。

「低栄養群にＣｄを添加した群では、四年（三〇ｐｐｍ投与後三年）経過後から血清リンの低下、アルカリフォスファターゼの上昇と骨生検で類骨の発生・拡大が認められた」（『環境保健レポート』五六巻、七〜九頁）。これは三〇ｐｐｍＣｄの骨への毒性を示すものである。これがより高度のＣｄの投与であれば、低栄養の加勢がなくとも単独で発症出来たであろうことは、野見山の三〇〇ｐｐｍＣｄを五五週間投与した実験での血清無機リン値の低下に伴うアルカリフォスファターゼ値の上昇が示していよう。

その意味では、これまでの実験の中では唯一の意味のある実験結果であった。

その他に、「低栄養＋低ビタミンＤ食（併合）群では、Ｃｄを添加しない群から典型的な骨軟化症が発生した。これは通常のくる病や骨軟化症の発生理由と同一だから当然ではあるが、Ｃｄを投与した群にも骨軟化症が発生した。双方とも三カ月後から血清無機リンが低下しはじめ、続いてアルカリフォスファターゼが高値を示し、一年後からX線上に骨軟化症の所見が認められてきた。（時期的にも症状的にも）Ｃｄ投与による影響の差異の特定は出来なかった」（『環境保健レポート』五六巻、七〜九頁）というが、ここでは、低栄養＋低ビタミンＤ食（併合）が骨病変を招いたと見るのが妥当であり、この比較的短期間では僅か三ｐｐｍのＣｄが寄与する余地は殆どなかったのであろう。

③　第三次サル実験の評価

i　『厚生省見解』の責任者橋本道夫氏の評価

橋本氏の『私史環境行政』（朝日新聞社）によると「昭和五九〈一九八四〉年の春頃だったろうか、環境庁の環境保健部の保健調査室へ行ったとき、畑野課長補佐が『面白い実験データが出て来ましたよ』といってサルの第三次実験の調査報告の簡単なレポートを見せてくれた。これはまだ中間報告で結論ではないが、低栄養の条件でカドミウムを六〇カ月投与したサルの実験で腎病変が現われ、また、骨に骨軟化のサインを示す病変も現われているという成績であった。もちろんまだ結論ではない。断定も出来ない。しかし私の在職当時は全く得られなかった結果が六〇カ月の実験で現われているわけである。厚生省見解についての一時の声高な強い反論が聞こえなくなった訳がわかった」（三四五頁）「私はその直後の九月の『イタイイタイ病及びカドミウム中毒』〈『環境保健レポート』五六巻上〉の研究班報告を入手して一生懸命読んだ。サルの第三次実験中間報告のいくつかの論文を…みて、厚生省見解についての科学的立証はかなり進展しつつあり、もはや反対しがたくなっていると感じた」（三四六頁）という。

ii　他方、『土屋研究統括委員長』の評価（『環境保健レポート』五六巻、八〜九頁）では「低栄養の餌を食べていたサルと、低栄養の餌にCdを添加した餌を食べていたサルとの比較では、後者において、四年経過以降、骨生検によって得られた検体に類骨（吉木法による染色部分）が観察され、次第に増大した。骨の石灰化不全も認められた。類骨増加から少し遅れて、腎機能にも変化が起こってきた。血中リンの低下、血漿尿素窒素及びクレアチニンの上昇、アルカリフォスファターゼの上昇傾向など臨床化学的パラメータの変化が観察され、PSP（フェノールスルフォンフタレイン）の低下傾向、$\beta 2$―ミクログロブリンの漏出などのほか、体重の減少も報告された。しかし、尿細管管リン再吸収率などの腎機能検査で異状を示すほどではなく、尿中$\beta 2$―ミクログロブリンも正常値近くまで回復することもあり、観察された尿細管機能異状は可逆的であり、それほど重篤なものではなかった。低栄養条件にＣｄが加わることにより腎性骨軟化症が起こるかという点については、実験観察による腎機能異状よりも骨障害が先に起こることは、腎におけるビタミンＤ活性化が阻害されない点などから、後者に認められる骨変化は、腎性のものとは考えにくい」として、Ｃｄ投与により骨軟化症が発生したことは認めながらも、「腎障害が先行しなかったからイタイイタイ病の病像と異なるとして、実験は不成功」とした。この判定は一面的である。

(3) 追加されたサル四次試験

第四次試験についての研究の要約は、桜井治彦実験班長からなされ、第三次実験では栄養条件による影響が大きいことが明らかにされたが、今回（四次試験）は加齢という要因がカドミウムによる生体影響発現に与える影響を明らかにする目的で一九八八年度から実験を開始した（前掲『環境保健レポート』五九巻、(8)〜(9)頁）。実験動物として、老齢アカゲザルの雌三〇頭を用い、各五頭で六群に分けて、Ａ．Ｂ．ＣはＣｄ無添加、Ｄ．Ｅ．ＦはＣｄ三〇ｐｐｍ添加とした。Ａ．Ｄは正常食、Ｂ．Ｅは低蛋白、低Ｃｄ、低Ｐとし、Ｃ．Ｆは更に低蛋白の程度を強めたものとした。一九九三年二月現在、Ｃｄ曝露期間は四二カ月である。極低栄養プラスＣｄ曝露という条件下でも、曝露一年強の期間では、加齢がＣｄによる生体影響の発現を促進するという仮説を支持する結果は得られなかった。Ｃｄを三二カ月投与したＤ群のサルの剖検結果では、大腸に糜爛と粘膜の再生所見、大腿骨ハパース管周囲骨のごく軽度の類骨形成、甲状腺上皮の萎縮が認められた。以上のように、一九九三年までの実験結果を見ると、Ｃｄ曝露による影響を示唆する所見が若干得られているが、老齢による影響出現の加速は認めていない。本研究班のサル曝露実験は本年（一九九三）八月で終了する予定である（『環境保健レポート』六〇巻、(8)～(9)頁）。

『環境保健レポート』六三巻以下には「カドミウムの慢性影響に関する実験的研究班」（いわゆる「サル実験班」）による実験は打ち切られたことから「報告」はなくなった。

(4)「サル実験」に代わる形で、体内でのＣｄのメカニズム的研究が同レポート六二巻以降載せられるようになった。その一つに太田久吉の「カドミウム低濃度摂取の腎機能及び骨代謝に及ぼす妊娠出産負荷の修飾作用に関する研究」がある。

これは*Wistar*系の雌ラットの実験群に、塩化Ｃｄを一mg／kg／日、二mg／kg／日、五mg／kg／日を、基本的には週六日経口投与を続けながら雄ラットと交配させた後、妊娠・出産・哺乳の負荷後に屠殺して調査し、対照群は蒸留水を投与して、同様な手法で調査した。共通する結論は「二～五mgＣｄ／kgの各実験群では、酵素尿及びアミノ酸尿と糖尿の傾向が認められ、また大腿骨の骨密度も低値を示した」「ヒトの日常Ｃｄ摂取レベルに相当すると考えられる一mg／kg／日投与では哺乳負荷とＣｄ摂取による影響は認められなかった」「四週間後の哺乳負荷直後の母体の大腿骨の骨密度は二mg、五mgの両群で有意な低下を示したが、Ｃｄ摂取の継続群でも低下した骨密度の回復傾向が認められた。腎機能への影響指標である尿中β2—MGの排泄や、大腿骨の類骨割合は、対照群に比しCd摂取量の応じて増加傾向を示した」（『平成一二〜一八年度環境省委託業務結果報告書』他）としている。

二〜五mg／kgの実験で、骨密度の低下と類骨割合の増大が見られることは、Cdが骨軟化症の発生と密接な関係の存在を示しており、量と反応の関係も見られている。

これらの実験では、ヒトの「Cd一日摂取許容量」が「μg」単位であるのに対し、「mg」単位の投与実験であるにもかかわらず、その量が妊娠哺乳でも影響がないとしたことには注目しておく必要があろう。

六．一応の「まとめ」として

冒頭に述べたように、自民党の要請で『厚生省見解』の「洗い直し」（正直に言えば、「取り消し」）に同意した環境庁の求めで新たに非カドミウム論者中心で編成された『イタイイタイ病及び慢性カドミウム中毒に関する総合的研究班』の中核部隊の「カドミウムの慢性影響に関する実験的研究班」（サル実験班）の求められた作業は、言うまでもなく、カドミウムによってイタイイタイ病は起こらないことの実験的確認作業であった（傍点筆者）。これは、依頼の趣旨から明確である。

彼らは、早速、昭和五一年度から若齢雄サルを用いての動物実験が継続的に実施することにした（『環境保健レポート』五九巻上、一九九二年、(6)頁）。が、それが切札になるのは、異例なことに、〝動物実験〟が成功しないことであった。即ち、成功させないことが、求められる実験の大前提であった。

これまでの実験結果について、実験を管理する土屋研究統括委員長は「腎尿細管機能異常の発生機序については、なお、その量反応関係について不明な点が多く、さらにカドミウム単独負荷による腎性骨軟化症も発症していない」（同書同頁）とする。

彼はカドミウムと腎機能障害を結びつけるのすら同意したくないのであり、まして骨軟化症は起こらせなかったのだから、お上からの要請に応えたと思っている筈である。

しかし、第一次実験では、三〇〇ｐｐｍ投与群に骨軟化症の兆しと腎尿細管組織障害が見られ、第二次実験では、一〇ｐｐｍ群と三〇ｐｐｍ群と一〇〇ｐｐｍ群での腎機能異常発現については明らかに量と反応の関係が見られている。

また、第三次試験で一部（低栄養とＣｄ投与の群）のサルに骨軟化症が確認されているが、腎障害の発現が骨障害よりも遅いという口実で、『厚生省見解』の言う腎性骨軟化症とされているイ病とは異なる、として切り捨てている。

それから七年後の一九九九年においても、動物実験の責任者である桜井治彦は、「これまで内外で行なわれてきた動物実験の多くは、マウスやラットなどの小動物を用い、経皮的または経口的に大用量のカドミウムを摂取させ、カドミウム中毒の発症機序を解明しようとするものであった。これらの実験の結果、大用量のカドミウム投与により、腎尿細管の機能的・形態学的変化が惹起されることが判明しているものの、カドミウム負荷による腎性骨軟化症の再現には未だ成功していない」（前掲『環境保健レポート』六五巻上、一九九九年、(6)頁）と述べるに止まり、骨軟化症発生の実験結果については触れようとしない。

また、「経皮的、経口的」と限定し、他の投与方法を意識的に除外している。即ち、竹林ら、勝田らと梅村らによるラットへの腹腔内や尾静脈内投与による実験で腎尿細管障害と骨軟化症が発生したことについて、桜井は取り上げようともしない。そのための伏線として、経口と皮下投与に限ったのである。まして、その後に行なわれた梅村のカニクイザルへの静脈投与での成功についても、『環境保健レポート』の『研究総括委員会』が取り上げた形跡すら存在しない。そのために投与方法の限定が主張されたのである。これは「後だしジャンケン」の類である。

動物実験で、殊に、サルでの実験でイタイイタイ病が再現できたなどという事実を認めることは、環境庁（省）から『厚生省見解』の「洗い直し」の研究を委託された日本公衆衛生協会と、その再委託を受けた『イタイイタイ病総合研究班』の首脳部にとっては、委託の「洗い直し」趣旨からの逸脱になるであろうし、非カドミウム説の論者にとっては最後の切札であった筈の〝動物実験成功せず〟

という隠れ蓑を失うことになるからに違いあるまい。

そのために、実験終了まで『研究総括委員会』を中心に必死の無視が続いてきていたのである。

七.「動物実験グループ」の実験の存在

では、『研究総括委員会』の主張するように、カドミウムによる骨軟化症の発症に何の手がかりもなかったのであろうか。

否！ ある。『研究総括委員会』が取り上げようとしなかったＣｄ動物実験による骨軟化症の発症成功例がいくつもある。即ち、「中間とりまとめ報告」から省かれた『腎尿細管機能異常に関する臨床医学研究班』の「動物実験グループ」の諸実験である。

「臨床医学研究班」での動物実験での骨病変発症の成功として、同「研究班」の実験で、骨障害が発生したものには、ラットでは竹村らと勝田らの実験があり、サルでは梅村らの実験がある。

(1) 先ず、ラットについての実験には、福岡大学医学部第二病理学教室の実験があり、鳥取大学農学部家畜病理学教室と東京医科歯科大学第二内科教室の合同実験がある。

ラット（学名：*Rattus norvegicus*）は、げっ歯目で、雑食性の周年繁殖動物であり、寿命は二〜三年である。特徴は胆嚢がない。体重は二五〇g（雄二〇一g、雌三〇〇g）、呼吸数一一二

／分、呼吸量〇・一六八L／分、脈拍は三〇五～三五二、血液量六～七ml／体重一〇〇g、腎臓重量は体重の〇・七四、体温三五度である。薬理学・毒物学・栄養学などの多くの試験研究分野で広く使用されており、その使用数はマウスについで多い（松岡前掲『実験動物からヒトへの外挿』五六頁、一六四～一七一頁、一九一頁）。げっ歯目ネズミ科クマネズミ属。野性のドブネズミから改良したもので、白色、赤目が圧倒的に多い。生後約六〇日で繁殖日齢に達する。一腹産子数六～一四匹（『世界大百科事典』平凡社、一一巻、三七五頁）。

① 竹林茂夫・瀬川　勝（福岡大学医学部第二病理学教室）の「腎傷害と骨軟化症：ラット腹腔内へのカドミウム長期投与実験から（中間報告）」（『環境保健レポート』五七巻、一九九〇年、一二八～三二頁）。

「Wisterラットの雄と雌各四〇匹の腹腔内に、蒸留水に溶かした二〇〇ppmの塩化Cdを、週三回の頻度で七五週投入しつづけ、長期観察による尿・血液所見と腎・骨の組織学的傷害程度とを経時的に比較検討した。Cdのラット腎内の飽和は四〇週前後で完了しているようで、これに蛋白尿の増加、Ca排泄増加、血清クレアチニン・BUNの軽～中程度の出現、尿中リゾチームの増悪などでも特徴づけられ、腎皮質を中心とした尿細管・間質組織の組織学的傷害の進行開始と一致した。この時期ではMitochondria（MT）の形態的異常が漸次顕著になり、逆にMTの分布密度は減少傾向を示し、Na―K ATPase産生は次第に阻害されていた。一方、この間の類骨組織の増加程度は陰性または極めて軽微なものであったが、六〇～七〇週以降の雌ラットの一部で初めて部分的に確認された。以上の変化は、ヒトのCd中毒所見と極めてよく似ており、尿細管上皮のミトコンドリア機能障害→能動輸送障害→低リン血症、これに加えて骨防御機能の崩壊→骨軟化症の可能性が示唆された」（『環境保健レポート』五七巻、一二七～一三二頁）。

② 竹林茂夫・瀬川　勝「腎傷害と骨軟化症：ラット腹腔内Cd投与実験（第二報）」報告（『環境保健レポート』五八巻、一九九一年、一六六～七〇頁）

Wisterラットを雄雌とも「各五〇匹に、塩化Cdを週三回腹腔内に投与し、最高八〇週まで続けて、この間に一定間隔で屠殺していった」「腎組織傷害は三〇週前後から腎尿細管・間質傷害を中心に出始め、四〇週を超えると一段と増強し、腎皮質全体に及ぶ。五〇～六〇週以降では明らかに腎の萎縮が肉眼的にも認められ、腎全体は蒼白化してきた」「類骨組織が軽度ながら出現し始めたのは四〇週を過ぎた一部のラットに認められ始め、類骨組織の明らかな増加は六〇～七五週以上を経過した一部のラットであった」という。

以上①②の実験について、斎藤　寛、竹林茂夫、原田孝司、原　耕平著『慢性カドミウム中毒』（長崎大学医学部第二内科編、一九九三年）は、「竹林らは、雄雌ラットに〇・一二二mg／匹の塩化Cdを週三回投与し、七〇週までの経過をみた。四〇～五〇週で腎尿細管に層状又は巣窩状の萎縮が始まり、六〇～七〇週になると萎縮は皮質全体に及んでくる。図一三（略）は投与六五週のラット腎組織像で、尿細管上皮の変性萎縮が著明となり、皮質幅も対照の一／二位になる。特に髄質では円柱が充満し、拡張蛇行の尿細管が目立つ。一方、雌ラットを主体に六〇週を過ぎると脊柱骨や胸骨等に骨軟化症が見られ、図一四（略）に示すように六〇～七〇週になると明確な骨軟化症を示した。これはヒトのCd中毒の所見と全く同一である」（二六〇～九頁）と要約している。

③　竹林茂夫、瀬川　勝、自見至郎「ラット腹腔内へのカドミウム長期投与実験から」。

「今回のRａｔを用いた追加実験報告のCd中毒でも四〇～七〇週目には明らかな腎皮質での尿細管間質障害が発生し、MTの形態的変化が強く見られ、ATP産生は次第に阻害されていることが明らかになった。すなわち、近位尿細管を中心にATP産生の阻害が、Cd中毒の場合の尿細管症の主体になっている可能性が高いと考える」（『環境保健レポート』五九巻、一七五～八頁）。

④　竹林茂夫、瀬川　勝「Cd中毒による不可逆性変化の意義とノイキノン（COQ一〇）のミトコンドリア庇護作用：ラット慢性中毒実験第五報」。

「Cd中毒にみる骨軟化症は、Cdの骨への直接作用ではないかとの意見がある。今回のわれわれの研究では、Cd中毒が腎尿細管傷害を介して起こる作用であることを改めて確かめた。Cd中毒による腎尿細管上皮傷害の機序として、尿細管上皮のミトコンドリアの代謝傷害が中心にある。ミトコンドリア庇護剤であるノイキノンをＣｄと同時に投与すると一連の腎傷害の出現は明らかに軽減された。Ｃｄ中毒による腎尿細管傷害が一定（五〇週前後）に達すると、代謝機能は不可逆性となり骨軟化症も招来する」（『環境保健レポート』六一巻、一九九七年、二八九～九〇頁。同六三巻、一九九九年、一二一～六頁）。

⑤　竹林茂夫、瀬川　勝「長期Ｃｄ投与後の腎障害、骨軟化症の出現頻度と意義」。「Ｃｄ投与を七〇週以上続けたラットの腎尿細管には、強い器質障害が五二・二％出現し、同時に明らかな骨軟化症も二一・七％見られた。しかも、雄よりも雌ラットに有意に多く出現した。これらは近位尿細管上皮のミトコンドリアの機能、形態異常とも相関していた。が、ミトコンドリアＤＮＡ遺伝子には系統的異常は認められなかった」（『環境保健レポート』六二巻、一九九九年、二七四～六頁）。

竹林らの実験結果について、丸茂文昭（東京医科歯科大学第二内科教授）は、「投与が五〇週を超えると腎は不可逆的な臓器障害に陥り、その後Ｃｄ投与を中止しても障害は回復しないという。竹林らの実験によって、塩化Ｃｄの腹腔内投与により、イタイイタイ病患者の所見と極めて類似した病理所見が得られることが判明した。また、Ｃｄ投与を途中中止しても病勢が進行することは、ヒトでＣｄ曝露から解放されても病勢が進行することと一致した所見である」（「総説　慢性カドミウム中毒」『Biomed Res Trace Elements』一〇巻二号、一九九九年、七三～四頁）と高い評価を与えている。

(2) 他に、勝田　修、梅村孝司（鳥取大学）、平塚秀明、松本順子、土屋　稔（三菱化成）の「去勢／非去勢ラットでの実験報告（「雌ラットの一四日間静脈内投与による実験的カドミウム中毒症における腎病変の作出―去勢ラットと非去勢ラットに対する毒性影響の比較―」（『環境保健レポート』五八巻、一九九一年、一八一～二頁）がある。

① 勝田、梅村らは、イタイイタイ病が更年期近辺の婦人に多発していることから、女性ホルモンの関与を考えて「ラット四五匹の卵巣を摘出し、その後一週間目から、生理食塩水に溶解した塩化Ｃｄを尾静脈から連日投与した。投与量は先に実施した急性毒性試験（『環境保健レポート』五七巻、一九九〇年、三四頁）の結果から、ＬＤ50値（五・一七mg／kg）よりやや低い三・〇mg／kgを高用量とし、別に二・〇mg／kg群と生理食塩水のみの対照を設けた」「卵巣切除後のラットを用いた報告は我々が検索した限りでは見当らない。今回の実験では臨床的に非去勢ラットにおいても、Ｃｄ投与の影響が頻繁に認められたが、腎臓の形態学的変化は去勢ラットが顕著であり、しかも近位尿細管上皮で認められた変性及び再生はＣｄ中毒症でこれまでに報告されている変化と概ね一致するものであった。しかし、過去の報告では腎病変を作出するまでに、皮下あるいは腹腔内投与で八週間からそれ以上を要していたが、今回は去勢ラットの静脈内に大量投与することで一四日間という短期間にＣｄ腎症を作出することが可能であった。これは去勢によって卵巣

からのエストロジェン分泌がなくなり、肝臓での金属結合蛋白〈メタロチオネインMT〉等の蛋白合成機能が低下し、Ｃｄ投与の影響が早期に惹起されたものによると思われる。今回の実験では骨に変化は認められなかったが、今後この実験モデルを用いて腎症と骨症との関連を検討してゆきたい」という。

② 勝田　修、平塚秀明、梅村孝司（鳥取大学農学部家畜病理学教室）、松本順子、土谷　稔（三菱化成）及び丸茂文昭（前掲東京医科歯科大学）の実験報告（『Toxicol Appl Pharmacol』一一九号、一九九三年、二六七〜七四頁。勝田　修、平塚秀明（前掲鳥取大学）、松本順子、岩田　宏、豊田直人（三菱化成）、梅村孝司及び丸茂文昭の実験報告、同誌、一二六号、一九九四年、五八〜六八頁。平塚秀明、勝田　修、豊田直人、土谷　稔、秋葉　隆、丸茂文昭及び梅村孝司、同誌一四三号、一九九七年、三四八〜三五六頁）。

それらの要旨は、「卵巣摘出ラットに、一・〇mg／kgと二・〇mg／kgの両群に塩化Ｃｄを尾静脈から静注し、量―反応関係が明らかになるようにした。一三週目の検査において両群とも著明な貧血を呈し、解剖により大腿骨及び脛骨に骨軟化症の所見を見た。その程度は二mg／kg群の方が一・〇mg／kg群より強かった」「次に投与量を減らして、観察期間を長期にした。投与量は〇・〇五mg／kgと〇・五mg／kgの二群とし、期間は七〇週までとした。七〇週目の病理所見では、〇・〇五mg／kg群では変化を見ないが、〇・五mg／kg群では全例の腎は萎縮し、尿細管上皮の変性壊死、間質繊維化が顕著であった。表2(略)に示すように程度の差こそあれ骨軟化症の所見が見られている」(要約は丸茂前掲「総説　慢性カドミウム中毒」七二頁による)。

(3) カニクイザルを用いての実験

梅村孝司(鳥取大学→北海道大学獣医学研究科比較病理学)による「卵巣摘出カニクイザルを用いた慢性カドミウム中毒症モデルの作出」に関する実験報告がある。

カニクイザル(学名：*Macaca fascicularis,M.irus*)は淡褐色または灰褐色である。成体の体重は、雄が三・五〜八・五kgで、雌が二・五〜五・五kg。体長は、雄が四〇〜六五cm、雌が三五〜五〇cm程度で、身長よりもやや長い尾を持つのが特徴である。生理学的な条件は前述したアカゲザルとほぼ同様である。寿命は少なくとも二〇年以上であり、わが国で最も多く様々な分野で使われている(今道前掲『実験動物の飼育管理と手技』四一五〜六頁)。

① 梅村の中間報告(『環境保健レポート』六六巻、一九九九年、六七〜八頁)によると、「卵巣を摘出したカニクイザル一〇頭を用い、摘出後一カ月から、生理食塩水に溶解した塩化Cdを、一・〇〜二・五mg/kgを一三〜一五カ月にわたり尾静脈より週三回(但し、二・五mg/kg群は投与開始後九カ月より週二回)反復投与した。対照群は生理食塩水のみを投与した。

その結果、正球性正色素性貧血、尿細管萎縮、間質線維化を主病変とする腎臓障害(カドミウム腎症)と、大腿骨・胸骨および腰椎では類骨の増加と骨萎縮を主病変とする骨障害(カドミウム骨症）が誘発された。以上のように、カドミウムを一三～一五カ月間反復静脈内投与することにより、霊長類においてもヒトのイタイイタイ病に極めて類似した慢性カドミウム中毒症を再現できることが示唆された」という。これは画期的な報告であった。

② 続く報告（『環境保健レポート』六七巻、二〇〇〇年、二〇五～九頁）では、「卵巣摘出カニクイザルに生理的食塩水に溶解した塩化Ｃｄ二・五㎎／㎏を一五カ月間静脈投与して慢性カドミウム中毒症モデルを作成し、骨密度、骨量および類骨量、尿および血中骨代謝パラメータ、並びに組織中Ｃｄおよびメタロチオネイン量を測定した。Ｃｄ投与により骨密度の低下が認められ、それは骨量の減少と類骨の増加に基因することが確認された。血液および尿生化学検査では血中１α，２５（ＯＨ）$_2$Ｄ$_3$の低下と尿中ｄ－ＰＹＲの増加が認められた。

また、肝、腎および骨には多量のカドミウムの蓄積が認められ、それらはヒトあるいはラットにおける肝および腎障害発現の濃度を大きく上回っていた」とし、「考察および結論」の部で、「カニクイザルの慢性Ｃｄ中毒モデルの骨病変について詳細な検討を行なった。Ｃｄ投与により海綿骨および皮質骨ともに骨密度が低下した。また、形態計測では骨量の減少と類骨の増加が明らかであり、骨軟化を伴う骨粗鬆症が主たる病態であることが再確認された。本モデルでは、血中リン、カルシウムおよび血中１α，２５（ＯＨ）$_2$Ｄ$_3$の低下*が認められ、いずれも腎障害に伴う二次的変化と考えられた。すなわち、腎尿細管上皮の萎縮、変性による２５ＯＨＤ$_3$の水酸化障害ならびにリンおよびカルシウムの再吸収の低下に起因するものであり、本モデルはこのような病態により骨形成が著しく障害されているものと推察された。

＊血中1α，25（OH）^{2}D^{3}の低下とCdとの関連については、後記第三章一(4)の③の項を参照されたい。

dーPYRは骨吸収の指標であり、尿中への排泄増加は骨組織からのコラーゲン分解を反映するものと考えられる。Cdは骨においてコラーゲン代謝を阻害することが報告されており、今回の結果はこれを支持するものと考えられた。また、Hiratsukaらは、ラットの慢性Cd中毒モデルでは、骨の石灰化前線に鉄が沈着し、カルシウムの沈着を阻害していることを報告している。このようなCdの骨への直接作用がサルにおいても骨軟化症の発症に関与しているか、今後検討したい」という。

③　梅村は、翌年の実験報告（『環境保健レポート』六八巻、二〇〇二年、二一五～八頁）の「研究要約」で、「カニクイザルの慢性Cd中毒症モデルを作成し、腰椎非脱灰標本、腎臓および膵臓の病理組織学的検査ならびに膵組織中のCdおよびMT量の測定を行なった。Cd投与により、骨では類骨の著しい増加と石灰化前線への鉄の沈着が確認された。腎臓ではGc-globulin陽性細胞の減少が認められた。膵臓では膵島細胞の空胞化、膵島の萎縮およびインスリン陽性領域の減少が認められた。また、膵臓には、肝臓および腎臓と同様に多量のCdおよびMTの蓄積が認められた」とする。

「考察および結論」で「カニクイザルの慢性Ｃｄ中毒モデルの骨病変の発症機序について検討を行なった。非脱灰標本においてもＣｄ投与により海綿骨骨梁周囲に類骨の増加が明らかであり、前回報告した脱灰標本（吉木法染色）の検査結果と一致した。Hiratsukaらは、ラットの慢性Ｃｄ中毒のモデルでは、骨の石灰化前線に鉄が沈着し、カルシウムの沈着を阻害していることを報告している。カニクイザルにおいてもラットと同様に石灰化前線への鉄の沈着が証明され、骨軟化症発症への関与が示唆された。一方、前回報告したとおり、本モデルでは腎障害に付随すると考えられる血中リン、カルシウムおよび血中$1\alpha,25(OH)_2D_3$の低下による骨形成は著しく障害されているものと推察される。これに加え、今回の検討では、腎Gc-globulinも減少傾向にあり、ビタミンＤの作用発現に影響を及ぼす可能性が示唆される。膵臓に対するＣｄの影響については殆ど報告がない。今回、Ｃｄ慢性曝露により膵島の萎縮性変化が誘発され、特にβ細胞の感受性が高いことが明らかになった」とする。

八．「動物実験グループ」の実験の「小括」

(1) 重松逸造を会長とする環境庁委託の『総合的研究班』の「腎機能異常に関する研究班」（班長石本二見男）の「動物実験グループ」のリーダーであった丸茂文昭教授は、「竹村氏や梅村氏などのラットとサルに対する塩化Ｃｄ負荷実験から導き出せる結論は明白である。経静脈あるいは経腹腔的に塩化Ｃｄを長期間負荷することによって、量―反応関係をもってイタイイタイ病に見られたものと同質の尿・血液所見等の臨床病理学的所見および病理組織学的所見が得られたと結論できる」（前掲「総説　慢性カドミウム中毒」七四頁）と断定する。丸茂は自己が関与した勝田グループも同様な結論を齎らしているのであるが、知る人ぞ知るとして引用を遠慮されている。

他方、同教授は、「サル実験班」による従来の実験に関して以下のように述べる。

「第一、二次のサル実験は雄ザルを用いたこと。第一～四次のサル実験は経口投与であり、Ｃｄ量が多くなると摂餌量が少なくなり、量―反応関係が不明確になること、第三、四次実験では低栄養、低ＶＤ、高齢などにこだわり、それらの影響により成績が不明確になったことがあげられよう。また、動物の高齢とヒトの閉経後とはホルモン条件が異なることについても検討の余地があったかもしれない」（前掲「総説　慢性カドミウム中毒」同頁）とする。

このように、丸茂教授は『環境庁委託研究班』の「腎機能異常に関する研究」の「動物実験グループ」のリーダーであったことからか、「カドミウムの慢性影響に関する実験的研究班」（サル実験班）の作業手法に問題があったことを、ひかえめに指摘するにとどめているが、筆者はそれに加えて「サルに対するＣｄ投与量が少なかったこと」「経口投与にこだわったこと」が、「サル実験班」で骨軟化症発症を生じさせなかったこと、従って、その実験的成功を示さなかったこと（むしろ、

「あえて示さなかった」と言うべきか）が理由であると理解している。

(2)　要するに、『環境庁委託研究班』の「カドミウムの慢性影響に関する実験」は、イタイイタイ病の原因はカドミウムではないとの立場の研究者らが、政治的要請に基づき、それに沿うために行なってきていたのだから、彼らには動物実験を成功させる必要は全くなかった。より正確に言うならば、成功させる訳にゆかなかったから、おのずから否定的な結論となるように配慮して行なわれたものとしか理解せざるをえない。

梅村孝司（北海道大学大学院獣医学研究科比較病理学教授）は、動物実験の専門家として、「例えば、薬の効果は判っているが、その毒性は何かを調べる場合は、沢山の動物実験をやり、いちばん大事な毒性はどれなのか、どれだけの量以下だったら毒性が出ないかを調べるのが毒性学である」（第二〇回『イタイイタイ病セミナー講演集』二〇〇一年、三〇頁）と述べている。

「致死量は薬物の毒性を表す最も一般的な指標となる。致死量を表示するには種々の形式があるが、最も広く用いられているのが五〇%致死量（ＬＤ50）である」（『南山堂医学大辞典』一〇〇〇頁）。

梅村は「まず最初に動物を用いて、どれだけの量のカドミウムを投与したら動物が死ぬかを調べる。どれだけの量を与えたらその動物が死ぬかが判れば、その後の長期実験で、どれだけの量を与えればカドミウム中毒になり、且つ、実験が終わるまで生きているのかを知るために行なう必要がある」（前掲『講演集』三二頁）と言う。

報告されている塩化カドミウムの致死量は、体重一kg当たり、マウスでは、経口で一五〇mg、皮下で四〇〜一〇〇mgである。イヌでは、静注で五mg、皮下では二七mg。ウサギでは、静注で二mg。皮下では二五〜五〇mg。ネコも静注で二mg、皮下で二〇〜四〇mg（池田良雄『薬物致死量』南山堂、四七頁）であるが、同書にはサルの記載はない。

ＬＤ50の求め方には「平均致死量法」「面積法」「回帰線方程式」が代表例であると言われている（油井　亨「致死量の定め方」前掲『薬物致死量』二二九頁以降）。

「サル実験班」では、サルの致死量を求めたとの記載はない。他方、「動物実験グループ」の勝田・梅村らは静注でのラットの五〇％致死量（ＬＤ50）を求め、五mg／kgより上で、七mg／kgより下と測定し、最終的にはＬＤ50は五・一七mg／kgと算定した。

その上で梅村・勝田らは、ラットにＬＤ50よりもやや低い三・〇mg／kgを塩化カドミウムの高用量とし、二・〇mg／kgを低用量として、生理的食塩水のみとの三群に静注を始めた。その後の研究では二・〇mg／kgと一・〇mg／kgを採用した。

これらの実験の結果を前提にして、その後、梅村らによって行なわれたカニクイザル（卵巣摘出）の実験では、塩化カドミウムを二・五mg／kgと一・〇mg／kgで静注した。

その結果、ラットにおいても、カニクイザルにおいても、イタイイタイ病の病像と共通する腎尿細管障害、骨病変（骨軟化症）や貧血などが認められているのは、先に述べたとおりである。

九．「動物実験」が求められた経緯

(1)『イタイイタイ病判決』の及ぼした影響

昭和四七年八月九日に、名古屋高裁金沢支部でのイタイイタイ病控訴審判決で被害者側が全面勝利を得、その翌日の三井金属鉱業との直接交渉により、ⅰイタイイタイ病患者らの賠償、ⅱ汚染土壌の復元と農業被害の賠償、ⅲ神岡鉱山への立入調査による汚染源の清浄化の合意を書面化した。これに先立つ同年七月三一日に環境庁は全国二八箇所での一・〇ｐｐｍ以上の汚染米の検出地を明らかにした。これらの汚染源は鉱山や製錬所周辺と下流及びメッキ工場などの排水とみられていた。三井と同様な補償と復元に怯えた業界は悲鳴をあげた。

五〇年一月上旬発売の『文芸春秋』二月号は児玉隆也の「イタイイタイ病は幻の公害か」とのレポートを載せた。同年二月二六日の衆議院予算委員会第一分科会で自民党小坂善太郎財務委員長が「カドミウム汚染米の累積保有量が約八〇億円に達することや、汚染土壌対策に莫大な国費が必要としている点をあげて・・医学的に不確定要素の多い『厚生省見解』は再検討の余地がある」とした（『毎日新聞』同年二月二七日）。これに対して小沢辰男環境庁長官は「環境庁が委嘱して研究を進めている同病に関する総合的研究班の結論を待って判断したい」として『厚生省見解』の洗い直しを認めた（『毎日新聞』三月八日）。ちなみに、昭和四六年七月一日に環境庁が発足して、厚生省が担当していたイタイイタイ病問題を同庁が引き継いでいた。

(2) 『イタイイタイ病に関する総合的研究班』の設立

前年までの環境庁委託調査は『カドミウムの人体影響に関する基礎的研究班』と命名されていたもので、国立公衆衛生院疫学部長重松逸造を研究班長とし、ⅰ環境生態研究部会（喜田村正次部会長）、ⅱ病態生理研究部会（梶川欽一郎部会長）、ⅲ早期診断研究部会（上田　泰部会長）、ⅳ予後管理研究部会（土屋健三郎部会長）であった。

昭和五〇年三月に「洗い直し」を受けた研究班は『イタイイタイ病に関する総合研究班』と改称し、重松研究班長は「イタイイタイ病の再検討問題も含めて新たな班編成を行なった」（日本公衆衛生協会『環境保健レポート』三六巻、序文）。新たな五班編成は、ⅰイタイイタイ病に関する研究部会（部会長村田　勇、副部会長萩野　昇）、ⅱＣｄ汚染の人体影響に関する研究部会（部会長喜田村正次、副部会長野見山一生）、ⅲＣｄ中毒に関する実験的研究部会（部会長土屋健三郎、副部会長梶川欽一郎）、ⅳＣｄ中毒の病態生理学的研究部会（部会長上田　泰、副部会長武内重五郎）、ⅴイタイイタイ病およびＣｄ中毒症の鑑別診断に関する研究部会（部会長高瀬武平、副部会長石崎有信）で、これらの委員の中で、班長の重松氏は別として、カドミウム説をとるのは萩野と石崎の両氏で、中立的なのは上田氏と見られ、それ以外の委員はすべて非カドミウム論者であった。

これとは別に、小沢長官の「一年以内に結論を出す」（『朝日新聞』昭和五〇年二月二七日）ための「カドミウムの人体影響に関する文献的研究」と名付けられた調査チームが編成された。その委員は阿部克巳、河合清之、加藤孝之、桜井治彦、重松逸造、高畠英伍、土屋健三郎、中村健一、野見山一生、福島一郎、吉川　博で、後に喜田村正次と川口　毅が加わり一三名となった。この中で明らかに非Ｃｄ説論者とまで言えない委員は、重松委員と加藤委員位であるまいか。

(3)　ところが、昭和五一年五月四日の『毎日新聞』は一面トップに「イタイイタイ病の原因　ＷＨＯもカドミ説」を報じた。同年八月二九日の『共同通信』はＷＨＯの「カドミウムに関する環境保健基準」報告書作成の専門家会議の座長フリーベルグ博士は、来日した際に記者の質問に対して「カドミウムはイタイイタイ病の発生に必要な役割を演じていることは間違いない」と述べた。

これらのことは、「カドミウムの人体影響に関する文献的研究」チームが『厚生省見解』を否定しようとしてきた作業結果の発表に二の足を踏ませることとなったが、それでも「イタイイタイ病発生には、カドミウムがなんらかの役割を果たしていることは、疫学上、否定できない」（『北日本新聞』『富山新聞』昭和五一年八月二九日）との結論部分のみが発表されたものの、この『報告書』の原案は、反対派によって何度も筆を加えられ、カドミウムの色合が次第に薄められた上で同年一二月中旬に完成して提出された（『毎日新聞』昭和五一年一二月一八日および翌五二年一月四日）。

つまり、反カドミウム派は、未だ〝動物実験〟が成功しない限り、カドミウム説は肯定できないという彼らなりの〝切札〟を持っていると考え、単に「疫学」的に限って表面的に譲った形をとったものの、フリーベルグ博士の発言に同意した訳ではない。

十．『イタイイタイ病に関する総合的研究班』における『サル実験班』の役割と〝成果〟

彼らは、早速、昭和五一年度から若齢雄サルを用いての動物実験を継続的に実施することにした（前掲『環境保健レポート』五九巻上、一九九二年、(6)頁）。が、依託の趣旨からして、それが切札になるのは〝動物実験〟が成功しないことが前提となる。

(1) これまでの実験結果について、「腎尿細管機能異常の発生機序については、なお、その量反応関係について不明な点が多く、さらにカドミウム単独負荷による腎性骨軟化症も発症していない」（同書同頁）とする。しかし、第二次実験では、一〇ｐｐｍ群と三〇ｐｐｍ群と一〇〇ｐｐｍ群での腎機能異常発現については明らかに量と反応の関係が見られている。なお、量反応関係にある程度のバラツキが生じることがあるのは経口投与による摂餌の量に原因があることは、丸茂が指摘したとおりであるが、他にも実験に用いられた動物が近交系ではないサルだったことにも原因の一端があろう。

また、第三次実験で一部（低栄養とCd投与の群）のサルに骨軟化症が確認されているが、腎障害の発現が遅いという口実で、イ病と異なるとして切り捨てられている。

(2) 即ち、「カドミウムの慢性影響に関する実験的研究班」（通称サル実験班）での第一次実験では、野サルのLD50について算定することもなく、これを前提とした投与量を算定することもなく、見山らは、前述したように、当初は三〇mg、三mg、〇mgの塩化カドミウム混入した食餌一〇〇g（従って、同じ数字のppmになる）を雄サルに投与する実験を開始したが、三〇ppmの投与群では、カドミウムを混ぜたビスケットを食べることを拒否したことから、最終的にはCLEA社のペレットを与えたところ食べ始めた。その際に、同社から三〇mgのペレットも購入できることを知り、予定外の実験でありながら、言わば、行き当たりばったりに、これを購入して投与する実験（一〇〇gを投与するので三〇〇ppmとなる）にとりかかったのである。

その結果は、前述したように、骨病変を示唆するアルカリフォスファターゼ値の上昇と血清無機リン値の低下に直面して、五五週で実験を打ち切ったのである。その後に開始された第二次実験では、三〇〇ppmは投与の対象からはずして、一〇〇ppm、三〇ppm、三ppmに減少した。三〇〇ppmは〝危険〟だと判断したためであることは一〇〇％間違いあるまい。

若しも、カドミウムの投与により骨軟化症を起こすことが目標だったとすれば、三〇〇ppmないしそれ以上の投与量で、非げっ歯類であるサルに三年間を目処とした実験を行なうのが自然であったろう。

同班での実験は、骨病変の発症を意図したものではなかったことは誰の目にも明らかと言わねばなるまい。

要するに、環境庁から委託された『研究班』の「カドミウムの慢性影響に関する実験」は、イタイイタイ病の原因はカドミウムではないとの立場の研究者らが、政治的要請に基づき、それに沿うために行なってきていたのだから、彼らには動物実験を成功させる必要は全くなかった。より正確に言うならば、成功させる訳にはゆかなかったから、自ずから否定的な結論となるように配慮して行なわれたものとしか理解出来ないのである。

(3) それを示す事例として、木村正巳研究員の〝事件〟がある。

木村は当初から動物実験を小滝規子と共同して、「カドミウムの慢性影響に関する実験的研究」の内の「重金属分析および特殊タンパク質量分析」を担当してきたが、一九九三年度の実験で用いたアカゲザル三〇匹のうちに、カドミウムによる腎機能障害と骨軟化症があると判定したものを、研究班に確認を求めたが否定された。それが納得出来なかったため、木村はＷＨＯのカドミウム問題担当委員のゴイヤーGoyer,R.AとチヤンドラChandra,S.V両氏にその試料を示して検討を依頼したところ、両氏はカドミウム投与によって腎機能障害と骨軟化症が生じていると判定して、木村と認識が一致した。が、この外部公開が原因となり木村は実験から外された。

この木村の事件の経緯は、『富山テレビ』(プロデューサ・ディレクター青柳良明)制作の『三〇年目のグレーゾーン　環境汚染とこの国のかたち』に詳しくレポートされ、一九九九年一月三一日に放映された。この作品は同年度「日本ジャーナリスト会議(JCJ)賞」を受賞している。

この例で見られるように、「分科会」や「総括委員会」で否定されて、カットされた例は水面下で他にもあったに違いあるまい。木村の例は氷山の一角であろう。

(4)

以上が、昭和五一年から環境省から委託を受けた日本公衆衛生協会より委任された『イタイイタイ病及び慢性カドミウム中毒に関する総合的研究班』の「研究総括委員会」と、分科会である「カドミウムの慢性影響に関する実験的研究班」と、その実行担当の「サル実験班」の研究の進め方とその纏め方に著しい疑念を持たざるを得ない理由である。即ち、『研究班』と「サル実験班」の本当の目的は動物実験に成功しないことであった。

これが僻目であると言うのであれば、反問したい。なぜ『研究班』と「サル実験班」は、梅村氏が卵巣摘出サルにカドミウムの水溶液を尾静脈に注射してイタイイタイ病に酷似した病像を作出した際に、この手法に学ぶことで、表面的には〝目的である筈の〟動物実験の成功を求める実験をしなかったのか、と。或いは、静脈注入が嫌(?)ならばなぜに、三〇〇ｐｐｍないしは五〇〇ｐｐｍの塩化カドミウムを含む食餌を長期間投与しようとしなかったのか、と。高濃度の場合はサルが拒食をする可能性が高いというのであれば、ゾンデやカニューレ(安藤正典ら「カドミウム連続経口投与時の骨構成成分ならびに酵素活性について」『衛生化学』二四巻一号、二〇頁。中喜多　実ら「骨代謝に及ぼす慢性カドミウム摂取の影響(2)」『日衛誌』五一巻一号、三二四頁の先行例もある）などを使うことをなぜ行なおうとしなかったのか、と。

成功した実験の無視と、学ばない不作為とが、自ずから彼らの意向、即ち、〝実験の成功は自殺行為〟だとの真意を浮かび上がらせているのである。

第二章　カドミウムによる骨軟化症発生とカドミウム汚染の程度

一・戦前・戦中・戦後のカドミウム汚染の程度について

イタイイタイ病の原因はカドミウムであり、その発生の程度はカドミウム汚染の割合に基づく。

イタイイタイ病の患者は大正初期より散発してきていたが、多発し始めたのは、大正五年から従来の比重選鉱法に加えてＭＳ式浮遊選鉱法の採用による廃水廃滓の微粒子化と、昭和三年からの更なる超微細化を必要とした優先浮遊選鉱法による超微粒子の採取もれの放流が主因となっている。更に、昭和一三年七月の日支事変から日米戦争終了に至る迄の間の増産に伴う廃水廃滓量の増大が、下流の神通川流域の汚染を拡大した。

二、戦前・戦中・戦後のイタイイタイ病患者の発生度

次頁表4の『カドミウム推定廃物化汚染量』の上昇の流れは、次々頁図1の「イタイイタイ病要治療者発病推定年次集積グラフ」の上昇の形とはかなりの程度相応するであろう。

野見山一生の「産業におけるカドミウム中毒」によると、「〇・五mg／m³程度の酸化カドミウム粉塵吸収によって、X線写真で偽骨折（骨軟化症）を起こした作業者の症例報告がいくつかある（表3：略）。生検により骨軟化症が確かめられているものもある」（『労働の科学』三〇巻一〇号、二七頁）という。

その最初の例が、ニコー、ラフィットおよびグロが一九四二年（昭和一七）に発表した、蓄電池工場で酸化カドミウムの粉塵に曝露された労働者六名である。フリーベルグ、ピスケーター、ノルドベルグおよびシェルストレームの共著『環境中のカドミウム―その汚染と生体影響―』（木村正巳訳、医歯薬出版、二二二頁）によると、「二人の男性（四一歳と六二歳：曝露歴一一年）、三人の既婚婦人（四八歳、五一歳および六〇歳：曝露歴一一年）および一名の未婚婦人（三七歳：曝露歴一〇年）に、背中と手足の痛み、歩行困難の徴候がみられた。放射線検査により、六名のすべてが、特に、肩甲

骨、骨盤、大腿骨および脛骨に骨改変層が見られた」という。更に、「この骨変化は典型的な骨軟化症の特徴をもっていた」（二二六頁）と断定している。これら六人の曝露歴は平均して約一一年であった。

　この工場での空気中のカドミウム粉塵の測定はなされていないが、フリーベルグによると「一九四〇年代から一九六〇年代にはmg／㎥の範囲は著しく高い値が

表４　『戦前・戦中・戦後のカドミウム推定廃物化汚染量』

なお、大正10年から昭和５年までのデータは入手出来なかった。また、昭和25年以降は推定亜鉛廃棄量の200分の1とする推算値（150頁）である。

（単位：t）

年度Ⅰ	年度Ⅱ	年度Ⅲ	年度Ⅳ	年度Ⅴ	年度Ⅵ
大正3年 5.8	大正10年 －	昭和2年 －	昭和 8年 16	昭和14年 24	昭和20年 16.0
大正4年 7.9	大正11年 －	昭和3年 －	昭和 9年 15	昭和15年 34	昭和25年 6.2
大正6年13.0	大正12年 －	昭和4年 －	昭和10年 12	昭和16年 20	昭和30年 5.0
大正7年 9.3	大正13年 －	昭和5年 －	昭和11年 14	昭和17年 24	昭和35年 6.3
大正8年 6.7	大正14年 －	昭和6年 15	昭和12年 16	昭和18年 29	昭和38年 7.2
大正9年 3.3	昭和元年 －	昭和7年 16	昭和13年 18	昭和19年 50	昭和40年 10.2
平　均 7.7	平均〈*10.2〉	平均〈*112.7〉	平均 15.2	平均 30.2	平均 8.5
(汚染割合)7.7%	10.1%	12.6%	15.1%	30.0%	(長期間)24.3%
(汚染レベル) 弱	弱→中		中	強	弱

出典　倉知三夫ら編著『三井資本とイタイイタイ病』（大月書房。61頁、106頁）。

＊大正10年から昭和５年にかけての具体的な推定廃棄物化カドミウム量の数字は不明であるが、亜鉛の生産量が増加していることを見ると、カドミウムの廃棄物化が次第に増加していたものと推測される。大正10年から昭和５年までの間の上昇率を亜鉛精鉱の生産量から推定すると、年度Ⅱは10.2程度に、年度Ⅲは12.7前後になると見られる。
なお、大正６年の一時的な増加は、従来の比重選鉱法に加えて、同年にMS式浮遊選鉱法を採用した際の不慣れな影響と考えられる。

図１　『イタイイタイ病要治療者発病推定年次集積グラフ』

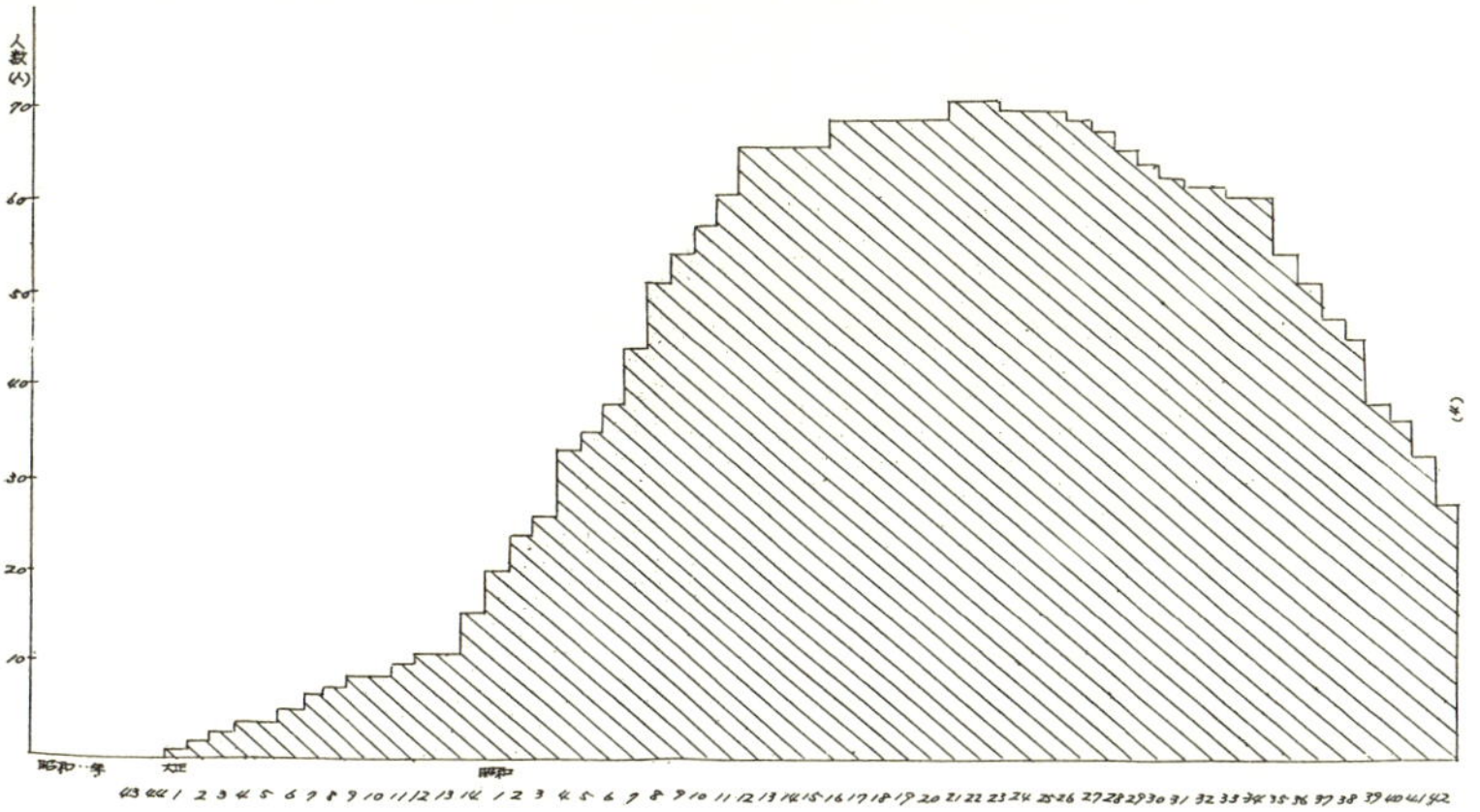

出典　「厚生省見解」附属資料

一般的であった」という。スウェーデンの蓄電池工場での空気中の平均カドミウム濃度はE.Adamssonの調査によると「一九四六年：五mg／㎥。一九四七～九年：〇・七五mg／㎥。一九五〇～六〇年：〇・六五mg／㎥」であった（『IPCS Cadmium』五三～四頁）とされている。ニコーらの調査したフランスの蓄電池工場では、恐らく、五～〇・七五mg辺りの濃度であったのではあるまいか。少なくとも、野見山のいう危険値〇・五mg／㎥を超えていたものと考えられる。

ところで、フリーベルグらの前掲『環境中のカドミウム』によると、「曝露作業者とイタイイタイ病患者の肝臓*中のカドミウム濃度」は「図2」に示されている。これによると、酸化カドミウムのフューム又は粉塵に曝露された作業者の肝臓におけるカドミウム濃度の平均レベルと、イタイイタイ病患者の肝臓のカドミウムの平均濃度は同じレベルにあると見られよう。同書も「たいした差が見られない」（五二頁）とする。

＊腎臓では、カドミウム曝露作業者やイ病患者の濃度が正常人よりもやや低くさえある。腎障害があるならカドミウム排泄は増加し、カドミウムの腎臓の値は低下する（一一五頁）ので、腎臓レベルでの比較は適切ではない。

従って、骨軟化症となった工場労働者とイタイイタイ患者とは、経気道と経口の違いこそあれ、合計同レベルの量のカドミウムに曝露された結果だと推定出来るであろう。

図２　『曝露作業者とイタイイタイ病患者の肝臓中のカドミウム濃度』

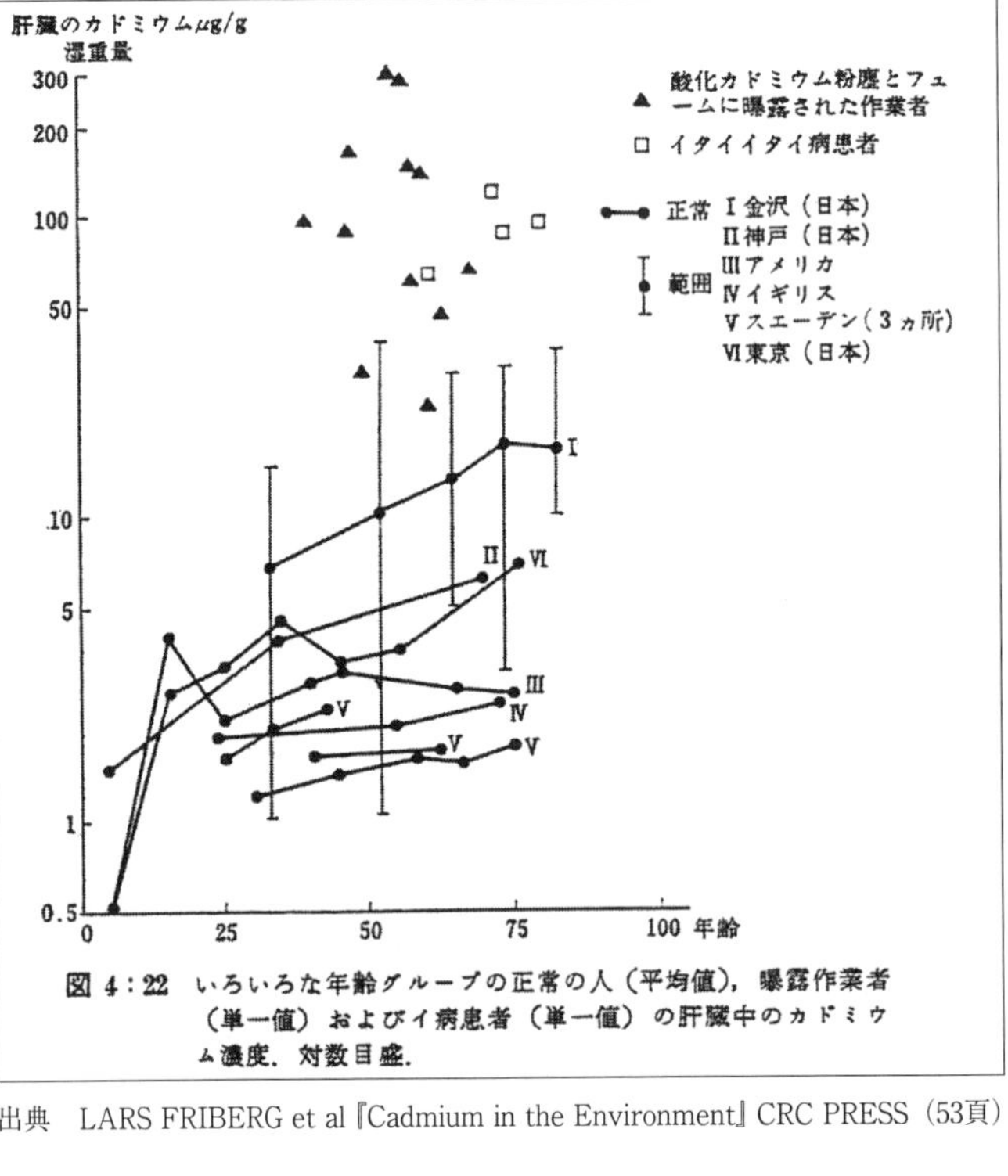

図 4：22　いろいろな年齢グループの正常の人（平均値），曝露作業者（単一値）およびイ病患者（単一値）の肝臓中のカドミウム濃度．対数目盛．

出典　LARS FRIBERG et al『Cadmium in the Environment』CRC PRESS（53頁）

三、イタイイタイ病発生に要する平均摂取カドミウム量について

右にみたような極度の汚染時でのカドミウム摂取による亜急性発症は別として、平均的な慢性汚染を前提とした場合の発症量はどの程度だったのであろうか。

昭和五一年と五三年に金沢医大と富山県立中央病院で検査を受けたイタイイタイ病の患者の中で、居住歴が明確で、現住地と転居以前の居住地域の米のカドミウム濃度の判明している人々を対象として、イタイイタイ病の発症にはどれだけのカドミウムが必要だったのかが調査された。

能川浩二（当時千葉大学大学院教授）らの報告する「イタイイタイ病発生のカドミウム曝露量の推定」によれば、「イ病患者〈全数の〉本人が足腰の痛み等を感じ始めたと回答した〝発症時〟の平均年齢は四八・九歳、平均総カドミウム摂取量は〈男女とも〉二・七gと算定された」「本人が歩行困難、骨折等があり、今までに最も重症だと感じられた〝重症時〟の平均年齢は五八・四歳、総カドミウム摂取量は〈男〉三・四g、〈女〉三・三gと算出された」「イ病患者の半数が発症時及び重症時と認識している時点での総カドミウム摂取量は、それぞれ二・六gと三・八gと算出された」（能川浩二『環境保健レポート』六九巻、三頁）という。

また、能川教室の小林悦子らの報告の「イ病発生に必要な総カドミウム摂取量（ＬＣＤ）の推定」によると、「イ病患者（女）の五〇％が発症時および重症時と認識している時点でのＬＣＤは三・一g

と三・八ｇ。〈発症率〉五％でのＬＣＤは二・六ｇと三・三％であった。『結論』イ病発生とＬＣＤとの間には明らかな量―反応関係が認められ、イ病発生に必要なＬＣＤは二・六ｇと推定された」（『日衛誌』六〇巻二号、二四六頁）としている。

初発時の平均年齢四八・九歳（以下、計算の都合で四九歳）と重症時の平均年齢五八・四歳（同様に五八歳）とには九年間の差があり、この間のカドミウム摂取量の差は、女性で〇・六ｇであるから、重症化に必要な単純平均年間摂取量は〇・〇六七ｇとなる。

なお、この量は米からの摂取量と見られるので、他に飲料水からのカドミウム摂取も考える必要があろう。石崎有信教授は、水からの摂取を米と同様に重視されておられる（イタイイタイ病訴訟弁護団編『イタイイタイ病裁判』第二巻、一二三頁など）。筆者は同程度摂取したのではないかと推定している。そうであれば、年間単純平均摂取量は〇・一三四ｇとなろう。

しかし、これは一応のメドで、実際には、年間摂取量は単一ではなく、而も、戦中の汚染の急上昇のグラフで示されるように、汚染量に比例したものにならざるをえない。従って、どの年度から居住を開始したのか、どの地域なのかによって受ける汚染度が異なることから、初発時はもちろん重症時にもかなりの幅が生じることになるであろう。

即ち、前掲表４『戦前・戦中・戦後の推定カドミウム汚染量』に示されているように、昭和一二年から一九年迄の神通川沿岸地域のカドミウム汚染量は急上昇著したのであるから、この時期に居住していた人々は平均よりもより短期間により多量のカドミウムを摂取したであろうことには疑問の余地がない。

それ故に、それより十数年後の昭和二二年から三〇年頃にかけて、最重症度の骨軟化症の被害者が多発して、ピークをむかえたというのは、量と反応の面からも、十分に理解できる結果と言わねばなるまい。

四．一応の「まとめ」として

さて、昭和七年からフランスの強度なカドミウム粉塵蓄電池工場で働いてきた六名の男女従業員が一一年後の昭和一七年には、挙動困難な骨軟化症に悩まされていた。

他方、神通川上流の三井神岡鉱山は鉛の採取が主力で、鉛鉱石に混じって採掘される亜鉛鉱石は選鉱場近くの谷間や谷川に捨てられた亜鉛に含まれていたカドミウムは採取開始以前に六二ｔあったと見られている。明治三八年から亜鉛の採取を始めてからは採取もれの廃水・廃滓中の亜鉛にカドミウムが含まれていて、選鉱方法が一㎜以上の細粉を用いた比重選鉱法から〇・三㎜の微粉を用いる浮遊選鉱法に、更に〇・一八㎜以下の微粒子を使う優先浮遊選鉱法へと変更され、その後に〇・〇七㎜の超微粒子となるにしたがって、カドミウムが河水中でイオン化され易く、吸収され易くなり、毒性が高まった。加えて選鉱量が次第に増加し、殊に戦時中は急増し、放棄される廃水・廃滓が急増した。

このように変化した汚染度の中で生活してきた人々を対象として、昭和五一年と五三年に実施されたイタイイタイ病患者の調査結果である「イタイイタイ病発生に要するカドミウム量」は、それ以前の微弱汚染から浮遊選鉱法が採用された翌年の大正六年から弱汚染となり、次いで中汚染を経て強度の汚染となり、敗戦後の中汚染に戻った一連のカドミウム汚染の流れ中で、そのどこからかに身を曝した人々の、平均の汚染値と平均の発症量を現わしたものである。

即ち、戦時中の強汚染に曝されて昭和二〇～三〇年代に発症された最重症の方々の内、既に亡くなっておられる方々は、調査の対象とはならなかったのであり、又、この時期の米の汚染度を示す資料は残っていない。ただ、神通川の扇状地出口での河川水の分析で四八五二ｐｐｍという超高濃度の亜鉛が検出されている。* これには平均二〇〇分の一の二四ｐｐｍのカドミウムが含まれていることを意味するから、当時の米汚染度は昭和四二年の調査の一ｐｐｍ*よりも遥かに高かったであろうことを推認できよう。

私見ではあるが、これらの方々は、フランスの蓄電池工場の六人の労働者が発症に要した一一年間の汚染期間とはあまり大差のない期間で発症し、重症化され死去されたのではあるまいか。


*昭和一八年一二月七日富山県農事試験場から富山県農務課長宛ての「神通川水鉱毒分析ノ件」の通知内容。

第三章　イタイイタイ病の骨病変はVD不足との主張について

はじめに

石本氏は、「サル実験班」の成績から「動物にカドミウムを投与した実験では、カドミウムの単独投与では、投与経路はどうであれ、腎障害は生じても骨障害・骨軟化症は生じない」という。この結論の誤りの根本は、第一次実験で雄サルへの当初の計画になかった三〇ppmの実験で、血清アルカリフォスファターゼ値の上昇と血清無機リン値の低下が見られ、それは骨軟化症の発現の兆しであることから、途端に実験が打切られ、以降、第二次実験では雄サルに最高一〇〇ppmの投与をし、更に、第三次実験では、初めて雌サルを用いて最初一年間は三ppmを投与し、その後に三〇ppmの投与をしたことに見られるように、投与量の少なさが「サル実験班」の計画とおりの結果に結びついたのである。

にもかかわらず、低栄養グループに三〇ppmのカドミウムを投与した事例では、五年後に骨軟化症が発生している。カドミウム単独で発症しなかったことは、第一次実験の三〇〇ppm打切り時のサルの症状に示されていることから理解できるように、三〇ppm低度の投与で発症しなかったのは、明らかに投与量の少なさにある。これらについては筆者は第一章で論証した。

さて、著者は主張するＶＤ不足について、「カドミウムが負荷される側の栄養条件が変化したらどうなるか。・・実験成績から見れば、骨軟化症の鍵はＶＤが握っており、カドミウムは関係がない」（一一六頁）と断定する。

その上で、「イ病が骨軟化症だからカドミウム腎障害はイ病の原因であっても、イ病そのものではない。カドミウムの腎障害だけでは臨床的に『イタイイタイ』の骨痛は生じない。しかし、イ病認定患者／要観察者にカドミウムによる腎障害が存することも疑いない。これらの事実を総合すると『イ病とは同一個体にカドミウムによる腎障害と（原因は未だ不明だが）骨軟化症が同居している状態』と言ってよい。これが〝新しい〟イ病の解釈である」（一一一頁）と主張している。

〝不明〟だと述べた直後に、著者は「骨軟化症の原因」として「骨軟化症が起きるのはＶＤ不足が原因である」（一三一～三頁）と断定される。即ち、「カドミウムの大量投与では、骨粗鬆症は起きるが、骨軟化症は起きない」（一八六頁）とも断言する。

そうだとすれば、著者は、カドミウムが「腎障害と骨粗鬆症」を起こすことまでは認めていることになる。では、残るのは「骨軟化症」であるが、「骨粗鬆症」と「骨軟化症」とは共に骨病変であるが、両者にはどのような関連があるのだろうか。

イタイイタイ病認定基準の中心には「骨粗鬆症を伴う骨軟化症」という条件があり、これを満たすことが求められている。そこで「骨粗鬆症」とはなにか、「骨軟化症」とは何か、その両者の関係はどうなのかを検討する必要がある。

一・「骨粗鬆症」と「骨軟化症」について

(1) 「骨粗鬆症」は「骨量の減少、骨微細構造の崩壊、脆弱性の亢進と脆弱性骨折の増大を来す病態と定義される。この定義は一九九三年に国際骨粗鬆会議が香港で開催されたときに採択されたものである」(森井浩世「骨粗鬆症の概念と定義の変遷」『日本臨牀』六〇巻三号、九頁)。「骨粗鬆症は、骨量の減少する疾患のうちの一つである。骨量の減少には、骨粗鬆症(Osteoporosis)、骨軟化症(Osteomalacia)、骨粗鬆軟化症(Osteoporomalacia)がある。このうちの骨粗鬆症は、骨基質へのカルシウム塩沈着異常を伴わないものをさす。一方、骨基質へのカルシウム塩沈着異常が病態の中心となるものが骨軟化症で、それら両方の性質を有するものが骨粗鬆軟化(併合)症である。骨粗鬆症には、原疾患の明らかではない原発性骨粗鬆症と基礎疾患が判明している続発性骨粗鬆症があるが、前者の中の主なものは退行性骨粗鬆症であり、これは従来、閉経後骨粗鬆症と老人性骨粗鬆症と呼ばれていたものの総称である」(細井孝之/折茂　肇「骨粗鬆称治療と今後の展望」『代謝』二八巻一号、四一～二頁)。

(2)「骨軟化症」は「組織学的に石灰化していない骨基質すなわち類骨が、過剰に骨組織内に存在している病態をいう。骨軟化症とは成長の完了した（骨端線が閉鎖した）骨組織における病態をいい、くる病とは成長中の（骨端線が閉鎖に至っていない）骨組織における異常で、骨端軟骨の石灰化も障害され骨格の変形、発育障害がその主な症状となる。骨粗鬆症は骨量の減少した状態で、骨軟化症とは組織学的にはっきりとした区別がある。最近、骨粗鬆症患者のなかに血清アルカリフォスファターゼ（ＡＬ―Ｐ）の上昇を示し、組織学的に類骨の増加を示す骨粗鬆症（骨粗鬆軟化併合症）Osteoporomalaciaの存在が注目されてきている」「骨軟化症の分類。ｉＶＤ欠乏症、ⅱＶＤ吸収不良、ⅲ肝臓でのVD_3の２５―水酸化障害、ⅳ腎臓でのVD_3の１α―水酸化障害、ｖ燐欠乏＆低燐血症、ⅵその他」がある（井上旬二／高橋栄明「骨軟化症」（藤田拓男編『骨粗鬆症＝基礎と臨床』協和企画通信、五〇五～六頁）。

(3)「骨粗鬆軟化併合症」「OsteoporomalaciaとはOsteoporosisにOsteomalacia的な活動が加わった複雑な骨代謝状態を意味し、NordinはOsteoporosis plus Osteomalaciaと表現したが、最近は略してOsteoporomalaciaと略している人も多く、次第に一般化されつつある。OsteoporomalaciaはOsteoporosisが基礎となっているため、当然閉経以後の女性に多く、しかもかなりの高齢者に多い。その臨床像も検査所見なども複雑で明瞭なOsteomalaciaの特徴を表しているわけでもなく、非常にとらえがたく一定の診断基準はないが、我々は疼痛と血中ＡＬ―Ｐを指標におき、その結果を本誌及び整形外科学会などで報告した。今回はX線所見と骨微細構造の関係について記述する」「X線像の形態変化。ｉ胸廓、肋骨は中央から下方にしだれ柳のように波打つ変形を示している。下方の肋骨群を斜位撮影をすると骨改変層様変化を示す場合が多い。ii脊椎に多発性圧迫骨折、椎体骨梁の消失強いもの、椎体上下縁の硬化の目立つものがある。iii骨盤の変化で、ハート状骨盤が見られる。iv坐骨・恥骨に多くの骨改変層様の変化が見られる。ｖ股関節周辺の大転子、小転子などに変化がみられる」「考察　Osteoporomalaciaの診断指標。ｉ疼痛：とくに激しい痛み、ii X線：微細な変化、iii血中アルカリフォスファターゼの上昇：特に骨性、iv血中カルシウム、燐の低下、ｖ血中ＶＤの低下、vi ＶＤ投与に対する反応性、viiその他」「ＶＤの投与により、疼痛が緩解され、微細なX線変化の改善、血液生化学的所見の改善を見ていることは、Osteomalaciaの存在を否定しえない」（水野耕作ほか「Osteopromalaciaの骨変化」『骨代謝』一〇巻一号、二八七～九五頁）という。

筆者の印象では、イタイイタイ病の骨病変は、この報告にあるような原発性骨粗鬆症にＶＤ不足で生じる骨軟化症が加わったOsteopromalacia（骨粗鬆軟化併合症）と共通する面が多いものの、カドミウムで生じた骨粗鬆症に、より高濃度のカドミウム汚染で生じた骨軟化症が加わった強度のOsteoporomalacia（骨粗鬆軟化併合症）であって、原因も症状の程度も異なるばかりか、腎尿細管（再吸収）障害が先行する点で病変の内容が異なっている。

では、治療面ではどうなのか。「骨軟化症には、ＶＤ欠乏性骨軟化症だけではなく、ＶＤ抵抗性骨軟化症、尿細管性骨軟化症など多くの骨軟化症があり」（井上旬二他「骨軟化症」藤田拓男編集『骨粗鬆症』五〇六頁）、それらの症状に応じた治療が必要となる（井村裕夫ら編「カルシウム代謝異常」『最新内科学大系』一四巻、一三七頁）。

「ＶＤ欠乏の場合は、一日一〇〇〇単位（ＩＵ）程度のＶＤで十分な効果が認められる」（上田秀雄ら編集『内科学』第四版、朝倉書店、一二三四頁）。金沢大学石崎有信教授の言われるように「大人でも三〇〇〇単位与えるとすっかり好転する」のである。

イタイイタイ病の場合については、富山県立中央病院の村田　勇らのＶＤ投与量は「最初の一カ月に三六〇万ＩＵ、三カ月には四〇〇万ＩＵ、五カ月には三〇〇万ＩＵ、九月から一一月まで五二〇万ＩＵ、その二カ月半後に五五〇万ＩＵを二カ月間投与している。その効果として、七カ月後に肋骨の骨改変層が治癒し、九カ月後に尺骨の骨改変層が治癒し、一五カ月後に大腿骨の骨改変層が治癒し、一九カ月後に退院している」（村田　勇、中川昭忠、古本節夫「潜在性骨軟化症の提唱（所謂イタイイタイ病第三報）」七二六～七頁）。

水野耕作らの「骨粗鬆症の治療―特に骨粗鬆症と骨軟化症の共有例について」（『骨代謝』八巻一号、一七五頁）には、「わが国において老人に発生した骨軟化症の報告は村田らの例を除いてあまり見当らない。村田らの報告はLooser's zoon（骨改変層）を明らかに認める症例の報告である」として、ＶＤ投与の治療法を参考にしている。症例一では「体位の変換および寝返りに際し疼痛を激しく伴うために、骨粗鬆症の治療の前にＶＤ五〜六万単位を約七週間行なったところ、疼痛は緩解し、Ａｌ―ｐも一カ月後に低下し、日常生活に戻った。」症例二は「血中Ａｌ―ｐは僅かに上昇していた。Osteomalaciaの存在を否定しえないので、ＶＤ五万単位を約六カ月間投与したところ疼痛は非常に緩解した」。症例三は「Ａｌ―ｐの上昇があり、Osteomalaciaの共存が十分考えられたので、ＶＤ一〇万単位を四週間投与し、その後三万単位を四週間投与したところ、疼痛は非常に軽快し歩行も楽になった」。第四例は、「右第九肋骨にOsteomalaciaによるものと思える明らかな骨改変層を認めた。OsteoporosisにOsteomalaciaが合併したものと判断し、ＶＤ一〇万単位一週間、二〇万単位一週間、一〇万単位二週間に増減し、その後四万単位で二カ月維持したところ、骨改変層は消失した」（一七二〜四頁）という。

印象としては症例一〜三に比較して症例四はＶＤ抵抗性タイプではなかったか。

これらの投与量は、通常のＶＤ不足の場合とは桁が違うが、入院加療を要するレベルの骨粗鬆症という重い基礎疾患に併合したために寛解するための必要量が加重されることになったのではあるまいか。それにしてもＶＤ抵抗性のイタイイタイ病の治療レベルの一〇〜一〇〇分の一レベルで寛解している点で治療面での違いが見られる。

筆者の印象では、イタイイタイ病の骨病変は、この報告にあるような原発性骨粗鬆症にＶＤ不足で生じる骨軟化症が加わったOsteopromalacia（骨粗鬆軟化併合症）と共通する面が多いものの、カドミウムで生じた骨粗鬆症に、より高濃度のカドミウム汚染で生じた骨軟化症が加わった強度のOsteopromalacia（骨粗鬆軟化併合症）であって、原因も症状の程度も、治療面でのＶＤ投与量と期間の面で異なっている。

(4) カドミウムによる場合の骨病変

中村利孝（産業医科大学整形外科教授）は、「最近、ビタミンＤ不足では骨粗鬆症に骨軟化症を併合することがあることが知られてきた。このような最近の骨代謝研究の成果をもとに、カドミウムによる骨病変発症のメカニズムを考察することにする」。

「①低ビタミンＤ状態による骨粗鬆症と骨軟化症：活性型ビタミンＤである1α，２５（ＯＨ）$_2$Ｄ$_3$の血清濃度は、通常は一定範囲に保たれており、ビタミンＤの摂取量ではあまり変化しない。ビタミンＤの摂取状態は、非活性型の２５（ＯＨ）Ｄの値に表れる。血清２５（ＯＨ）Ｄが20ｎｇ／mlより低下すると、副甲状腺ホルモンの分泌が亢進し破骨細胞が増加して、骨粗鬆症になる。15～10ｎｇ／mlでは、骨組織における骨基質の増加に対してミネラル沈着が追いつかなくなり、骨吸収増加を伴った骨軟化症の状態となる。血清２５（ＯＨ）Ｄが10～５ｎｇ／mlになると、骨吸収も抑制された骨軟化症となる」。

「②カドミウムと骨粗鬆症：ベルギーとスウェーデンの研究では、低量のカドミウム摂取では腎尿細管障害とともに骨量減少と骨折のリスクが増加することが観察されている。ベルギーの報告では、カドミウム汚染の少ない地域住民と比較すると骨折のリスクは四・三〇（九五％信頼区間：一・七七〜一〇・四）になるという。さらに、我々は卵巣摘出ラットにカドミウムを投与して、破骨細胞が増加し、骨の量と強度が低下することを観察した。これらの事実は、尿細管障害とは別に、カドミウムには破骨細胞を増加させる作用があることを示唆するのかもしれない」。

「③カドミウムと骨軟化症：イタイイタイ病とカドミウム中毒サルの骨病態は、五つに纏められる。一つは、血清１α，２５（ＯＨ）$_2$Ｄ$_3$の低下、二つは、副甲状腺ホルモンの上昇、三つは、腎からのリンの喪失と血清リンの低下、四つは、破骨細胞の増加、五つは、エストロゲン欠乏による骨におけるカルシウムの低下、である。これらの五つの病態は、すべて、骨組織周辺での１α，２５（ＯＨ）$_2$Ｄ$_3$のレベルとカルシウム値とリン値の積を低下させ、骨ミネラルの沈着障害の原因となる。このような病態は、低ビタミンＤ骨症Ⅱ型（ＨＶＯⅡ）と酷似している。しかし、低ビタミン骨症では血清２５（ＯＨ）Ｄは低下するが、血清１α，２５（ＯＨ）$_2$Ｄ$_3$は低下しない。この点は、カドミウム中毒の骨症が単なる低ビタミンＤ骨症とは決定的に異なる点である。むしろ、これらの病態はカドミウム骨症（cadmium steopathy）と言ってもよいものであろう」（傍点筆者）。

「考察　カドミウム中毒による骨病変の発症メカニズムを纏めると、低量のカドミウムでは、腎尿細管障害が生じるとともに、破骨細胞が増加して骨粗鬆症のリスクが増大する。さらに、高度なカドミウム中毒では、血清1α,25（OH）2D3が低下し、副甲状腺ホルモンの増加、尿細管からのリンの漏出も増加して血清リンが低下する。閉経後女性では、エストロゲン欠乏の要素も加わり、カルシウムの保持力も低下しており、骨組織周辺のリン、カルシウムが低下する危険性はさらに高まる。このため、骨粗鬆症を伴った骨軟化症に至るものと考えられる。カドミウム骨症では、i低量から生じる破骨細胞の増加、ii高摂取で見られるビタミンDの1α—水酸化の障害、iii腎尿細管障害によるリンの漏出、の三つが基本にあり、副甲状腺ホルモンの分泌増加が加わり、高代謝回転型の骨粗鬆症となり、カルシウム保持力の低下した状態で骨軟化症の発症に至るものと考えられる」

「結論　カドミウムの摂取は、低量では腎尿細管障害と破骨細胞の増加があり、骨粗鬆症を生じる。高量では腎でのビタミンDの1α—水酸化障害が加わり、副甲状腺ホルモン分泌が増加する。エストロゲン欠乏により、骨ミネラル沈着障害も加わり、骨粗鬆症に骨軟化症が合併した病態を呈するようになる。このような病態は、カドミウムがその発症に大きく関与しているという意味で、カドミウム骨症（cadmium osteopathy）ともいえるものであろう」（中村利孝「イタイイタイ病の骨病変に関する研究」『環境保健レポート』六八巻、二一一～一三頁。傍点筆者）とする。イタイイタイ病が骨粗鬆症を伴う骨軟化症だとする病理所見を見事に解説する理論であり、全く同感である。

石本氏の「カドミウムでは骨粗鬆症は生じても骨軟化症は成立しない」との主張は成り立つ余地はない。

二、「日照不足が原因」の一つとの主張について

著者は「イ病の原因は複数あるとの『イ病複数原因』説を提案する。即ち、カドミウムの環境汚染によるカドミウム腎障害の発生した状態と、VDの摂取不足による骨軟化症の発症が同時に重なったと考える」「それが第二次世界大戦末期から敗戦後の社会混乱期だったとすれば、イ病の集団発生も説明出来よう」（一八八～九頁）と言う。

では、戦前に発生したイタイイタイ病についてはどうなのかと尋ねたい。

具体的には、戦前も戦後も同様にイタイイタイ病の骨軟化症の原因は『VD不足』であり、その一つは日照不足による『VD欠』であり（一二八頁）、今一つは劣悪な食事による『VD欠』である（一二四～五頁）と主張するであろうか。それでは「社会混乱期発生」と矛盾しないか。

(1)　まず、「日照不足による『VD欠』からの骨軟化症発生」との主張について

「家の周りの防風林が明治から近年までの間に日照不足を招いた」旨を著者は主張する。確かに、明治以来の県内外でのくる病や若年の骨軟化症は、乳幼児や児童の頃に日照不足が原因でくる病

や若年性の骨軟化症が発生していた（志津廉平「富山県句僂病ノ研究」『病理学紀要』五巻四号、六三〜四頁）。これらの疾患が明治四四年には七〇一名だった（『富山県政史』第一巻、六八二〜三頁）。

その内訳は、氷見郡が五一四名、上新川郡が一八名、中新川郡が二〇名、下新川郡が一一名、射水郡が一〇一名、東砺波郡が二三名、西砺波郡が四名、富山市三名、高岡市〇名であり、神通川右岸の上新川郡が一八名、左岸の婦負郡が七名であった（前同書、同頁）。しかも、右岸の上新川郡での汚染地域に含まれる大沢野村、大久保町、新保村の中では、山手で日蔭の多い地域を含む大沢野村での二名の発症のみであった。左岸での汚染地域に含まれる熊野村、宮川村、鵜坂村、速星村での発症数は〇であった。

それが、日照不足によることが判明してから、山間部などでは、家屋を取り囲む竹薮など伐採して日照を取り入れた結果、昭和元年に一七八名に減少してきていた（昭和元年『富山県統計書』）。その後、変動はあったものの、昭和一五年頃までにはほぼ姿を消したことは、河野俊一（『北陸公衛誌』二三巻二号、一一頁）および重松逸造（『疫学とは何か』講談社、八一頁）の各論考に示されている。

著者は「イ病が発生した神通川流域は砺波平野の中にあり、日照に恵まれた地域。昭和五〇年代に著者が神通川流域を見た時は、平野に散在する農家は周囲に僅かな防風林を廻らして暖かな冬日を浴びていた・・しかし明治時代の写真を見ると家周囲の防風林は厚く、杉林の陰になる家は日光を遮られている。この環境下での屋内の人々、特に北側の納戸に臥床している病人には日光が届いていたとは思われない。従って、砺波平野の中でも日照不足は起こりえた。現在の状況を見て『住民に日照不足が起こる筈がない』というのは誤りである」(一一八〜九頁)と主張している。

(2) 著者の神通川周辺の平野と防風林で有名な広い砺波平野との取り違えは、さておくとする。その砺波平野には個々の農家が分散して散在していて「孤立荘宅」とも呼ばれ、家は、カイニョーまたはカイニューと呼ばれる屋敷林に囲まれ、その周囲に所有地や耕作地を配置して耕作している。これら屋敷林は冬の厳しい季節風や春の強い南風から家を守るために欠かせないものであった。枝打ちした小枝や杉の落葉は貴重な燃料となり、幹は建築用材の供給源であり、大切に育てられてきた(北日本新聞社『富山大百科事典』上巻、七四六頁)。

これらの屋敷林は第二次大戦中に大量に伐採された。昭和一七年一一月三日の『富山県報』は、県内政部長・県経済部長の名で、地方事務所長・市長・町村長あてに「屋敷林伐採供出」の通達を出した。それは「地上一・二三米で幹の直径が二〇糎以上のもの」が伐採の対象として、敗戦まで続けられた。富山県内で切られた屋敷林は、昭和一八年の一年間に一九万三二八九立法米にのぼった。あの伐採が散居村の景観の破壊に拍車をかけたと言われている(北日本新聞社編『砺波散居村』三四〜五頁)。

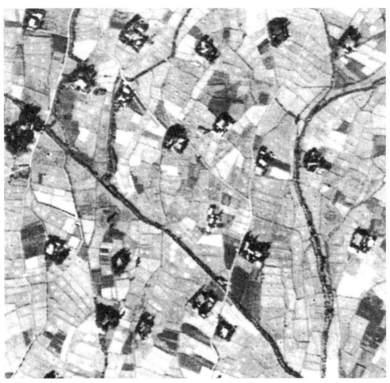

図３　昭和22年、米軍撮影の砺波平野の散居村の空中写真

出典　金田章裕編、新藤正夫著『富山砺波散村の変貌と地理学者』ナカニシヤ出版より

しかし、まず、著者に誤解のある第一は「北向きの納戸で臥床していたと言われる」（一二八～九頁）ということで、それが議論の前提となっている。富山県の農家の建物の代表的な構造と向きは、砺波の散村の住宅であって、「アズマダチ」と呼ばれているように、卓越風を背にして正面が東向きのものが最も多く、東を中心に東北東から東南東の向きの家が全体の八四％を占めている（金田章裕編新藤正夫著『富山砺

波散村の変貌と地理学者』ナカニシヤ出版、二三〇～一頁）。

「アズマダチ」の間取りは、旧来の様式では、正面玄関に向って右手（北側）には便所・土間（ねわ）・流し（台所）があり、昭和四五年頃の建築では、正面右手（北側）には便所・下座敷（気のおけない来客の間）・茶の間・台所・風呂場があるように若干修正されているが（同書二三三頁）、基本構造に変化はなく、北に納戸はないのが普通である（次頁図4参照）。

「アズマダチ」は、江戸時代に金沢の武家屋敷に見られた「アズマダテ」と呼ばれた家が原形のようである。これが明治以降金沢周辺の農村から加賀平野に広まり、それが加賀藩の領域であった砺波・氷見・射水へと広まったとされる（前同書、二二五頁）。

富山県内の農家が「アズマダチ」にするようになったのは、一般的には、明治末から始まって、大正末から昭和初期に盛行した。さらに昭和三〇年代まで、家の改造というと「アズマダチ」が志向された（佐伯安一『富山民俗の位相』桂書房、九一頁）。

(3) 砺波平野の散居村と異なり、神通川沿岸では「神通川を中心として、扇頂から富山市までの集落を見る場合、いずれも集村である。長年の洪水に対する共同防衛の必要性から培われた姿そのままであろう。詳細に見れば、左岸の場合、凹凸の多い地形で、よく洪水を考慮し、河川跡の自然の微高地を利用し、床は高く、石垣にし、土盛りのあるのも見うけられる（著者名不記載『神通川流域（イタイイタイ病指定地域）現況調査の概要』県立図書館保管、二一〇頁）。特に、左岸の中心地域の

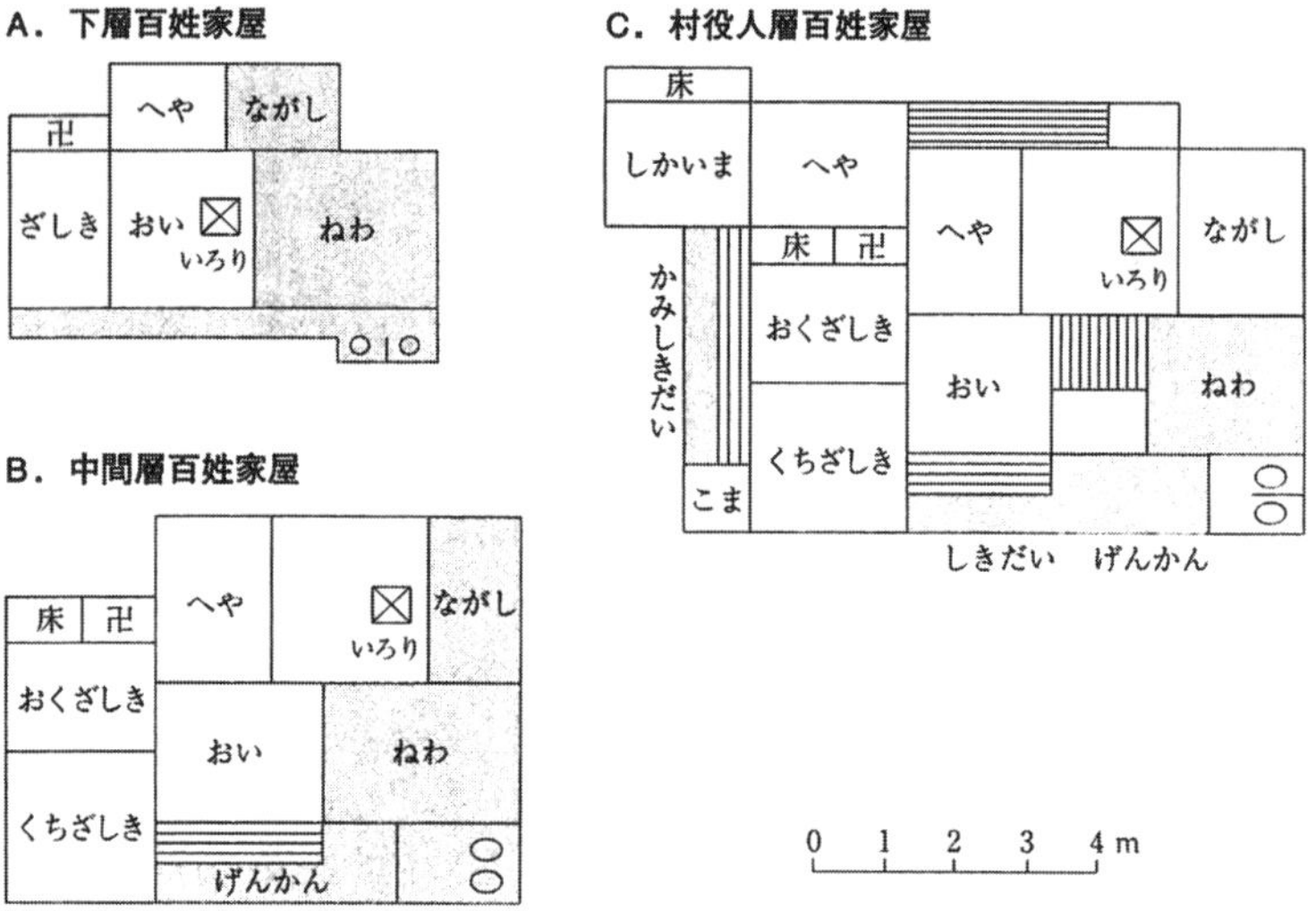

図４　百姓家間取図　＊「ねわ」は土間

出典　西藤平蔵村誌編纂委員会編『西藤平蔵村誌』128頁より

熊野地区とその周辺は、神通川と井田川に挟まれた河川敷の川原の跡を開拓して出来た低地の農地なので、絶えず洪水に襲われるため、洪水の際に島状に残る微高地―清水島、道喜島、青島、萩島、添島、蔵島などの地名が残っている―に道路に沿って、又は、道路をはさんで、密集して家が建てられている。

道路に沿った斜線部分が「字」の範囲で、その中の四角の黒点が家屋。ここでも東向きがかなり多い。

防風林で個々の家を防いだ砺波平野の民家とは立地条件が異なり、字《あざ》毎に家々が集合し密集している。その中でも、例外的に宅地の広い大地主は大きな屋敷林を持てたが、一般の農家では、建て替えの用材の一

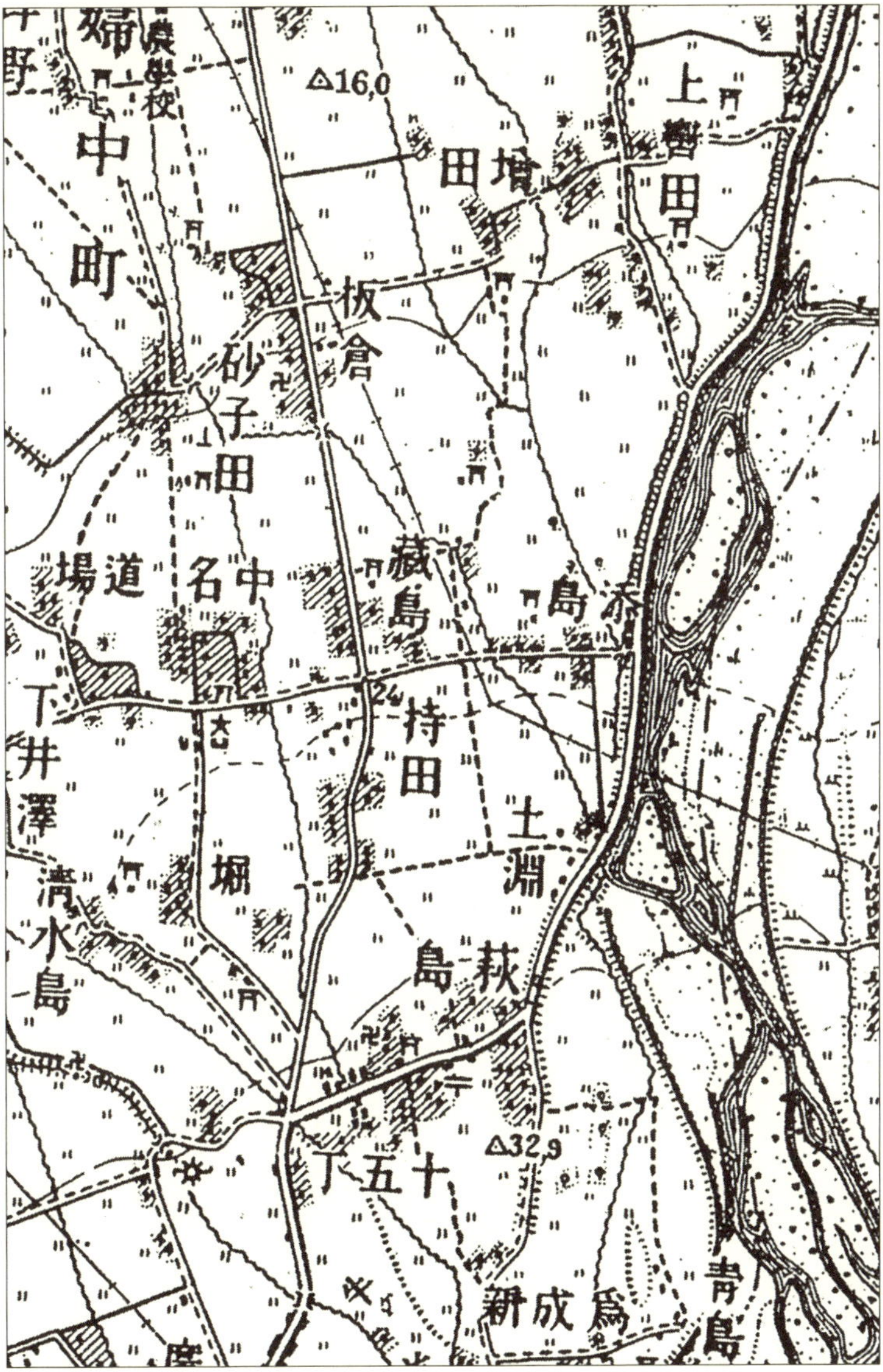

図５　熊野村周辺地図

出典　国土地理院作成　５万分の１『八尾』の地図の１部分（２倍に拡大）

部にするとか落葉や伐採した下枝を燃料とするために若干の杉などを敷地の西から北にかけて植えていたが、植える宅地の余地もなくて植えてない家も少なくなかった。それに加え、戦時中の伐採のために林相は密ではない。

明治初期まで加賀藩の支藩であった富山藩の支配地域であっただけに、ここにも「明治中頃から…「アズマダチ」という作りにして、人の出入りは、玄関がオイ（広間）、ニワ（土間）を含んで、家の前全体が玄関のように利用されてきた（『婦中町史』通史編、一一五四～六頁）というから、家の向きは東方に向けて建てられることが普通であったとみられる。同地域における民家の見取図によれば、入口（東向き）の右側（北）は便所・土間（にわ）・台所であり（前掲書、一一五六頁）、砺波の散居村の「アズマダチ」と同様の間取りであったことが理解出来るから北に納戸があった筈がない。

戦後、アルミ建材で隙間風が入らなくなり、プロパンガスが普及したので、杉の枯葉や枝を燃料にする必要がなくなったり、機械の農機具や自家用車を置く必要から杉などの樹木は邪魔となり伐採されたところが婦中町では非常に多い。

いずれにしても、第二次大戦の後では、戦前にある程度の防風林・屋敷林があった農家でも、著者の認めているように（一二九頁）屋敷林により日照が全く妨げられることはなくなっている。従って、著者の言う「屋敷林で日の当たらない北側の部屋で寝ていた」というのは、仮に、そういう構造の家であったとしても、それは例外的なことで、遅くとも戦時中の伐採以前の事になろう。そしてイタイイタイ病が多発したのは昭和二〇年代後半から三〇年代にかけてであり、日照が遮られることがより少なくなってからのことである。

(4) 富山地方裁判所での『イタイイタイ病裁判』での証人石崎有信教授（金沢大学衛生学）は、「日照というとビタミンDに関係するのですが、発病された方々は、毎日毎日野良に出て、野良で働きながら発病するのです。痛くなるのですね。日の出と一緒に野良へ出て、日の入りと一緒に家へ帰るという生活をしていましてね、日照量の不足なんてものを〈イタイイタイ病の原因と〉考えるのはおかしい」（イタイイタイ病原告弁護団編『イタイイタイ病裁判』総合図書、第二巻、七二頁）と証言されている（傍点筆者）。

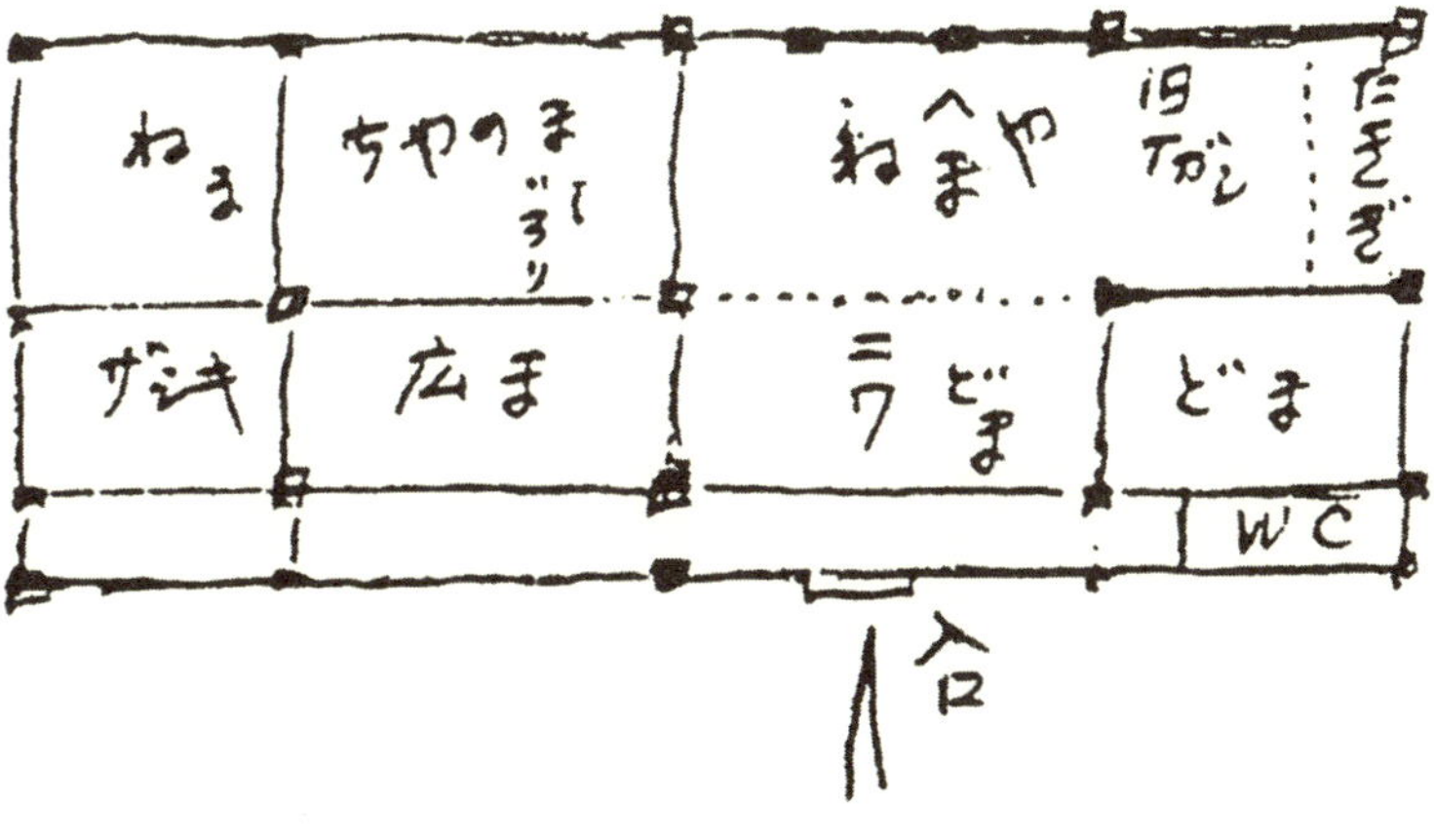

図6　古い民家（農家）の見取り図　出典　前掲『婦中町史』通史編、1156頁より

ところが著者は、将来、イタイイタイ病になるであろう何らかの「病人」（カドミウムによる腎障害は痛くないので寝込むことはありえない）が、日の当たらない北側の部屋に臥床していたため骨軟化症になったのだ、という論旨を展開している。つまり、寝込む前まではイタイイタイ病（骨軟化症）だったということはありえないという前提である。これが著者の誤解の第二である。

石崎証言にあるように、その「病人」とは、寝込む迄は、農家の主婦として春から秋までは水田や畑で日を浴びながら何十年間働いてきており、冬は家の日当たりのよい「ねわ」（庭）や納屋で筵を作り縄を綯って働いてきていたのであるが、ある時から歩行が困難になってあひる様歩行になる。長年、イタイイタイ病患者の始まりを見てきている地元の人々には「あそこの母ちゃんもイタイイタイ病になった」と判る特異なヨチヨチ歩きである。

欧米ではこのWatchel・Gangが骨軟化症の徴候だということはよく知られていた。戦後、国内でGeigy社から発行された『Folia rheumatologica』八巻の「骨軟化症」（Hans Jesserer著）にも「骨軟化症の初発症状には特徴がないが、いろいろ質問をしてみると、骨に病変があることを示唆するやや確かな徴候に気付く。すなわち、ズボンをはくとか、かがんだ状態から立ち上がる場合、臀部の痛みが生じ、そのような動作が困難になる。まもなく歩行時にも臀部の痛みを生じるようになり、患者は、だんだん、〝特有の歩き方〟を始める」と、あひる様歩きを骨軟化症の明確な症状として記載している。

そのような歩き方をする主婦らは、骨が弱くなっており、そのため、筋肉の付着部分の骨膜付近に生ずるストレスが骨に微細なひび割れ（骨改変層）を生じて、動く度に痛みが生じる。殊に、下肢を動かす場合に、殿筋や内転筋などいくつもの筋肉の収縮と弛緩が必要であるが、これらのかなりの筋肉の一方が、恥骨・坐骨・腸骨などに、他方は大腿骨の大転子・小転子などに附着しているため、これらの部位の骨にひびが入り始める。このために患者は痛みが発しないように、これらの筋肉をなるべく動かさないように一歩一歩踏み出す側に体重を移動させる。それがあひるの様なヨチヨチ歩きである。それは我慢出来ても、患者の最大の苦痛はトイレで蹲る際の痛みである。この時は筋肉を動かさざるをえない。その際に、恥骨・坐骨等に及ぼす引っ張りが痛みの原因となり、それが重なるとその部位にひび割れが生じ、更に痛みが強まる。

初めてイタイイタイ病が一種の骨軟化症だと診断した河野　稔らは「よく診察すると本病は筋肉痛ではなく、骨膜から発する痛みである。即ち、ずっと安静にして動かないでいると痛くなく、手足を動かしたり、呼吸運動をしたり、笑ったりすると筋肉が動き、従って筋肉附着部の骨膜が牽引されて痛みを発することがわかった」（「いわゆるイタイイタイ病の本態とその治療経過」『臨床栄養』九巻三号、五頁）という。

平松　博らは、骨改変層の発生機序について述べた論文に「骨に最も荷重の大きい部分、多くは筋の付着部で骨梁が裂ける」（「いわゆるイタイイタイ病のX線像」『日本医事新報』二二一〇号、三八頁C）と述べている。未だ寝込まない時期の患者にも、しばしば恥骨・坐骨や小転子・大転子などにひび割れが見られている。

「骨改変層の発生には、局所にかかる力学的ストレスが重要である」「前腕での発生は、這って歩くような重症例などに見られる」（吉川靖三「骨軟化症の臨床像」『The Bone』五巻二号、五四頁）と述べているように、伝い歩きや這ってでも歩く際には手が痛み〈主に尺骨に〉ひび割れが生ずることになる。やがて息をしても胸の骨が痛むようになり、遂に、伝い歩きも這って歩くことも出来なくなり寝込むことになる。

それが、それらの主婦が著者の言う「病人」になった経緯であり、「病人」になって寝込んだために日照不足でイタイイタイ病の骨軟化症の症状が生じたものではない。

即ち、寝込むまでの症状はイタイイタイ病そのものであり、これらの痛みは骨軟化症の症状に他ならない。著者の言うように、ただの「病人」が日の当たらない処に寝込んだための日照不足によ

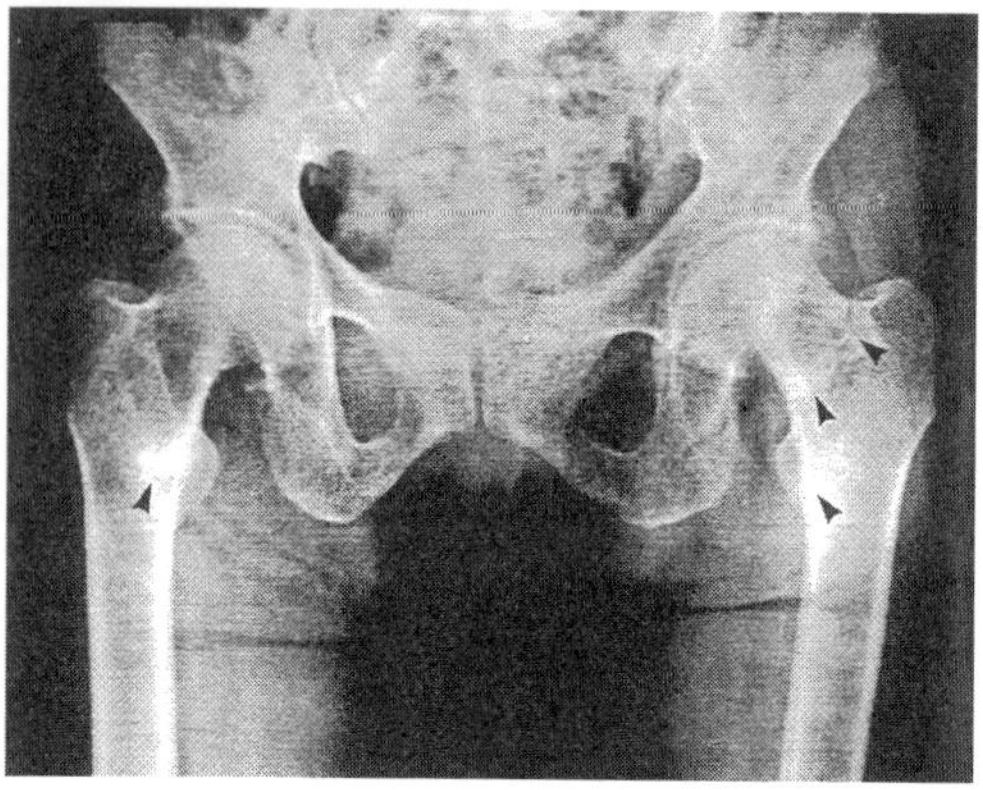

図7　ひび割れ（骨改変層）のX線写真（▲マーク）

出典　青島恵子ほか『日本内科学会雑誌』73巻6号、118頁より

り、或いは、後記の栄養不足による「ＶＤ欠」が重なって、寝込んだ果てに、イタイイタイ病の骨軟化症になったのでは毛頭ない。

三．いわゆる「栄養障害説」が今一つ原因との主張について

著者は、当然のことながら、「イ病は栄養障害であるとする説には難点（それも大きな）がある。この説ではイ病患者が神通川流域に多発したことが説明出来ない」と述べている（七六頁）。これは当然すぎる結論である。にもかかわらず、「イ病の原因となった栄養障害」であったと主張する。

(1) 神通川下流沿岸地域の戦前の食生活について

イタイイタイ病の分布する地域では、「昔時といえども他地域と大きな格差はなかった。この土地の明治期における一般的な毎日の食事を見ると、朝はおかゆ、いるご[*1]で昼は米飯、いるご。夜は米飯食で、特別変化は見られない。質素を基本とし、生産した上米を全部売り、家庭用は屑米を利用している。仏壇には必ず朝に米飯が供えられた。それを家内で少しずつ分けて食べたという。季節によっては、黍、粟、蕎麦を食べ、作の悪いときは里芋の根を食べた。副食は味噌汁であり、醤油は祭と仏事のほかは使わなかった。川魚は泥鰌、鯰、鮒、うぐいを食し、鮮魚は鰯、鯖、鱈を、

塩干魚は鱒、鰊、むしべしこ、干鱈などである。漬物、梅干も多く利用し、卵は自家では食べないで換金した」（前掲『神通川流域（イタイイタイ病指定地域）現況調査の概要』一七〜八頁）という。

『富山市史』通史（下）によると、「（富山市内は別として、周辺の地域の戦前の）農家では、年貢米を納めた後、少しでも売米を多くして収入を得ようとしたので、なるべく屑米や粉を食べて米を浮かすように努めた」「朝食はゾロ（雑炊）。農繁期にはウワキの御飯[*2]や焼き付けのダゴ（団子）で、夏には大麦のバッカン。[*3]昼はウワキの御飯。冬には団子を焼いて食べる。夕食は、六月から一〇月まで饂飩のドバ（煮込み）。一一月から三月までは蕎麦のドバ。その間はゾロやオシルコダゴ」が主食であった。

＊1　「いるご」（煎粉）とは、屑米又は屑米と大麦を煎って（挽いて）粉にしたもの。これを熱湯に混ぜて箸で煉って食べる（佐伯安一『富山民俗の位相』桂書房、一四九頁）。

＊2　「ウワキのご飯」とは、ご飯が炊き上がった頃に、いるごや稗の粉を掻き混ぜて食べるやり方と、出来上がったご飯に直接かける食べ方がある（右同書、一五一頁）。

＊3　「バッカン」とは、大麦を押し麦にしたもの。米などに混食して炊く（右同書、同頁）。

「副食。朝は漬物に味噌汁。昼もその程度。晩は煮しめに漬物。たまに魚をたべた。味噌汁や煮物に使う野菜は、春はフキタチ、夏は茄子・きうり・馬鈴薯・蔓豆・チソなど。秋は大根・蕪・里芋など。冬は大根・葱・干野菜などである。魚は海岸部から天秤棒で売りにきたが、生魚はせいぜい一週間に一度くらい安い魚を買った。干鱈・鮭の塩引き・棒鱈などの塩引魚は比較的よく食べた。

煮干しは毎日味噌汁に入れた」「味噌は自宅で造った。タマリを掬って醤油代わりにした。南瓜や人参、渋柿の皮を使って甘味を出すようにした」（一三六九〜七二頁）という。

その後の日支事変から日米戦争にかけて、中壮年の農夫が徴兵されて戦場に送り込まれたことから、米を含めての農作物の生産が次第に減少し、昭和一四年の「米穀配給統制法」が施行され、更に、昭和一七年の「食糧管理法」の施行によって、農民は保有米（自家飯米）の量を定められ、それ以外は供出することを義務づけられ、翌一八年産米から供出優先が実行に移され、その供出責任を町村から村落に切り替え、相互監視を強化し、更に事前割当制で供出を強制された（『図説昭和の歴史』集英社、八巻、一四二頁、一五三頁、一六三頁）。

(2) 戦中と敗戦後の食生活

まず、「戦中・戦後の食糧難」について考えよう。敗戦の年、復員兵と海外の植民地からの引揚者が数百万もあって人口は増加し、また疎開先から都市へ戻ってくる人も多く、食糧難は深まる一方であった。大蔵大臣が「今年の冬は八〇〇万人の餓死者が出るであろう」と閣議で公言したくらいであった。これに加えて昭和二〇年は大凶作の年であった。ＮＨＫは「一千万人餓死説」というラジオ番組を作ったが、占領軍は放送を許さなかった（『図説昭和の歴史』集英社、九巻、八九〜九〇頁）。

食糧難は、富山県も含めて全国的な情勢であった。即ち、富山県でも米の総収穫量は約九二万石

(一三・八万t)で、平年作の七割にも満たなかった(六三・一%)*。

＊『富山県史』史料編、四三六頁。

原因は天候の不順・戦争による人出不足・肥料の不足などがあげられる。米の配給は収穫前の二〇年六月までは、成人で一日二合三勺(約三三〇g)であったが、不作が明らかになった七月からは二合一勺(約二七九g)に減らされてしまった。しかも、この量のすべてが米で配給されたのではなく、このうちの半分ほどが馬鈴薯や大豆などの代替え食で配給された。食糧不足は同年末から翌年にかけて一層深刻になり、二一年夏には極に達することが予期されて、同年二月一七日に『食糧緊急措置令』を公布し、割当量の供出に応じない農家に警察権を行使する「強制供出」が始められ、更に、占領軍は地方の軍政部を通して供出の徹底をはかり、ジープが農村を回った(前掲書九二頁)。

当然に、富山県下でも供出の督促は厳しかった。農家でも、精々、供出後に手元に残る屑米が不足を補うだけであり、とても著者の言う「コメの偏重の食生活」(一三二頁)などは考えられる状態ではなかった。殊に、神通川沿岸は例年の鉱害で、収穫は県平均に及ばなかった。

昭和二三年一〇月から主食の米は一人あたりようやく二合七勺(約四〇〇g)に増加された。『新保郷土誌』によると、「戦後、食糧事情が安定し始めたのは、昭和二三年に配給米が二合七勺となった頃である」(『新保郷土誌』五四三頁)という。

その翌年の熊野村では、世帯数が二九七軒で、人口は一七六七人であった。農家数は二二七戸で、農家の人員は六九九人。米の供出割り当ては四三八七石、供出量は四四四七石（一〇一％）と取り立ては厳しかった。配給米を受ける人員は一七〇〇人、保有米による人員は六九九人中の六五人（九％）で、農民でありながら殆どの家では配給米を受ける生活だった（富山県『富山県市町村勢要覧』昭和二五年度、熊野村）。

『婦中町史』通史編に「三食とも主食が米（勿論、屑米を含む）になったのは、昭和三〇年代以降である」（一一六〇頁）と書いている。

昭和二五年頃から農家の保有米に多少の余裕が出てきた最大の理由は、敗戦後、ＧＨＱの指導の下で行なわれた第二次『農地改革』であった。即ち、不在地主の農地を買い取って小作人に売り渡すことが強行された。譲渡の対象となった農地面積は約二〇七万haに及び、当時の全小作地の八三％に相当した。この結果、全農地に対する小作地率は、昭和一六年の四六・二％から一三・一％と大幅に低下した（木村茂光編『日本農業史』吉川弘文館、三四三〜五〇頁）。富山県でも改革前の昭和二〇年一一月での農地総面積八二九〇二町歩の内の小作面積は四六四四七町歩と五六・〇％であったが、農地改革後には農地面積八一七八二町歩の内の小作地面積は七六四〇町歩と九・三％に低下した（前掲『富山県史』四七二頁）。残された小作地の小作料は大幅に低減された。その効果として従来の小作農が農地所有権を持ったことで生産意欲を高めたことが生産力の上昇をもたらした。

表５　昭和21年〜27年県産米供出割当数量及び供出実績

（単位：玄米石）

年　度	供出割当数量	供出数量	供出率(%)
昭和21年	875,200	920,935	106.0
昭和22年	980,000	981,258	100.1
昭和23年	939,500	1,001,236	106.6
昭和24年	867,600	893,288	103.0
昭和25年	825,200	826,702	100.2
昭和26年	890,267	967,177	108.6
昭和27年	699,000	844,417	120.8

出典　『富山県史』史料編Ⅷ、435〜6頁

その現われの一つは、県内の農地に施肥した肥料量の増加である（『富山県史』現代統計図表、一二六〜七頁）。これが増産につながったのである。

その反映の今一つは、動力耕耘機の使用開始である。これら機械の導入は農作業の近代化を導いた。なお、トラクターの使用は昭和四〇年から、動力田植機と動力刈取機の使用は翌四一年からである（『富山県史』現代統計図表、一二四〜五頁）。

更に、昭和二六年三月で「食糧確保臨時措置」の法令が失効し、割当制度も事前割当中心となり、生産量が事前割当に及ばない場合は減額補正により最終割当がなされ（『富山県史』史料編、四三六頁）、生産者側にも余裕が生まれる余地が生じた。

これらが合わさって、昭和二〇年代後半から三〇年代にかけて食糧の生産量・供給量が増加していったのである。昭和三一年七月には、経済企画庁が『もはや戦後ではない』とのキャッチ・フレーズを掲げた。そして昭和四四年から逆に「米の生産調整」が始まった。

(3)

著者は、前述したように、「イ病は栄養障害であるとする説には難点（それも大きな）がある。

この説ではイ病患者が神通川流域に多発した事が説明出来ない」（七六頁）と述べながら、その舌の根も乾かないうちに「イ病が多発したのは昭和二〇年代であった。敗戦後ということもあって、わが国の食糧事情は最悪であった。食事は主食（コメ）に偏っており、副食は二の次で、栄養のバランスが崩れていた。戦後、富山県にくる病・骨軟化症が多発したのは、このような社会情勢が影響したと考えられるのではないか。栄養指導により食糧事情が好転した昭和三五年以後はくる病・骨軟化症は姿を消した。イ病は骨軟化症が主、との認識は昭和三〇年代初期から存在した。骨軟化症の原因としてVD欠乏が考えられたことは当然である」「腎臓障害はCd由来、骨軟化症はVD欠乏が原因＊と考えれば、説明は容易なのである」（一三二～三頁）と主張する。

＊骨粗鬆症に骨軟化症が重なる疾患として、VD不足が原因の場合と、カドミウムが原因の場合が知られているが、前者では血清25（OH）Dが低下するが、血清1α、25（OH）$_2$D$_3$は低下しない点で、明白に別々の疾患であることが判明していることは前述（九一～二頁）した。

表6-1　富山県農家の施肥量の増加

昭和26年	48,214t	昭和31年	67,594t
昭和27年	44,504t	昭和32年	77,776t
昭和28年	–	昭和33年	82,293t
昭和29年	52,689t	昭和34年	83,851t
昭和30年	58,980t	昭和35年	83,809t

表6-2　富山県農家の機械化の導入

昭和28年	735台	昭和33年	8,190台
昭和29年	1,443台	昭和34年	10,273台
昭和30年	2,233台	昭和35年	13,360台
昭和31年	3,447台	昭和36年	16,361台
昭和32年	5,089台	昭和37年	20,309台

その上で、著者はＶＤ欠乏の原因として「米の偏食」をあげている。「偏食」とは「食物を選り好みして食べること」（新村　出編『広辞苑』一九三二頁）である。ここでは文章の流れから「米だけを選り好みして食べる」ことを指していることは明らかであろう。では何故に、富山県も含めて全国的な米不足の時代に、「供出」の現実から見て神通川沿岸の住民に、「米の偏食」が可能であったのかが、立証されるべきである。

前述したように、イタイイタイ病の多発した熊野村では、昭和二五年度に、農家人員六九九人の内の六三四人が一人一日二合七勺の配給米で生活し、僅か六五人が供出残りの多少は余裕のある保有米で生活したにすぎない（富山県『富山県市町村勢要覧』昭和二五年度、熊野村の欄より）。これは前述した県内の供出実態からみて、昭和二五年のみの例外的出来事ではない。

従って、その主張自体失当と言わざるを得ないが、念のために当時の食生活を検討してみよう。

(4)　昭和三〇年に熊野村と合併した婦中町の『婦中町史』通史編によると、「昭和二〇年代の農村では、一般に、自分の家庭（の米食）は屑米だった。お粥か米粉の団子で、煎粉の団子もよく食べた。昼は米食に煎粉（を加えたもの）が多く、米食以外には黍・粟・蕎麦などよく食べた。三食とも主食が米になったのは昭和三〇年代以降である」（一一五九～六〇頁）という。納得出来る経緯ではあるまいか。

三食ともに主食が米（屑米を含む）になったのは、前述したように①農地解放による小作地から自己所有地になったこと、②肥料などの投入の増加、③機械化の始まり等が生産高を増やしたために、供出した残りの米が増加することになったためである。

農家の食生活内容の改善は昭和二九年からの「学校給食」に馴染んできた子供らの要望に押されて昭和二〇年代末頃から漸次始まっていった。

それまでの戦前から戦中・戦後にかけての県内の農村の食生活は、自給自足が原則であった。ナスが採れればナスばっかり、大根が採れれば大根ばっかり、同じものを腹一杯になるまで食べるのが常であった。これがいわゆる農村の「ばっかり食」「どっさり食」であった。

農繁期にもなると、その野菜の調理の時間にも追われ、〈薪のかまどと井戸しか〉調理の設備もなく、〈農協の売店以外に店もなく〉材料の入手も困難なのが実情であった（富山県婦人団体連絡協議会編『富山の女性史』富山県、一四〇～一頁）。

改善のきっかけとなったのは「学校給食」である。昭和二六年二月に富山・高岡両市の小学校でパン・ミルクと副食の完全給食が実施された（『富山大百科事典』北日本新聞社、三八四頁）。学校では保護者や祖父母を招いて給食試食会を開催し、家庭における食生活の問題を把握してもらうように努めた。副食の調理は婦人会の協力をあおいだり、保護者が輪番制で実施した（『富山県の学校給食九〇年の歩み』富山県ひとづくり財団・富山県教育記念館、三一～二頁）。

これに触発される形での主婦らの声に押され、昭和二七年八月一日の『県民広報』は県下の家庭に台所改善を呼び掛け、県下の婦人会は台所改善貯金を始めた。これを見て熊野村では村の婦人会に五万円の改善資金の援助を行なった（前掲『とやまの女性史』一四〇頁）。

更に、昭和二九年に『学校給食法』が制定され、県内の義務教育の学校では全校の児童と生徒に「学校給食」が開始された。学校給食ではパンや魚肉や牛乳や乳製品などが提供され、これらに慣れてきた小中学生の要請で家庭での食生活改善が求められた。

例えば、ある小学校二年生の長女は夕食時に「今日の給食、鯨の胡麻味噌あえにポテトのサラダ。どんなに美味しかったか」と、わが家の調理師に当て付けがましく言った。「おとうさんも一回食べてみれば判るよ」と。そんな言葉にうながされて試食会に参加した（前掲『学校給食九〇年の歩み』三九頁）ことが「ばっかり食」「どっさり食」からの離脱のはじめにつながっていった。

このような子供の声に押され、婦人会を中心に台所改善運動と食生活改善運動が昭和三〇年前後頃より始められた（前掲『とやまの女性史』一四〇～一頁など）のである。

次第に台所が改善され、燃料も薪からプロパンガスや石油に変わっていった。やがて四〇年頃までに深井戸が掘られるようになり、簡易水道が設置され、冷蔵庫が備えられ、家庭で魚や肉の保管が可能になってきた。

その面では、振り返ってみれば「ばっかり食」や「どっさり食」から次第にバラエテイに富むように向かったことや、井戸と薪かまどから水道・冷蔵庫・ガスレンジなどへの台所改善により「昭和三〇年代から家庭での食生活が変わってきた」ものの、食材の面では自給自足の基本体勢の変化は余り見られなかったために、栄養面では県厚生部医務課の主張するような改善は殆ど見られなかったのである。

(5)　著者は「不足した栄養素はＶＤであった。それがイタイイタイ病の原因となったと考える」（一八九頁）旨、主張している。

ＶＤ不足の食事が原因との主張について考えてみよう。

著者は「戦中・戦後の混乱期にＶＤが不足したのが原因」（一八九頁）でイタイイタイ病の骨軟化症になったとする。では反問したい。なぜ神通川沿岸の一部のみなのか？むしろ、県内山間部に比べて神通川流域には戦中・戦後にＶＤを含む魚介類が海岸からの行商人がたえず売りにきたことは既に述べた。

著者も「ＶＤは魚類に多く含まれており、日本人は魚をよく食べるので、ＶＤ摂取に遺漏はない筈であった」「日常よく食べられる『いわしの丸干し』が五〇μｇ、『塩鮭』でも二一μｇ、『干し椎茸』でも一七μｇ。成人の一日ＶＤ必要量は〝五μｇ〟とされているので、戦後の混乱期でもこれ位の魚はなんとか食べれたのではないか、との意見も無視できまい」（一二五頁）とある。

昭和三〇年の（第一回）の『栄養調査』でも、イ病家庭での魚の摂取量（生魚六八・四、干魚一二・二）は全国平均（生魚六八・〇、干魚九・七）よりも多く、富山県農村平均（生魚六七・六、干魚九・〇）にも劣らない（富山県『富山県地方特殊病対策委員会報告書』一六九頁）。

が、著者は具体的な数字を示すこともないまま、無責任にも「それだけでは足りなかったのではないか」「県が良質の蛋白、脂肪、ＶＡ、ＶＤの摂取に務めるように勧告していることは、これらの摂取が未だ不足と判断したのであろう」「ＶＤの摂取不足が解消された結果、くる病や骨軟化症（ここには著者はイタイイタイ病も含めている）が激減したとの説明は納得出来よう」（一二五頁）と主張している。

(6) 著者の「県の食生活の改善を機としてイ病発生の報告が減少した」（六八頁）との主張は正確ではない。前述したように、食生活の改善は「学校給食」をきっかけとして、給食の内容と味に馴染んだ児童・生徒の要求が次第に家庭の食事の形態を変えていったのであるが、それは料理の作り方の改良・改善であって、自家で作る米と野菜や芋類などの食材と、農協の配給する肉や行商から購入する魚類を素材とすることまでを変更したものではなかった。

そのために、その食生活の部分的改良の前後を問わず、それらの食事に含まれうるＶＤの量は、くる病・普通の骨軟化症には効果があるものの、イタイイタイ病の骨病変の発生を押さえたり回復させる効果を有するものでは全くない。このことは、イタイイタイ病裁判での石崎教授の証言にあるとおりである。

すなわち、「普通のビタミンＤ欠乏症で起こる骨軟化症ですと、大人でも三〇〇〇単位与えると

表7－1　富山県平均の昭和20年代後半の栄養摂取状況

	熱量	蛋白質	脂肪	カルシウム	燐	鉄	VA	VB_1	VB_2	VC
28年	2274	71	19	405	－	－	3023	0.91	0.59	64
29年	2210	69	20.1	375	－	－	3123	1.00	0.65	81
30年	2237	71	16.5	332	1389	11	1264	1.05	0.66	70
28～30年県平均	2240	70.3	18.5	371	1389	11	2470	0.99	0.62	72

表7－2　富山県農村の昭和30年代の栄養摂取状況

	熱量	蛋白質	脂肪	カルシウム	燐	鉄	VA	VB_1	VB_2	VC
イ病平均　30年	2139	73	25	409	1556	34	1325	0.8	0.6	69
県農村平均 30年	2237	71	16.6	331	1433	23	1376	1.05	0.66	65
県農村平均 32年	2006	70	17.1	379	1282	12	1627	0.88	0.60	65
県農村平均 33年*	2285	70	17.0	394	1306	14	1880	1.01	0.73	71
県農村平均 34年	2185	71	20.0	603	1461	11	3576	0.94	0.73	84
県農村平均 35年	－	－	－	－	－	－	－	－	－	－
県農村平均 36年	2264	69	18.0	299	1435	13	827*	0.93	0.62	63
県農村平均 37年	2111	65	17.9	343	1323	12	316*	0.93	0.62	70
30～37年農村平均	2221	69	17.7	392	1373	14	1600	0.96	0.66	70

＊昭和33年から、「県農村平均」と「県平均」の分類はなくなり、代わって「生産者」と「消費者」に二分されたために、同年以降は「生産者」の数字を使用した。なお、昭和36年と37年のVAの値には疑問がある。あるいは、冬期の調査のためかもしれない。

すっと好転するのです。ところがこのイタイイタイ病の場合には、少なくとも合計して六〇〇万単位くらい入らないと効果があらわれてこないのです」（イタイイタイ病訴訟弁護団編『イタイイタイ病裁判』第二巻、七三～四頁）と。このようにイタイイタイ病の骨軟化症の治療には、VD不足の骨軟化症とは桁違いの医薬品のVDの投与が必要なのである。

著者は「栄養改善で〈明治以来の〉くる病・骨軟化症が（戦後）激減した」（前同頁）と言うが、仮に、そうだとすれば、それは普通のVD不足によるくる病や骨軟化症ではありえても、イタイイタイ病ではありない。

また、著者は「栄養指導が全県的に行なわれて良くなった」（前同頁）と著者は評価しているが、富山県厚生部医務課の『衛生統計年報』によると、富山県の栄養摂取状況は前頁『表7―1』（二八～三〇年県平均）『表7―2』（三〇～三七年県農村平均）のように足踏みしているのが実態であり、好転している内容ではない。

まず、昭和二〇年代後半の県厚生部医務課の調査の『衛生統計年報』によれば、『表7―1』のとおりであった。なお、ここで引用されているのは県全体の統計で、通常はそれより幾分低い農村の数値は示されていない。前頁の『表7―2』は、イタイイタイ病患者宅の数値と県内の農家平均を比較したものである。いずれもVDの調査はなされていない。

昭和三〇年以前及び以降の数字を昭和三〇年のイタイイタイ病の平均数字と比較すると、年々農村（生産者）の栄養の方が良くなったとの著者の主張は理解不能である。

それから一〇年後の昭和四七年度の富山県厚生部『県民栄養の現状』によると、「農家世帯、非農家世帯を比較すると、前者は後者よりも各栄養素ともに栄養状態が悪い。特にＶＡ、ＶＢ、カルシウム、脂質の摂取が低い（ここでもＶＤの調査はない）」（六頁）というのが実態である。

県の指導で栄養が改善されたと言うのであれば、具体的な内容を示すべきである。

四．栄養不良説に引用されている富山県の資料の評価

著者は「県が良質の蛋白、脂肪、ＶＡ、ＶＤの摂取に努めるように勧告していることは、これらの摂取が未だ不足と判断した故なのであろう」「ＶＤの摂取不足が解消された結果、くる病や骨軟化症が激減した、との説明は納得出来よう」（一二五頁）と主張するが、誤りである。

著者のように、イタイイタイ病の主因ないし副因が栄養であると主張する人々が使用するデータは、富山県厚生部公衆衛生課が昭和三〇年九月三〇日と翌年三月二日の二回に行なった食品別と栄養別の「栄養調査」の数字である（富山県『富山県地方特殊病対策委員会報告書』一六八～七四頁）。

(1) まず、食品別から見ていこう。

さて、熊野地区では農地は米作専用で、僅かな畑地は家庭用の野菜作りで、大麦・小麦などは作

られない。で、「大麦」は、主に押し麦としてご飯に混ぜるために購入する品である。小麦はもっぱら饂飩の素材である。味噌は自家製なので、その為の大豆は田の畦などに作られる。大豆製品は主に豆腐や煮豆の類で購入される。魚は生ものも乾物も、そして海藻も、海岸から行商が売りにくる。肉類や卵は当時の農協の売店で月に二回配給があった。乳製品とはチーズやバターであり、これは当時の村人ら―特に老人の―口に合わないことは言うまでもない。

(2)　県の公衆衛生課は、二回の調査結果（次頁表8―1と8―2参照）に対する評価として、次のように述べている。

i　大豆と雑穀の摂取は皆無である。

ii　大豆そのものの摂取も零である。

iii　油脂類も僅か〇・三gである。

iv　乳と乳製品も零か僅少である。

v　野菜の摂取も落ちている。

然し、これらについては、患者家庭の食事についての理解がなされていない。前述したように、昭和二〇年代まではどの農家といえども米のみの食事はなく、混食で、大麦・雑穀や野菜などを屑米に加えるか、屑米のみを団子として主食にしてきていた。それが戦後の農地解放の効果により、昭和三〇年頃より次第に米食に変わってきたのであるが、熊野地域でも、当時、依然として混食を

表8－1　昭和30年度の県の調査による食品別表

イ病患者家庭				熊野地区家庭		
第一回	第二回	全国平均	食　品　名	第一回	第二回	県農村平均
445.5	436.8	342.1	米	471.9	451.1	444.7
0	0	55.7	大　　麦	6.0	2.6	35.7
16.1	33.9	73.2	小　　麦	19.0	25.0	26.6
0	0	3.7	雑　　穀	0.9	0.1	1.2
0.3	0.3	4.6	油　　脂	2.8	2.6	2.2
0	0	2.4	大　　豆	1.5	4.4	3.1
48.4	59.2	30.2	味　　噌	44.3	36.2	35.1
6.3	14.9	29.1	大豆製品	12.8	19.6	27.9
68.4	103.0	68.0	魚（生物）	75.3	76.2	67.6
122.0	18.1	9.7	魚（干物）	15.1	14.6	9.0
1.3	8.1	10.8	獣鳥肉類	6.3	11.7	4.9
5.1	9.4	11.3	卵	9.4	13.0	10.8
16.2	4.1	12.5	乳	13.0	8.5	8.9
0	0	0.6	乳　製　品	0.1	0	0.3
88.9	52.1	59.6	緑黄野菜	75.9	34.4	35.4
181.5	119.2	106.8	その他の野菜	198.7	122.0	275.2
0.4	6.2	4.8	海　藻　類	4.9	6.7	5.5
103.2	142.7	112.9	動物食品　計	121.5	123.9	101.5

表８－２　昭和30年度の県の食品別調査の平均値

食　品　別	イ病患者家庭	熊野地区家庭	二地区平均	県農村平均
米	443.1g	461.5g	452.3g	444.7g
大　　麦	0	4.3	2.1	35.7
小　　麦	25	22	23.5	26.6
雑　　穀	0	0.5	0.25	1.2
油　　脂	0.6	2.2	1.4	2.2
大　　豆	0	2.9	1.4	3.1
味　　噌	49.3	40.2	44.7	35.1
大豆製品	10.6	16.2	13.4	27.9
魚　（生物）	85.7	75.7	80.7	67.6
魚　（干物）	15.1	14.8	14.9	9.0
獣鳥肉類	4.7	9.0	6.8	4.9
卵　　類	7.2	11.2	9.2	10.8
乳	10.1	10.7	10.4	8.9
乳　製　品	0	0.1	0.05	0.3
緑黄野菜	70.5	55.1	62.8	35.4
その他の野菜	150.3	160.3	155.3	275.2
海　藻　類	3.3	5.8	4.5	5.5
動物食品計	122.9	122.7	122.8	101.5

行なっている家庭も少なくなかった。

患者宅では病人がいるので食べにくい混食とはせずに軟らかい米食に切り替えたと聞いたことがある。老いた病人の好まない油ものや乳・乳製品を食事に提供しない代わりに、生ものの魚を多く用いているし、干物の魚も多くとっていて、魚の量が国や県の農村平均よりも多いことを故意に見落としている。

大豆そのものは摂っていないものの味噌の摂取量が多い。味噌は一〇〇g当り、蛋白質が一〇g、カルシウムが〇・八g、燐が一・八g、他に鉄分も含んでいるのである。

昭和二九年の富山県医務課の『衛生統計年報』（一〇六頁）によると、『大豆』は「大豆六・八」の他に「味噌三九・三と大豆製品二七・五」を「大豆に換算して二二・九」として取り上げ、「換算した大豆を加えた大豆二九・七」と評価していたのに、この三〇年には患者家庭について、「味噌」や「大豆製品」を前年までのように「大豆」としての評価を行なっていないばかりか、「皆無である」と貶める評価をしている。

また、野菜の摂取が落ちていると言うが、二月には野菜は自家生産の冷蔵野菜の残りしかないのは患者の家庭だけではない。

県では、教科書による表面的な比較ではなく、現地の実情をよく把握し、季節毎の変化と患者宅での食事の実態にそくした評価と指導をなすべきであろう。

(3) 栄養別で見よう

表9に「基準」とあるのは、昭和二九年一月に総理府資源調査会が定めた『栄養基準量』である。細かいことではあるが、筆者が疑問に思うのは表9の「全国平均」という数字である。引用された数字は昭和三〇年に発表された同二九年のものであると見られる。表10と対比されたい。食い違うのは、蛋白質・動物蛋白質・脂肪などで、県が国よりも多い数字を全国平均として記載している。大豆の場合同様に、患者宅の数字を低く示すための作為が疑われる。

① いずれにせよ、国と比較して、イ病患者家庭の一日の食事に幾分少なかったのは、「脂肪」「VA。VB1〜B2」であると指摘されている。VDの指摘はない。調査されなかったのであるから。

ともあれ、各一日ずつの調査であり、殊に、第一回はイ病患者宅では農繁期の最中であり、加えて患者の世話が加わり、それこそネコの手も借りたい時期の調査であって、河野　稔博士も認めているように、農繁期の患者家庭の食事は、平常の食生活の実態を表わしているとは到底考えがたい。

加えて、香山不二雄（自治医科大学教授）は、厚生省の委託研究の『食品中に残留するカドミウムの健康影響評価について（二〇〇三年度版）』の分担報告の「カドミウム汚染地域における食品からのカドミウム摂取量調査」の中で、「三日間の調査では、その個人のカドミウム摂取量を代表していない」（六六頁）と述べているように、一日や二日の調査でイタイイタイ病患者の

表９　栄養別表

（小数点以下四捨五入）調査：第１回30年９月、第２回31年３月

	熱量	蛋白質	動物蛋白	脂肪	カルシウム	リン	鉄	VA	VB_1	VB_2	C
イ病患者宅1回目	2051	69	21	13	425	1508	12	538	0.8	0.5	94
イ病患者宅2回目	2228	77	28	16	392	1604	56	2112	0.9	0.6	44
熊野地区１回目	2303	76	26	18	417	1379	16	1777	1.0	0.7	131
熊野地区２回目	2116	72	−	16	332	1485	14	1732	1.2	0.7	56
富山県農村平均	2237	71	−	17	331	1433	23	1376	1.1	0.7	65
全国平均	2074	69	23	21	364	1822	6	2814	1.1	0.7	66
基　　準	2180	73	24	30	1000	1000	10	3700	1.2	1.2	68

表10　国の発表と県の発表の相違

区　別	熱量	蛋白質	(動物蛋白質)	脂肪	カルシウム	燐	鉄	VA	VB_1	VB_2	VC
（国の発表）	2074	68.9	22.1	20.9	362	−	−	2814	1.12	0.66	75
（県の記載）	2074	69.3	23.0	21.1	364	1822	6	2814	1.14	0.66	66
（イ病一回）	2051	68.7	21.0	13.0	425	1508	12	538	0.79	0.51	9

食事の内容を十分に把握出来ているとは言えないのである。

著者が指摘するように、第一回と第二回とも、「脂肪」と「ＶＡ」が幾分低い数字であるが、これは患者家庭のみならず、熊野地区にも共通している。

而も、県の調査では「ＶＤ」の項目がなく、その後も「ＶＤ」の調査がなされていなかったにもかかわらず、『現地栄養調査成績』の「総括」の項の末尾に「良質の蛋白、脂肪、ＶＡ、

VDの摂取に努めなければならない」として、突如「VD」を附加している。これはイタイイタイ病の治療法にVDが有効だと聞いて、調査もしないのに書き加えた疑いが強い。そのレベルの食品からとれるVD量は、普通の骨軟化症の予防に効果があっても、イタイイタイ病に対しては全く効果がないことに無知なことを露呈している。

② 第二回の調査は冬期で自家野菜が殆どなく、ビタミン類―殊にビタミンCの不足する時期であることは、対照となった「熊野地区」一般の民家も同様であることからも判明する。このことは、富山県の神通川周辺地域に限らず、同様に雪国である福井県下の山村の集落での研究によっても示されている。これは金沢大学医学部公衆衛生学教室の竹田　鍠の「ビタミンC摂取量の年間変動について」と題する論文の「調査成績」の項に「VC給源となる食品の種類並びに絶対量は季節によって増減があり、特に二月、三月に少なく、次いで五月に至る迄の間が少ない。五月には一見種類も豊富に見えるけれども、実際に食べる頻度、絶対量等は比較的少ない。一〇月、一一月には種類、絶対量とも多い。また、食品中のVC含有量を見ると冬期間は非常に低下する。冬期間は主として貯蔵野菜に依存するためと見られる。この傾向は生食品、調理食品においても同様に見られる」（『十全医学会雑誌』五七巻一二号、一九五五年、二〇九二頁）とする。

③ 県は翌三一年に二回目の調査をしているが、この時には、前年の昭和三〇年の全国調査が公になっていた筈である。そこで三〇年の国の数字と熊野地区の二回目の数字を比較してみよう。な

表11－1　全国（昭和30年）及び全国農村との比較

区　別	熱量	蛋白質	(動物蛋白質)	脂肪	カルシウム	燐	鉄	VA	VB_1	VB_2	VC
（全　　国）	2104	69.7	22.3	20.3	338	1373	14	1536	1.16	0.67	76
（農　　村）	2175	68.5	19.1	18.1	330	1431	14	1483	1.15	0.65	77
（水田耕作*）	2220	69.3	20.1	17.6	328	1456	13	1383	1.08	0.64	73
（イ病二回）	2228	77.0	23.0	16.0	392	1604	56	2112	0.90	0.63	44

表11－2　１回と２回の平均値（小数点以下四捨五入）

	熱量	蛋白質	(動物蛋白質)	脂肪	カルシウム	リン	鉄	VA	VB_1	VB_2	VC
イ病二回平均	2139	73	25	15	409	1556	34	1325	0.8	0.6	69
熊野二回平均	2209	74	26	17	375	1754	15	1754	1.1	0.7	93
イ病・熊野平均	2174	74	26	16	392	1539	25	1539	1.0	0.6	81
県農村平均	2237	63	－	17	331	1376	23	1376	1.1	0.7	65

お、ここで「水田耕作*」とあるのは「水田耕作七〇％以上」の略で、イ病家庭を含めて熊野地区が該当する。

第一回の調査に比べて、第二回の調査値は、全国の水田耕作七〇％の農家の平均値に比較しても、蛋白質が幾分増加しているし、ＶＡも大幅に増加している。が、VB_1はやや不足であるが、問題とすべき低さではなく全体として妥当なところであろう。

石崎有信教授は、「富山地方裁判所」の『イタイイタイ病裁判』で、「一回目の調査が低かったって、その低さは問題になりません」「患者家庭は二回の平均値からみて決して低くはありません」（前掲『イタイイタイ病裁判』第二巻、一四七頁）と証言されておられる。

(4) ところが、イタイイタイ病非カドミウム説の論者は、イタイイタイ病は食品中のビタミンD不足が原因であると主張する。イタイイタイ病裁判の控訴審で三井金属鉱業の証人となった武内重五郎金沢大学教授は、筆者の質問に対して、ビタミンD不足のデータがないことから「たとえば、脂肪なんかが少し少なめだったと思います」「脂肪ですね。第一回、これは一三（g）ですね。全国平均二一、富山県平均一六。こういう数字が出ていますね」「ビタミンDは脂肪のなかのげん（源）ですから」と証言する。要するに、プロビタミンD（七―デヒドロコレステロール）が脂肪組織に畜えられているのだから、脂肪摂取の不足はビタミンDの不足につながると言いたいのであった（前掲『イタイイタイ病裁判』第六巻、三五七頁）。これも、その一例である。

では、「一三g」というのは健康に影響する程度に少ないのであろうか。

これに関して、後の陸軍軍医総監となった森　林太郎陸軍一等軍医は、ドイツ留学から帰国した明治一八年に『医事新聞』に発表した「日本兵食論大意」の中で、陸軍士官学校の生徒に対する食事の内容について、「米四合五勺（二二六四kcalと計算されている）・蛋白質（主食で四八・二五g、副食で三四・八二g、計八三・〇七g）・脂肪（主食で二・一〇g、副食で一一・六七g、計一三・六七g）、炭水化物（主食で五八八・八八g、副食で三五・五六g、計六二二・四四g）」のプランを示している。

この案の前提は、平均して身長一六〇cm・体重五三kg（明治三三年時点）の成人であって、これが（後年に、脚気予防のために米の一部を麦に代えることがあったのは別として）陸軍の食事の基本となったとされている（鷗外全集刊行会編『鷗外全集』一七巻、一七～八頁）。

これに対して、イタイイタイ病患者の家族のほぼ同年齢の女性は、身長一四八cm・体重四八kg（明治三三年時点）であり、士官学校の生徒の九〇％程度に止まっている（蓑島　高編『日本人人体正常数値表』改訂新版、技報堂、増補部：三～一〇頁）から、カロリーの必要度も九〇％程度と見られるので、脂肪の必要量も一二・三g程度と見られる。男子は生徒と同程度と見ると一三・六七gとなり、男女を平均すると一三gとなる。これが健康を害するほどの低さとは到底言い難いであろう。

いずれにせよ、食物からのビタミンD不足説は根拠を欠くことは明らかである。

五．体中におけるビタミンDの産生

しかし、全国平均よりも多い摂取のデータがあるにも拘わらず、「県が勧告していたからには不足であったろう」という飛躍した主張に対して、食品からのVDが不足であったか否かの不毛な議論をする必要は全くない。なぜならば、生理的に必要とするVDは食品からのみ摂れるのではない。日照

（紫外線）によって皮下のプロビタミンDである七―デヒドロコレステロールがVDに転換されるのである。

著者もこのことは認めている（五〇頁）のに、ここでは論及してはいない。

成人にとってプロビタミンDがVDに転換されるためには、どれくらいの日照量が健康のために必要なのかについては、林　泰史『骨の健康学』（岩波新書）に「一九五八年に行なわれた研究で、皮膚一㎠を三～四時間太陽にあてると、最大一七国際単位（ビタミンDの〇・〇二五μgが一国際単位と定められている）もビタミンDが産生されることが判った。成人が一日に必要なビタミンD一〇〇単位（二・五μg）を産生するには両耳に太陽を当てれば十分ということになる」（二〇七頁）とされる。

ヒトの皮下には七―デヒドロコレステロールが存在し、日光（紫外線）に当たるとビタミンDに変換される（広田孝子「ビタミンDの必要量」『ASAHI Medical』二〇〇一年六月号、七四頁）が、皮下には七―デヒドロコレステロールが多量にあるので、高齢者でも、皮下にある量は、ビタミンDに転換する量の百倍以上もあり、不足することはない（和田誠基「ビタミンDの季節変化と骨粗鬆症」『ASAHI Medical』二〇〇一年三月号、三三頁）とされている。

では、イタイイタイ病に罹った中高年の農婦らは僅かな日照量も受けなかったのか。

否、農婦らは十分以上のVDを体内で産生する機会を有してきていたのである。その事実は、老いた農夫・農婦の全員の顔や首や手足などに深い皺が生じていることから、一目瞭然である。これは、日光（紫外線）による真皮のコラーゲン繊維が「光老化」をさせられた証《あかし》である（田上八朗監修『紫外線から子供を守る本』双葉社、二四～五頁、七一頁）。野良で働いてきていたイタイイタイ病患者も例外ではない。

このように、神通川流域で、明治・大正・昭和の時代に農作業を営んできていた農夫・農婦らがすべて顔や首や手足に「光老化」に犯され体内に1α—25（OH）$_2$ビタミンDが十分に生成されているが、これと反対に、極端な日照（紫外線）不足により体内に1α、25（OH）$_2$ビタミンDの生成が行なわれないために山間部の乳幼児らが患ったくる病と、共通する骨軟化症の症状に陥ったのは、何故なのかが問われることになるであろう。

前述したように、ヒトの皮下には七—デヒドロコレステロール（プロビタミンD）が存在し、日光（紫外線）を浴びるとビタミンDに変換され（広田前掲「ビタミンDの必要量」七四頁）て、食物にふくまれているビタミンDと基本的に同様の形となり、哺乳動物に対してほぼ同等の生理的効果を示す。

ちなみに「ビタミンDを含む食品はとても少ないので、ほとんどの小児や大人は、日光を浴びることによってビタミンDの必要量を受け取っている」（M・F・ホリックら『骨の健康と栄養科学大事典』乗松尋道総監訳、西村書店、二二三頁）のである。

然し、この二つのビタミンDは、そのままの構造では、骨の代謝を促したり、腸管でのカルシウム

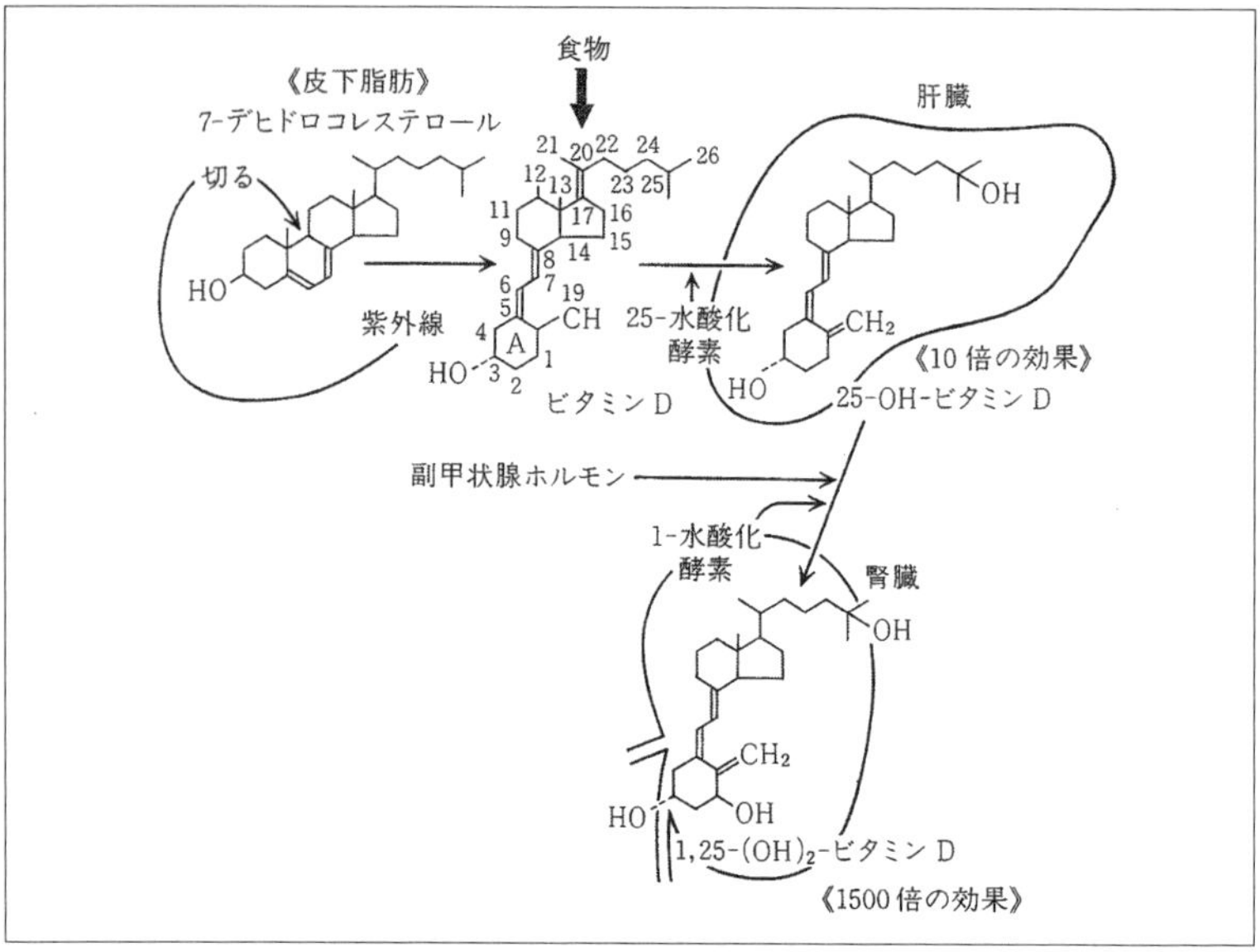

図８　ビタミンDの産生と活性化

出典　林泰史『骨の健康学』岩波新書、126頁

吸収を助けたりする作用が著しく弱い。

この二つのビタミンDが血流で肝臓に送られると、25―水酸化酵素で水酸化されて、25ＯＨビタミンDとなり、作用が一〇倍強くなる。更に、この25ＯＨビタミンDが血流で腎臓に送られ、その一部が、*1α―水酸化酵素で水酸化されると、1α、25（ＯＨ）$_2$ビタミンDとなり、その作用は一〇〇〇倍に強化される（林前掲『骨の健康学』一二五～六頁）という。

*腎臓では、その他に、24R―水酸化酵素や26―水酸化酵素があり、その働きで、24R、25（ＯＨ）$_2$ビタミンDや25、26（ＯＨ）$_2$ビタミンDが生成されるが、これら二つの化合物は不活性物質だと見られている（須田立雄ほか『ビタミンD―その新しい流れ』講談社、五七頁）。即ち、有効化される1α、25（ＯＨ）$_2$ビタミンDはごく一

部にとどまる。

多少数字は異なるが、Fraserらがビタミン D 依存症のくる病患者の治療に要した一日当りのビタミン D の投与量は、ビタミン D では平均一・六六mg、25 O H ビタミン D は〇・五mg、1 α、25（O H）$_2$ ビタミン D は〇・〇〇一mgであった（須田立雄「ビタミン D の代謝異常と骨軟化症」『骨代謝』九巻一号、三六九頁）。比率で言えば、一：三：六〇〇となる。

このことは、日常の生活で紫外線を浴びることによって皮下に生じるビタミン D や、食物中から摂られたビタミン D が、肝臓での25位の水酸化をへて、腎臓でその1 α の部位が水酸化されることによる活性ビタミン D である1 α、25（O H）$_2$ ビタミン D の生成が、如何に人体に必要且つ効果的か判明しよう。

六．過剰な日照下でのイタイイタイ病（骨軟化症）発生は何故か

ビタミン D の基本的な生理機能は、神経筋や心臓の機能そして多数の他の組織の代謝活性を維持するために、血清カルシウムを生理的正常範囲内に保つことにある。

ところが、神通川流域のカドミウム汚染地域では、カドミウムにより腎臓が次第に障害されてゆき、皮下の七ーデヒドコレステロール（プロビタミン）から紫外線 B で生じたビタミン D と、食物か

ら摂られたビタミンＤとが、共に肝臓に送られて、数倍に強化された25ＯＨビタミンＤが生成されるにも拘わらず、カドミウムによる腎臓の障害の進行により、腎臓で水酸化されることが次第に減少するために、１α、25（ＯＨ）$_2$ビタミンＤの生成が阻害され続けることになり、次第に活性化ビタミンＤ不足になっていく。

血中の25ＯＨビタミンＤの平均値は約三〇ｎｇ／mlで、１α、（ＯＨ）$_2$ビタミンＤの血中の平均値は約三〇pg／mlであり、後者は前者のほぼ千分の一程度である。

このように「１α、25（ＯＨ）$_2$ビタミンＤの循環型の濃度は、25ＯＨビタミンＤの一〇〇〇分の一の微量であり、１α、25（ＯＨ）$_2$ビタミンＤの半減期は四～六間と、25ＯＨビタミンＤの二週間に比して短かすぎる。更に問題なのは、ヒトがビタミンＤ欠乏となり、二次性副甲状腺機能亢進を発症すると、腎臓の１α—水酸酵素は、より多くの１α、25（ＯＨ）$_2$ビタミンＤを産生しようとするために、屡々正常か、又は亢進している場合が起きる。そのためにビタミンＤ状態の尺度としての１α、25（ＯＨ）$_2$ビタミンＤの測定は誤りを齎らす」。「ビタミンＤ欠乏を判定する唯一の方法は、循環型である25ＯＨビタミンＤの血中レベルを測定することである」（Ｍ・Ｆ・ホリックほか『骨の健康と栄養科学大事典』西村書店、二二三頁）とする。

カドミウムによる腎臓での25ＯＨビタミンＤの１α位の水酸化阻害の影響の一つとして、腸管からのカルシウムやリンの吸収力が低下する。

さて、1α、25（ＯＨ）$_2$ビタミンＤの不足が腸管からのカルシウムとリンの吸収を低下させるに加え、カドミウムが直接に腸管粘膜に炎症を起こし、脂肪・骨塩・指溶性ビタミンなどの障害を起こす（村田　勇ら『カドミウム中毒に関する学術研究会：講演要旨集』五七頁など）ことの他、吸収されたカドミウムは肝臓・腎臓に蓄積され、特に腎臓の近位尿細管細胞内のミトコンドリアでの再吸収に必要なＡＴＰ—ａｓｅ等の産生能力を低下させる。その結果、原尿中のアミノ酸、無機リンやカルシウムなどの必要な物質の再吸収力減退し、尿に含まれたまま体外に流出するため、血中の無機リンやカルシウムなどが低下し始める。

特に、血清カルシウム低下の反応として、副甲状腺ホルモン（ＰＴＨ）が亢進する。

その副甲状腺ホルモン亢進の作用により、血中に不足し始めたカルシウムや無機リンが骨から放出されて血中濃度を維持し続ける結果、次第に骨量が低下することになる。骨量の低下の反応として「骨形成活性の高い状況の骨芽細胞から分化したＡＬＰ値が上昇する」（野田政樹ら「石灰化の機構の分子制御」『最新医学』五八巻一一号、三九頁）とされる。

また、「本来、糸球体で濾過されるリンの約八〇％が近位尿細管で再吸収されるが、副甲状腺ホルモンは尿細管の上皮細胞の刷子縁膜の吸収作用を制御するために原尿からのリン排泄を更に促進することになり、血中無機リンを更に低下させる」（伊藤美紀子ほか「リン代謝における上皮小体ホルモン（ＰＴＨ）の役割」『Clinical Calcium』一二巻一二号、三五頁）という。

「低血清無機リンは、カルシウムとリン濃度の積の過飽和レベルを維持するには不適当であり、その結果、骨芽細胞により新たに置き換わった類骨の石灰化障害が起こる。組織化学的には、類骨層が幅広くみられる。これは骨軟化症として知られる病気である」（ホリックら前掲書、二二八頁）。

このように、「慢性の低リン血症は、骨石灰障害を特徴とするくる病・骨軟化症の原因となる」（南山堂『医学大辞典』二〇版、一六八二頁）ことが知られている。

富山県の『神通川流域住民健康調査』で、昭和六〇年度から平成八年度までに実施した尿検査で七九二六名（一部重複）中の男性一〇八名（六六・一歳±九）、女性一七四名（六七・六歳±五・七）のデータについて行われた「骨代謝の検査指標の変化に関する要因」の中の「血清ＡＬＰの変化」の解析では、「血清ＡＬＰの変化量と血清リン変化量との間に、負の相関が認められた」（平成一五年七月『神通川流域住民健康調査検討会報告書』三九頁）とする。血清ＡＬＰの上昇は、血清無機リンの低下を表すのである。

血清ＡＬＰ（アルカリフォスファターゼ）値は、「正常値が、成人で一・五～四Ｕｎｉｔｓ」「骨病変が、活動性くる病では二〇～四〇Ｕｎｉｔｓ。骨軟化症（治癒期）が二〇～四〇Ｕｎｉｔｓ」（Bodansky）と言われているように、その上昇は骨軟化症を含む骨病変の兆しである。

更に「近位尿細管機能異常として、重炭酸イオン（ＨＣＯ$_3^-$）の再吸収が困難になって失われるとＨ＋のカップリング障害のために、体内にＨ+の貯留を来しアシドーシスとなる」（『環境保健レポート』五六巻上巻、二七～八頁）。「慢性代謝性アシドーシスでは、排泄される尿中カルシウム量は増加し、負のカルシウム均衡が生じる。即ち、水素イオンの関与する骨塩融解が生じたと考えられている」「骨組織形態計測により近位尿細管性アシドーシスの患者群では、健康な対照群に比較して、骨形成率の有意な低下、類骨面及び類骨量の増加が見られた」「Ｘ線検査では、ほとんどの同患者が、くる病や骨減少症を併発していた」（ホリック前掲載書、一四九～五〇頁）とする。

神通川流域カドミウム汚染地域に居住する五六～七一歳の男女住民一四〇人（イ病患者を含まない）中、早朝尿中のβ2—mが一㎎／g Creatinine以上の高β2—mを呈し、且つ、血液ガス分析を行った男女六五人、女七五人について、ＦＥβ2—m値（β2—mの尿中排泄率を示す式の数値）により五グループに分けた。動脈血ガス分析結果で、代謝性アシドーシスを現わすHCO_3^- ＢＥ〈血中の酸性物質〉の各指標は、男女とも五グループ間に差を認めた。即ち、尿細管障害が高度となるほど代謝性アシドーシスとなる傾向を認めた。「ＦＥβ2—mが高くなるほど、骨皮質幅の減少と骨量の低下を男女ともに認めており、この所見は女性において顕著であった」（青島恵子ほか「カドミウム障害における酸塩基均衡異常」『産業医学』三二巻、二七〇～一頁）とされる。

このようにして、カドミウムが原因の腎臓障害が原因で、腎臓内での一α—水酸化酵素の働きの低下による一α、25（ＯＨ）$_2$ビタミンＤの生成不足と、これに触発される二次性副甲状腺機能亢進の状態が齎らす状態が主体となり、特に無機リンの流出がその中心となり、これにアシドーシスなどが加わって、骨量の減少が始まり、それが平均三〇余年間（汚染度＃腎障害度により、一〇余年〜五〇余年の幅が生じうる）も続く。

即ち、過剰な日光（紫外線）を長年浴び、体内でビタミンDが生成され、そして、仮に食事でビタミンDを十分に摂っていたとしても、それらが肝臓で25ＯＨビタミンDとなりながらも、カドミウムによる腎臓での1α―水酸化の障害のために、活性ビタミンDの慢性不足が生じ、骨量の減少の果て、骨粗鬆症＋骨軟化症が姿を表わすのである。

これに、十分解明されていないが、カドミウムによる直接の骨代謝への負の作用（例えば、宮原龍郎ら『衛生科学』三一巻二号、北川正信ら『環境保健レポート』五六巻下巻、梅村孝司『環境保健レポート』六八号など）が、〝イタイイタイ病〟の発症に加勢するものとみられる。

七．イタイイタイ病の発症が減少した理由について

イタイイタイ病患者の発症が昭和三〇年代から減少し始めたのは何故なのか。

著者は「全県的に展開された食事指導を中心とした環境改善運動を機にイ病（および類似疾患）患者発生報告が減少している」「他の報告によれば、以後の富山県下でのイ病類似疾患の報告は殆どなくなった」（六八頁、傍線筆者）という。それが当を得ないことは既に述べてきた。

しかも著者の論理は、汚染が従前と同じレベルであったことを暗黙の前提とした議論である。

(1) しかし、現実には、昭和二〇年秋以降、特に昭和三〇年以降は、神通川沿岸地域での汚染が著しく減少し、その結果、イタイイタイ病患者が減少していったのである。

① その理由の一つは亜硫酸ガスの流出減少である。この煙害に関しては神岡鉱山が作成した『養蚕関係鉱害略史』がある。「神岡鉱業所は明治二二年に全山を買収統一したものなるが、翌二三年頃既に回転焙焼炉煙突より排出される鉱塵により桑苗、田作物に被害を生ぜしめ、絶え間なく村方より苦情を申し出る」とあり、更に、大正に入り、「神岡鉱山の煙には亜硫酸瓦斯を含むで居る故、樹木に及ぼす害毒は甚だしい。満目の山すべて禿げたる有様は意想外である」(『北陸タイムス』大正五年一一月一日)ことが報ぜられ、前記『養蚕関係鉱害略史』は「当山に於け賠償史を飾るものの中最も異彩を放てるものは、大正六年における煙害賠償問題にあり」と記載している。日米戦争中、三井三池製錬所に焙焼のために亜鉛精鉱を送ることが困難になったため、鹿間地区に亜鉛製錬所と焙焼炉を造ることになり、昭和一八年六月に神岡鉱山に工場から排出してきた亜硫酸ガスから濃硫酸を造る焼鉱硫酸工場が完成したことで、亜硫酸ガスの放出が減少し始めた。それが全面的に実効をあげるようになったのは、昭和二七年頃からで、同年にガスで被害を受けてきた周辺の森林地主との間に示談が成立している。

即ち、焙焼硫酸工場での九八%濃硫酸の製造量は、昭和二一年に一〇八一t、二二年に六四二九t、二三年に六三一六t（神岡鉱山『鉱炉』七号、三一頁）であったが、その後、回収率が飛躍的に増加し、昭和二五年に三八〇〇七t、三五年には一〇五八六七tと増大した（吉田文和『国民生活研究』一七巻二号）ことにより、工場周辺の堆積場の廃滓と山間部に遺棄された亜鉛鉱石からのイオン化したカドミウムの流出が硫酸工場設立の昭和一八年から減少し始め、二五年過ぎ頃からほぼ全面的に減少していった。

岐阜県は昭和四七年三月二二日に「神岡町の土壌汚染の原因は三井金属神岡鉱業所」であるとし、同鉱業所は「昭和一八年に亜鉛鉱焼結工程に硫酸回収装置をつけたが、十分な除去率は考えられず、高性能になったのは昭和二七年以降である」（『毎日新聞』昭和四七年三月二三日）としている。これにより、その頃から遺棄されていた亜鉛鉱石からのカドミウムの溶出が大幅に減少してきたと言えよう。

② 昭和二九年までに従来の鹿間堆積場が六〇〇万㎥の廃滓を堆積して満杯となったために、同年、新たに和佐保谷に二六〇〇万㎥の容量を持つ広大な堆積場を新設し、同三〇年から使用が開始された（発生源対策専門委員会委託研究班編『神岡鉱山立入調査の手引き』神通川流域カドミウム被害団体連絡協議会、二八～三〇頁）。

鹿間堆積場での廃滓の捨て方は、鹿間工場から索道のケーブルに吊した容器に入れた廃滓を、谷の上空から約一二度の斜面の堆積場に落していたために、降雨の際には、斜面下の神通川上流の高原川に流出することが生じたことに加え、昭和一八年頃から廃滓を運搬する容器が不足し、東京鉱山監督局の立入検査で「(当時使用している)容器一六個を早急に三六個に増加する」(『北日本新聞』同年一二月一七日)旨約束せざるを得なかった。それだけではなく、当時の従業員の回顧によれば「大雨が降ると真夜中、上司の命令がくるのです。今だ、廃滓を川へ流せと。溜まるばかりの廃滓で、川はたちまち白く濁って流れてゆきました」(『朝日新聞』岐阜版、昭和四七年一月六日)と。

新しく出来た和佐保は広大で鹿間工場からパイプで送る方式なので、途中で漏れることなく送付できるようになり、同堆積場周辺からの流失は鹿間堆積場使用の時代に比して大幅に減少した。

③ 神通川の上流に北陸電力の第一、第二、第三発電所が昭和二九年から三〇年に建設され、そのための第一ダム、第二ダム、第三ダムが設置された結果、神岡から放出ないし流出する廃滓の大部分がダムで沈下・沈澱し、イオン化したもののみがダムを越えて汚染地域に届くことになった。更に、昭和三九年にそれらの上流の高原川に北陸電力新猪谷発電所とそのダムが設置されたので、廃滓などの流下阻止力は一段と強まった。

カドミウムの堰堤底質(土砂)の沈澱濃度を見ると、昭和四四年の調査では、第一ダムでは二一・八ppm、第二ダムでは六・一ppmであり、第三ダムの底には土砂の堆積が殆ど認められなかった（相馬恒雄ほか『神通川における重金属の蓄積と流出に関する研究』富山大学教育学部地学教室、三～四頁）ことからも、ダムの阻止力が判ろう。更に、昭和三九年に上流に新猪谷ダムが設置された。

その結果、戦前から県の補助で六〇〇箇所に設置されていた水田水口の泥溜めが次第に廃止され、昭和四三年の訴訟提起時には僅か数箇所しか残っていなかったのである。

④ 石崎有信教授（当時、金沢大学医学部教授）は、熊野地区の為成新で昭和四三年に伐られた杉の木の年輪から「昭和の年代に入って次第に年輪が段々狭くなっている。杉の発育障害があり、一〇年代が非常に強くて、昭和二〇年より一歩手前のところで止んで発育が回復した」「この発育阻害は地下水の汚染を考えざるを得ないんです。具体的には、杉の木の成長を阻害するほどの有毒物質をもった浅い地下水の汚染が減少した」（前掲『イタイイタイ病裁判』第二巻、九四頁）ことが無視できない。

⑤ これに加え、神通川沿岸地域では、例年、秋から春にかけての浅井戸では水枯れが起こるため、川水や神通川から引いている用水の水を生活用水に使用せざるを得ない（沖野晧一、浅生幸子『女たちの昭和』桂書房、一八〇～一頁）のが通例だった。ところが、戦後、物資が出回るようになってからは、浅層地下水を用いる浅井戸にパイプを打ちこんで深層から水を汲む工事が行なわれる（前掲『イタイイタイ病裁判』第三巻、高木良信証言三〇一頁）ようになったが、昭和

四四年末に簡易水道が引かれるまで冬期には引き続き生活用水として利用する家も残っていた。他方、右岸の新保地区では昭和三六年一一月に富山市合併の条件として水道が設置されている。

⑥ 以上の事柄が合わさった結果、昭和二〇年から三〇年代にかけて汚染が減少（体内での蓄積率も減少）したのであり、その結果、新規患者の発生が減少に向い、且つ、発症年代も五〇歳代中心から、漸次七〇歳代、八〇歳代へと変化していったのである。

(2) いまひとつ、イタイイタイ病患者の発生が減少した理由がある。それは、イタイイタイ病を認定する機関『富山県公害健康被害認定審査会』での「認定基準」の運用が自己規制されていて、本来ならば認定さるべき患者が切り捨てられてきているからである。

それは「公害に係る健康被害の救済に関する特別措置法」（特別措置法）と、これに基づく「公害健康被害の補償等に関する法律」（公健法）に基づき患者に認定されたり、要観察者に判定されたりすると、自己負担だった医療費が公費負担になり、且つ、障害補償等の給付金が支払われる。それに加えて、昭和四七年八月一一日の三井金属鉱業と被害者団体との間で締結された『誓約書』に基づき、判決金相当額と介護費用などの支払いが生じる。

① では認定・判定は如何なる基準で行なわれるのかと言えば、昭和四七年六月二〇日付けの環境庁企画調整局公害保健課長が富山県厚生部長に対する通達（「四条件」と呼ばれる認定条件と必要な検査事項）に基づくことになっている。

認・判定は、これらの支払い義務と直結することから、『認定審査会』では、認定・判定には全員一致を要求するとの内規を作り、肯定する少数意見を排斥してきた。

また、「申請時に死亡している患者も認定しない」などの内規を作った。

昭和四七年八月九日名古屋高等裁判所金沢支部は、被害者の全面勝訴の判決をした。その直後に被害者団体と三井金属鉱業との間の話し合いで、裁判に参加していなかった人も県知事の認定があれば賠償することになっている。

これを知り、神通川右岸の汚染地域の黒崎ハルさんの相続人が申請手続きをとった。ハルさんは昭和二八年頃よりイタイイタイ病の症状が出て、昭和三六年一二月二六日付けで「骨軟化症、第一二胸骨圧迫骨折」の病名で「身体障害者手帳」

現行のイタイイタイ病の認定基準　（要旨）

1．イタイイタイ病の認定条件

次のⅠ～Ⅳのすべての項目に該当する場合には、イタイイタイ病と認定する。

Ⅰ）カドミウム濃厚汚染地に居住し、カドミウムに対する暴露歴があったこと。

Ⅱ）次のⅢ及びⅣの状態が先天性のものではなく、成年期以後（主として更年期以後の女性）に発現したこと。

Ⅲ）尿細管障害が認められること。

Ⅳ）X線検査あるいは骨生検によって骨粗鬆症を伴う骨軟化症の所見が認められること、この場合、骨軟化症の所見については、骨所見のみで確定できない場合でも、骨軟化症を疑わせる骨所見に加えて、次の2に掲げる検査事項の結果が骨軟化症に一致するものを含める。

2．イタイイタイ病認定に必要な検査事項

次の諸検査の結果を総合して、症状の有無と程度を判定する。

（1）一般的所見	既往歴	：カドミウム暴露歴、治療歴、遺伝関係など。
	臨床所見	：骨格変形、疼痛（特に運動により増強）、運動障害（あひる歩行など）など。
（2）血液検査	リン、アルカリホスファターゼ、カルシウムなど。	
（3）X線検査	所見	：骨萎縮像、骨改変層またはその治癒像、骨変形など。
（4）尿検査	蛋白、糖の定性・定量、カドミウム量、その他。	

3．要観察者

前記1のイタイイタイ病認定条件のうち、Ⅳ）の条件を欠く場合、将来イタイイタイ病に発展する可能性を否定できないので、要観察者として経過を観察する必要のあるもの。

注）1972年6月20日付環境庁企画調整局公害保健課長通知による

を県より受け取っていたが、昭和四一年に死去していた。県の厚生部長は「専門家に依頼し、県も加わって審議する形にしたい」とマスコミに答えていた（『富山新聞』昭和四七年八月二八日）が、結局、黒崎さんを含め死者は対象にされなかった。

これは水俣病について熊本県の提案した「申し合わせ事項」を審査協議会が了承した内容に「水俣病患者の決定は、出席委員の全員の一致により行なうものとする」（宮沢信雄『水俣病事件四十年』二八二頁）や、「申請時に死亡している患者も認定しないことを確認した」（原田正純『水俣病』一一〇頁）と同一の内容である。

② 更に、富山県公害健康被害認定審査委員会は、「イタイイタイ病の認定基準」について、「ガイドライン」を作り、通達にさらなる絞りをかけた。

「一．『カドミウム濃厚汚染地位に在住し、カドミウムに対する暴露歴があった』とは、公健法および農用地の土壌汚染防止法に関する指定地域に約二〇年以上居住し、尿中カドミウム濃度が一〇μg／リッター以上を示した経歴があることをもって一つの目安とする」

「二～三．略」

「四．『X線検査または生検によって骨粗鬆症を伴う骨軟化症が認められること。この場合、骨軟化症の所見については、骨所見のみで確定できない場合でも、骨軟化症を疑われる所見に加え、検査事項の結果が骨軟化症に一致すればこれを含めること』とは、X線検査または生検でこれが確定できない場合であっても、以下のすべての項目に該当するときには、これを含めること。

(ア) 骨軟化症を疑わせる骨所見。

(イ) 「必要な検査事項」の(1)の「一般的所見」のうちの臨床所見（骨格変形・疼痛・運動障害等）を有し、これが他の疾患に起因するものでないとみなされるもの。

(ウ) 血清無機リンの低下。

(エ) 血清アルカリフォスファターゼの上昇。

(オ) 他の疾患を確認できる検査所見のないこと。」

と定めた。

では、認定審査会は(ウ)の「低下」や(エ)の「上昇」を判断する基準値として如何なる数値を定めたのか。「血清無機リン」の場合を取り上げてみよう。

委員会は「血清無機リン」の基準値の下限を「二・五mg／dl」と定めた。

問題はその下限値の「二・五mg／dl」は、根拠のある数字なのであろうか。

③ 医学界で共通する値なのであろうか。筆者が見た範囲ではそうではない値を基準の正常値としているところが圧倒的なのである。

以下の文献の正常値の下限の平均値をとると「二・七五mg／dl」である。

i．「二・五mg／dl」とするのは、桜川信男他『ベッドサイト検査医学』の中の新潟大学のみ。

ii．「二・六mg／dl」とするのは、井村裕夫他『内科総論4臨床検査』。鳥海　純他『医学生のための検査医学』。永田直一『日本臨床』六八三号。

iii．「二・七mg／dl」とするのは、辻　陽雄他『整形外科診断学』。小酒井　望他『検査データの読み方・考え方』。

iv．「二・八mg／dl」とするのは、阿部正和他『症状から見た臨床検査』。北村元仕他『臨床検査マニュアル』。前掲桜川信男他『ベッドサイド検査医学』の中の富山医科薬科大学と山形大学。

v．「二・九mg／dl」とするのは、井村裕夫他『わかりやすい内科学』。巽　典之『正常値ハンドブック』。日野原重明他『全面改訂版：正常値と異常値の間』。

vi．「三・〇mg／dl」とするのは、吉利　和『内科診断学』。宮井　潔『New臨床診断学』。塩川優一他『症状による検査の選び方読み方』。樫田良精『臨床検査すすめ方よみ方』。

④　環境庁委託の日本公衆衛生協会から再委託された『イタイイタイ病及び慢性カドミウム中毒に関する総合的研究班』の『環境保健レポート』では、正常値として「血清無機リン二・六～四・三mg／dl」とされている。下限は「二・六mg／dl」との記載ある箇所は、例えば、六四巻の一七六頁、六七巻の一六六頁である。

⑤　これまでの現場での患者の数値はどうだったのであろうか。

i．骨軟化症の研究で知られている吉川靖三によれば、二一例の骨軟化症患者の内で、血清無機リン値が二・五mg／dl以下が一七名（八一％）、それを超えるのは四名（一九％）であった（「くる病と骨軟化症の臨床」『日整外誌』五〇巻）。この方はイ病の認定委員の一人なのである。

ii．武内重五郎他の調査したイタイイタイ病患者四名の内、一名（二五％）が二・五mg／dlを超えていた（「イタイイタイ病の腎障害」『内科』二一巻五号）。

iii．富山県での昭和三七年から三九年までの検診成績によると、X線検査での「イタイイタイ病(I)一二名、容疑者(i)二四名、殆ど疑いのないもの（〇）五六名の「血清無機リン」は「(I)が一・五～三・五（平均二・五）」「(i)が一・五～三・五（平均二・九）」「（〇）が一・五～四（平均三・一）」であった」。

iv．富山県の昭和四〇年の検診の成績では、X線検査での分類で「(I)一一名の平均が二・六八mg／dℓ」「(i)八名の平均が二・六三mg／dℓ」「（〇）六〇名の平均が二・七七mg／dℓ」であった（富山県『富山県地方特殊病対策委員会報告書』昭和四二年一月、六六頁、七六～七頁）。

即ち、X線検査による骨病変の存在でイタイイタイ病患者と診断されても、現実には「血清リン値二・五mg／dℓ」を超える人の割合がかなり高かったのである。

⑥　では、審査委員会はガイドラインの下で「二・五mg／dℓ以下」の基準は如何に扱われていたの

かは、認定却下に対する異議申し立てに対する再審査での再度の却下に対しての行政不服審査請求が行なわれた。

平成二年七月から始まったこの不服審査手続きの中で、認定審査会での審査の実態が次々に明らかになった。

例えば「ガイドライン」の「四」の「(ウ)血清無機リンの低下や(エ)血清アルカリフォスファターゼの上昇」の項目のいずれかが一つでも審査委員会の決めた基準値の正常値の範囲内に該当すれば、その理由が医学的に説明できても、これに耳を傾けることなく、且つ、他の項目を問うこともなく不認定とされていたことが判明している。

⑦　特に問題は、腎障害の悪化に伴って、糸球体の機能が低下すると、糸球体での血液（原尿）の濾過量が低下し、結果として血液中の無機リンの濾過が滞るために、血中の値が見掛け上は正常値の範囲内に留まることが起こってくる。

このことは先（一九六五年）に、Robert F. Pittsの『腎と体液の生理』（藤本　守訳）に指摘されている。即ち、「いろいろな状態で、糸球体濾過量は、軽度から著名な程度に至るまで、種々の程度に減少する。濾過速度が減少すると排泄物質の血漿〈血液の液体成分〉濃度が上昇する。血漿中の尿素窒素、クレアチニン、尿酸、リン、カリウムなどの増加を伴うが、この症状は糸球体濾過量の減少に比例して、その重篤度をます」（五五頁）とされている。これは医学の常識である。

⑧　にもかかわらず、認定作業では、これが無視されてきている。その実例の一つとして、加須屋実（富山医科薬科大教授）が取り上げたケースがある。それは「血清無機リン」が正常値にあるとして不認定とされて申請者について「一九七二年の住民検診で蛋白尿・糖尿が見つけられて要観察となり、萩野病院受診となった。一九七三年からのデータをみると、血清カルシウムは正常下限から低値に推移している。血清リンも正常下限をしたまわる低値で推移していたが、次第に悪化し始めていた糸球体機能が更に低下した一九八六年から増加し正常範囲内〈二・五mg／dℓ～〉に入った。糸球体機能低下のために、血清リンが糸球体で濾過されなかったためである」（『環境と公害』二三巻五号、なお、『環境保健レポート』五六巻下、一一六頁参照）。

認定審査会は、この申請者のカルテを参照すれば、腎機能低下による血清リンの上昇の理由を理解しえた筈なのに、血清リンが正常だというだけのことで、それ以上の審査を行なわず申請を却下したのである。

このような運用の結果、認定審査が始まった昭和四五年から平成二六年までの認定申請者二五六人（いずれも萩野病院や県立中央病院などのイタイイタイ病の診断・治療に実績のある医師による診断書が付けられている患者）のうち、認定されたのは七八名に過ぎず、その他は却下ないし、留保として後送りにされてきたのが実情である。

たとえば、最も重症だった松岡ちよさん（昭和三一年四月死去）の息子の嫁であった文子さんは嫁いでからまもなく義母ちよの世話を続けたが、文子さんも二七年頃から腰が痛くなり萩野病院と吉田病院に通院や入院を繰り返した。吉田病院を退院する際に「貴女はイタイイタイ病かもしれないから」とのことで、県立中央病院に紹介してもらった。そこで診察をうけたところ、『やっぱりイタイイタイ病だから認定申請してあげる』と言って申請手続きをしてくださった」。ところが認定審査会では、軽すぎるとして却下された（前掲『イタイイタイ病裁判』第六巻、五〇七～八頁）。ようやく再申請で昭和四七年七月に要観察者と判定された。その後、ながく放置されたが、平成四年一一月の「不服審査」で「吉木法」は妥当との採決が出たことから、同年に五名が認定された。環境庁は直ちに不服をとなえ「吉木法による判断は、環境庁に事前に連絡して慎重に」との課長通知を出して県を困惑させた（『読売新聞』富山版、平成四年一一月二七日）。翌五年に改めて過去に採取した骨の認定の結果、従前の却下決定を見直して一八名が認定された。六年に三名が認定された。文子さんはその年の六月にやっと患者に認定されたものの、平成九年一月に死去した。七年からは環境庁の締め付けで、〇か一名程度の認定に変化してしまった。

これは公害被害者救済のための審査機関である「審査会」のあるべき姿なのであろうか。否。このような手法は、認定申請を切り捨てる手段として、敢えて最低に設定した「基準値」を用いていると指摘されても、弁解する余地はあるまいと思うが、如何であろうか。

「イ病行政は患者切り捨ての歴史だった。認定は政治的判断によって左右されてきた」と小松義久イ対協会長は憤りをあらわにした（『北日本新聞』平成一一年一二月三日）のも当然であった。

高裁判決が確定した翌年の昭和四八年から平成一四年末までの二九年間に五〇名近くの人々が認定されることなく死亡していったのであり、その後も同様の処理が続けられている。

これはイタイイタイ病だけではなく、水俣病の場合と同様に、国と県の意向に基づく行政の意志の認定制度への反映である。

著者の言う「認定数が減少」したのは「食生活の改善」によるものではなく、汚染の減少が大きく、更に、行政による切り捨てや引き伸ばしが加わった結果なのである。

八．その他の問題点について

(1) 萩野　昇先生について

① 一六頁で「萩野氏は・・昭和三四～三五年に小林　純、吉岡金市氏と共同研究を行い、神岡鉱山の排水、熊野地区を通る神通川の水や地域の土壌、患家の飲料水、現地で採取した稲・米・魚、更に死亡患者の骨や臓器などについて調査を行い、重金属のＣｄ、Ｚｎ、Ｐｂなどを検出した。

中でもＣｄが大量に存在することを見出し、イ病はＣｄの慢性中毒とするイ病Ｃｄ原因説を昭和三六年六月の日本整形外科学会で発表した」と著者が記載しているが、全くの誤りである。

これらの調査研究はすべて吉岡金市氏がおこなったものであり、死亡患者の骨や臓器を含めて資料は全て吉岡氏が採取されたものである。患者の分布地を知るために、患者の所在地の確認は、吉岡氏の問い合わせに対して主に萩野病院の事務長が答えているが、これをもって萩野氏との共同研究と言うことが出来ない。

収集した資料の分析は、吉岡氏が小林氏に費用を支払って依頼したもので、共同研究ではない。小林氏の『業績集』では、カドミウムに関する最初の発表は、昭和三八年の「短形波ポーラログラフによる白米中の銅・鉛・亜鉛及びカドミウムの同時定量法について」と同年の「白米中のカドミウムの含有量」の発表が最初である。昭和三六年に吉岡・萩野両氏と共同研究を行なったのであれば、『業績集』の冒頭に記載されていなければならない。

吉岡氏は、分析された資料中にＣｄが異常に多いことから、それが骨に害を与えるのか否かの裏付けのために海外文献を調査して、フランスのラフイット、グロ、ニコーがカドミウム電池工場の男女の従業員に骨のひび割れと疼痛が生じていることを報じていることを確認した上で、カドミウムの慢性中毒と判断している（吉岡『神通川水系鉱害研究報告書―農業被害と人間鉱害―イタイイタイ病』一九六一年六月）。

この間、萩野氏は神通川の水を疑い、小林氏に費用を払って河水の分析を依頼した結果、亜鉛が多いことを知った。そこで近くの学校に依頼して兎に川水を与えていたが、成功する筈もなかった。同氏は学会発表の三カ月前の昭和三六年三月六日の『北陸中日新聞』(夕刊)に「イタイイタイ病の原因は亜鉛である。女性に多いのは髪を切らないので髪中に多く亜鉛を蓄えているためである。原因が亜鉛と判ったので、今度の学会後に渡米して新薬の研究に当たる」との発表を行なっていて、Ｃｄが原因だとは全く考えていなかったし、吉岡氏との共同研究も全くなかった。萩野氏がＣｄ説を主張しはじめたのは、六月に出された吉岡氏の論文を貰って読んだ直後の転向後である。吉岡氏の名を消す訳にいかないので、萩野病院勤務という肩書きを萩野氏が吉岡氏につけて、自己が研究主体の形で学会発表を行なったものであるが、その経緯を知らない著者などはこれらの研究は萩野氏の業績であり、同病院で働いていた吉岡氏が萩野氏を手伝ったかのように誤解したのである。なお、萩野氏の発表の内容は吉岡氏が小林氏に有料で依頼した分析値が中心で、他に成功しない兎の動物実験が加わっただけもので、疫学に関しては、神通川流域の川底の高い部分の両岸で発生していると述べ、骨病変の裏付けとなる海外文献については、理解出来なかったのか触れない発表だった。

② 二三頁にも同様な記載があるが間違いである。

③ 六〇頁の「イ病患者の疫学調査をしたのは萩野氏である」も間違い。

④　一一三頁の「萩野氏は広範な環境調査を実施し・・」も間違い。

(2) 神岡鉱山と亜鉛について

「神岡鉱山が開山されたのは天正一七（一五八九）年で、亜鉛採掘鉱山だった」（六二頁）とあるが誤り。銀を含む鉛と銅を採掘する鉱山で（日本鉱業会編『鉱業便覧』丸善）あり、亜鉛鉱石は焙焼時に溶融して鉛に絡み付き「精錬ニ障害ヲ与エル」として手選で取り除かれて谷間に放棄されていた。日露戦争（明治三七年）を契機に、海外から金属亜鉛の輸入が増大し、その関連でわが国から原料の亜鉛の輸出が始まった。翌三八年から神岡鉱山では亜鉛を比重選鉱法で採取するようになったのである。

(3) 神通川の汚染について

次に「神通川の汚染は昭和一〇（一九三五）年頃が最高」というのは正しくない。

昭和七年九月一九日に富山県が神通川と宮川の合流点で採取・分析した川水に亜鉛八〇三ppm、鉛六八ppmが含まれていた（倉知三夫他『三井資本とイタイイタイ病』大月書店、一一二頁）。戦時中の昭和一八年一二月三日の神通川の猪谷で採取された川水中の亜鉛は、昭和七年の六倍の四八五二ppmで、採取から二四時間後の容器内の残りの水でも二七三一ppmを有していた（富山県立農事試験場発昭和一八年一二月七日付けの富山県庁農務課長当ての『神通川鉱毒物分析ノ件』による）。

日米戦争の拡大で鉱山から熟練した鉱夫が次々に徴兵され、代わりに『国民徴用令』に基づき、鉱山労働を指名された一般国民（朝鮮の本籍を持つ内地在住者を含む）や外国俘虜などが投入されたために、これら未経験者が労働意欲もないことから、成績が低下し、採取漏れとなって廃棄された量は、昭和一六年には亜鉛三九四九ｔ（Ｃｄ二〇ｔ）であったものが、一七年には亜鉛四九〇五ｔ（Ｃｄ二四ｔ）に、一八年には亜鉛五七二九ｔ（Ｃｄ二九ｔ）に、一九年には亜鉛一〇〇六九ｔ（Ｃｄ五〇ｔ）に及んだ（倉知ら前掲『三井資本とイタイイタイ病』一〇六頁）。

石崎教授も汚染地域の杉の年輪を調べて、年輪の幅が狭いのは昭和二〇年の直前頃であったと述べているのも、これを裏付けている。

Brret L.Walkerモンタナ州立大学教授は、来日してイタイイタイ病と神岡鉱山について調査したが、「重金属や他の毒物を用いて高度の汚染を大量に作る最善の秘訣は、戦時中に行なわれたやり方、即ち、進歩した技術を未経験な捕虜に行なわせることである。恐るべき環境破壊が起きたのはこの時なのである」（Walker『Toxic Archpelago』一二〇頁）という。これは昭和一七年末から二〇年八月までの出来事である。

神岡鉱業からの最高の汚染は、昭和一〇年ではなくて一九年であったに違いない。

(4) その他

① 八一頁「石川英世」とあるは「石川栄世」の誤りか（『環境保健レポート』六八巻、七頁参照）。

② 一二八頁「中川昭信」は「中川昭忠」の誤り。
③ 一二九頁「神通川流域は砺波平野の中にあり」は明らかな誤り。

『参考文献』

一 ㈶日本公衆衛生協会『環境保健レポート』五四〜六九巻：一九八八〜二〇〇五年。
二 吉岡金市『神通川水系鉱害研究報告書』自費出版：一九六一年。
三 L.Friberg et al『Cadmium in the Environment』CRC PRess：一九九二年。
四 WHO『Environmental Health Criteria 134 Cadmium』WHO：一九九二年。
五 富山県『衛生統計年報』昭和二九〜三七年。
六 伴 義雄他編『医薬品研究法』池田義雄「毒性研究法」朝倉書店：昭和四三年。
七 池田義雄『食品衛生学雑誌』二巻四号：昭和三六年。
八 Nomiyama et al『Environmental Health Perspectives』二八号：一九七九年。
九 丸茂文昭『Biomed Res Trace Elements』一〇巻二号：一九九九年。
一〇 倉知三夫ほか編著『三井資本とイタイイタイ病』大月書店：一九七九年。
一一 松波淳一『重版 定本 カドミウム被害百年 回顧と展望』桂書房、二〇一五年。

Brett L. Walkerの『中毒列島』を読んで

第四章 『神通川流域での鉱山事業による疼痛』を読んで

はじめに

『中毒列島―日本における疾病史―』の著者Walker氏は、モンタナ州立大学の歴史と哲学部門の教授です。来日して調査研究の後の二〇一〇年に英文の『Toxic Archipelago』を出版されました。全体は六章からなり、その第四章が「神通川流域での鉱山事業による疼痛」、即ち、イタイイタイ病に関する論述で、イタイイタイ病の主因はカドミウム以外にあるとするものです。

本書はそれを要約した上で、筆者の反論を述べたものです。

第一．Walker氏の論旨

明治の二八年と三八年の戦争（但し、日清戦争は明治二七年に、日露戦争は三七年に宣戦布告がされた〉と共に、神岡鉱山では熱狂した速度で富山県と岐阜県の山岳地域にある縦坑から鉛と亜鉛を掘り始めた。

鉱山事業の環境は、下流の稲田を潅漑する神通川の流域と隙間なく結びついており、神通川流域も鉱山事業の環境内であった。

神岡鉱山が用いている高い率で金属を取り出す浮遊選鉱装置の運用は、下流の農地に汚染をもたらした。然し、これらの汚染問題、特に人の健康への結果は、多くの原因が複合することによって生じている。即ち、河川の生態系の中で自然に生じる〈カドミウムの〉酸化とイオン化が、カドミウムに人への疼痛を生じさせる毒性をもたらすのであるが、それだけではなく、〃イタイイタイ病〃又はカドミウム中毒は、明治政府による〃良妻賢母であれ〃との指導によって齎らされたものでもある。その指導に従って、よく働き、多くの子を産み育てる女性らは、カドミウムの毒性により多く悩まされたのである。それは、国にとっては予期された犠牲であった。

これに加え、文化的に深く身についた白い肌を保とうとする習慣により日差しを避けることや粗食による、鉱山の毒性から身を護りうる栄養物の不足が原因に加わった。

以上の因果関係の絡み合い、即ち、鉱山の技術面・運営での不備、自然の錬金術、明治政府の良妻・賢母たれとの指導、日焼けを避ける文化的習慣と粗食、及び疾病への感受性を高める月経閉止の到来のすべてが合わさって、戦時中の鉱山の下流で、女性にイタイイタイ病をもたらしたのである。

一．軍事経済と神岡亜鉛鉱山

私の何年間もの日本における旅行の中で、今までに乗ってきた汽車で最も記憶に残るのは、富山県南方と岐阜県北方とにある山の窪地深く、神岡の亜鉛・鉛鉱山へ運んでくれた神岡鉄道のワンマン・カーであった。その車中に、作り物の火でその上の薬罐を暖めている魅力的なレプリカの細工物があり、それが前後に揺れるのに気をとられて眠気を催した。汽車は、前後左右にゆれながら山並みの中を通った。そのディーゼル・エンジンは高度を増すにつれて大きく唸った。最も覚えているのは、神通川と高原川や川岸にある稲田のある村落の眺めを打ち切る長いトンネルである。富山県は稲田の地域で、稔り豊かな僻地や谷間がある。アパートやスーパー・マーケットがあり、近くにパチンコ店があって、汽車は高速道路の下方を通る。農夫らは、蛙を狙っている白鷺や烏の近くの農地で働いていた。田舎であるが自然のままではないし、荒地の感じでもないが、日本の他の地方よりも居住者が少なかった。岡の辺りは、植樹された並木のさっぱりした木立にすっかり覆われていた。

私が神岡鉱山〈前〉に着いたとき、先ず最初に行なったのは、〈工事〉進行中の施設の正面に目立った〝写真禁止〟の表示を写真に写したことであった。四〇年遅く到着した醜聞あさりのジャーナリストのように、当然ながら、鉱山の僅かなイメージを数枚の写真に撮った。然し、午後遅く、あたりに広がっている神岡鉱山企業の周辺を歩いたときに、会社の刺客に尾行されたのは間違いなく、私はカメラの映像を消去した。然し、若し呼び掛けられたら、私は日本語を読めない馬鹿げた外国人であることを公言出来るということに気付いた。結局、無数の写真を撮影して、無傷でその場所を立ち去った。

神岡鉱山について言える事は、より少ない労働で高度の生産を行うための特殊な浮遊選鉱法が用いられているが、それは決定的に有害な技術である。

神岡鉱山では、亜鉛鉱石を粉砕して特別な篩を通る微粒子にする。ミリメーターの十分の一前後のサイズに砕かれ、浮遊選鉱場へ運ばれて、そこでその微粒子から重金属の大部分を取り出すが、とり残しを含む廃液には亜鉛やカドミウムが含まれているが、それは高原川に廃出され、高原川の下流の神通川へ流下する。

神岡鉱業から廃出された金属カドミウムは比較的毒性が弱いが、河川を流れる間に酸化して金属イオンに変性し、植物や他の有機体に容易に吸収されるようになる。かくてカドミウムは神岡鉱山から廃出された亜鉛・鉛・鉄などの中で最も有害物となる。

このように、イタイイタイ病の発生に関するストーリーでは、人が関与する部分よりも自然が関与する部分が遥かに大きい。

結局のところ、これら技術的な、そして自然的な過程が、文化システムと接続して、社会的に神通川流域に疼痛を作り出してきた。男性に比べて圧倒的に多くの女性が、骨軟化症と骨粗鬆症を併せ持つイタイイタイ病という病態に悩まされる。女性に多発するのは、女性の美しさの定義と〝良妻・賢母であれ〟との明治政府の指導が原因である。

何故ならば、日本人は美人とは雪のように白い肌を持つものと定義する（そして、日本帝国では褐色の肌を持つものを従属者と定める）から、田舎の婦人も日光を避けるために、衣服を重ねて肌を隠すが、そのことでこの病気に脆弱な彼女らから、（皮下にあるプロビタミンDが紫外線をあびることにより）病気の苦痛を和らげ得た大切なビタミンDの産生の機会を失わせたからである。

そして、丁度、日本人の絹織物についての美学が蚕のような生き物を扱う技術を進化させたように、或いは、仏式の葬儀が日本脳炎の流行を招いた（一七七頁参照）ように、美しい皮膚に関する美学が婦人の鉱山による疾患に対する抵抗力を弱めたのである。

神岡は神通川流域から最も離れた処に位置している。そこで鉱夫たちが銅を発見した一六世紀後半から一七世紀前半にかけて、その鉱山周辺一帯の当時の地名は飛騨の国と呼ばれたが、足尾鉱山と同様に、徳川家が支配し、そこでの自然資源を最も有効に保ってきた。神岡では比較的小規模の銅と銀の鉱山が慶応四年（明治元年）の明治維新まで続いていた。明治六年の「日本鉱法」に基づいて、政府は神岡地域での三五前後の鉱山を認可したが、その辺の山岳地帯には、数百もの狸堀式の穴や旧式のやり方の跡が残存していた。

二．三井金属鉱業㈱と神岡鉱山

三井組（三井金属鉱業㈱の先祖の企業）は、従来の小規模鉱山業者の負債の担保として、それらの採掘権を手に入れたのが切っ掛けで、外務大臣井上馨の支援と保護の下で、近代的な採掘技術で鉱山の経営を開始した。明治初期の期間に三井組は、その地域のいたる所の鉱山の権利を買い漁った。例えば、明治二〇年に漆山鉱山を、二年後に茂住鉱山を買い取った。明治二二年に明治政府は、蔵相松方正義の始めた緊縮政策の一貫として、全ての国有鉱山を売出し始めた。それはひどい状態の国の収入に必要であると共に、勃興してきた投資家〈の要求〉を宥めるためでもあった。この期間を通じて三井組は神岡鉱山に適した土地の権利を（昭和八年迄に約三四三七町歩）購入した。

法人としての三井の歴史での自賛は、間違いなく、〝石炭と金属の鉱山は現代の経済社会での基礎産業〟であった。明治維新の後に、日本が〝現代経済社会〟になる目的を追求したが、それによる環境や人々への影響には無関心であった。

明治一〇年代前半から二〇年代前半よりも先は、銀・銅・鉛は神岡鉱山で採取される主要な鉱石であった。以前には、鉛鉱にしばしば混じっている亜鉛は経済的な価値よりも〈鉛採取の〉妨害になっていた。鉱夫らはしばしば亜鉛をつまみ出して近くの渓谷に屑として捨てた。明治三八年〈三七年が正しい〉の日露戦争が鉛と亜鉛の価格の上昇の合図となった。それらは現代の交戦上に重要な金属だからである。

鉛鉱から亜鉛を分離するために新しく設計された技術を使用させて、神岡鉱山企業は従前の銀の採掘から鉛・亜鉛へと優先権を移動させた。

第一次世界大戦の間、ベルギーとドイツ（亜鉛生産の二大国）は生産の下落に苦しんだが、神岡鉱山企業は生産を二倍近くに増やした。丁度、足尾鉱山が日本での銅生産の巨人になったように、明治三八年から神岡鉱山は日本での亜鉛の三分の二という驚くべき生産量を示した。利益を増やすために〝合理化した〟神岡の名の下で、より多くの亜鉛を取り出せるような新技術〝ポッター式〈浮遊選鉱法〟は、三井企業に鉛鉱石よりも多くの亜鉛を採ることを可能にした。以前の技術は手で選ぶ方法を伴い、より初歩的な重力を用いる比重選鉱法であったが、ポッター法は、細かく砕いた粗鉱を液体に混ぜる方法である。それを掻き回すと、液体は濃縮された金属を含む泡立ちとなり、鉱夫らが無数の泡の表面を掬い採った。価値のある亜鉛は容易にこの濃縮した泡から分離できた。ポッター方式は、浮遊選鉱法での唯一つの変形であるが、それは神岡の技師や鉱夫達の頼みの綱となった。

浮遊選鉱法の技術は、屑となる粉末よりも必要とされる金属粉末に接着するある種の油や液体の性向に依存している。この方法の鍵は、鉱石を非常に細かく砕いて液体に浸し、それをポンプで送った空気で掻き混ぜて、望む金属粉を油に接着させて表面に浮かばせるが、不要な粉末は〈接着しないで〉浮遊桶の底に沈めることにある。

初期の重力による比重選鉱法は、鉱夫は鉱石を〈水に沈む限度の〉一㎜程の大きさの粉にした。明治四二年にポッター式選鉱法が日本に輸入されると、きちんと水に浮かべるように鉱夫らは一インチ四方に約五〇の穴を持つ篩に鉱石粉を通すことが必要となった。それは粉末化された金属を約〇・三㎜の大きさ〈五〇メッシュ〉にすることだった。

その後、鉱石成分の低下に伴い、もっと微細化した鉱石の粉末を必要としてきた。技術の改善により粉砕する金属の大きさが減少することが出来た。例えば、昭和三年に、優先浮遊選鉱法を開発した神岡は八〇メッシュの篩を用いた。それは〇・一八㎜の網目であった。昭和三〇年までに二〇〇メッシュの篩で、鉱夫らは鉱石粉を〇・〇七㎜にするのが常であった。浮遊選鉱の過程は高度の精密さを必要とした。何故ならば、例えば、〇・〇七㎜のサイズに合致する大きさに失敗した粉末は、浮選機の容器の中で化学試薬に殆ど附着せず、その残りは経済的には用いられない〈捨てられる〉ことになる。然し、それにもかかわらず優先浮遊選鉱法は、失敗した粉末を捨てながらも、亜鉛の産出高を増進させた。

如何に産業技術が、鉱山の生産力を増進するかと同様に、如何に神通川流域へ金属の微粉〈尾鉱〉を流し出すことにも貢献しているかを説明する方法は、量に関するいくつかの統計を用いることである。閃亜鉛鉱は最も普通の亜鉛鉱石であり、鉄・カドミウム・マンガンも含んでいる。大正二年から昭和五年の間に、鉱夫たちはいろんな等級の閃亜鉛鉱石の中から六九・二％の亜鉛を取り出した。昭和六年から同二〇年の間に、八三・〇五％の亜鉛（一三・八五％増加）を鉱夫らは取り出した。精錬所の鉱夫たちは、取り残しの亜鉛・鉛・他の重金属や毒を滓〈尾鉱〉として捨てた（以上の数字は倉知三夫／利根川治夫／畑　明郎編『三井資本とイタイイタイ病』大月書店からの引用）。

亜鉛のより多くの産出と、それ故に、三井のより高い利益は、下流の神通川流域に、より徹底的にカドミウムを染み込ませた風景の創造を意味していた。即ち、浮遊選鉱法は生産量を増加するとともに、採取洩れ金属の微粉〈尾鉱〉が、確実に神通川の流域に充満した。

三、日本帝国と汚染

神岡企業からの尾鉱が下流を強く汚染したのは技術の変化だけではなく、鉱山や製錬所の労働の性質が変化したことにも基づいている。

戦時中の政府は、非常に熟練した鉱夫らを支那の戦場や更に広い太平洋の戦場へと徴兵した。朝鮮の強制労働者や他の未熟練労働者、例えば学生とか愛国労働団体のメンバーやボランティアの婦人が、絶え間なく代わってきた。昭和一八年のある労働人口統計数では、神岡鉱山企業での労働者の四六％、五、九二四人中の二、七五九人が強制労働の〈囚人とあるが誤り〉朝鮮人〈鉱坑部門での朝鮮人労働者の割合は六〇・二％と高かった〉と学生であった。昭和一八年に神岡の町にキャンプが作られた後に、約九一九人の連合国捕虜もまた神岡企業で戦時中働いた。勿論、これらの朝鮮人や連合国の捕虜が強制された新しい仕事に熱心でなかったとしても許されてもよいであろう。然し、熱心でもなく技術もない彼らの環境への悪影響は物凄かった。

昭和一六年、日本がパール・ハーバーを攻撃した年の、鹿間と茂住の亜鉛の濃縮〈採取〉率は八九％に達していて、亜鉛とカドミウムを滓〈尾鉱〉として放出したのは、それぞれ三、九四九トンと二〇トンであった。然し、日本軍が回復不能の状態となり、熟練鉱夫らが前線へ派兵されている昭和一九年には、採取率が八〇％に下落し、滓〈尾鉱〉の量は花火のように数倍に上がり、その中の亜鉛が一〇、〇六九トンに、カドミウムが五〇トンであった。これは、ちぐはぐで訓練不足な労働が、亜鉛の採取を九％下落させ、廃棄量をそれぞれ六、一二〇トンと三〇トンの増加させることになった（この廃出量も前掲『三井資本とイタイイタイ病』からの引用）。

別の言葉で言うと、重金属や他の毒物を用いて高度の汚染を大量に作る最善の秘訣は、戦時中の最も有利な経済的やり方であった。それは、進歩した技術を安く未熟練な捕虜に行なわせることである。この教訓は、恐るべき環境破壊が起きるのは、生態学的条件と歴史的条件が同時に襲来した時だということである。環境毒物学は、歴史の一つの条件なのである。

昭和二九〜三〇年に北陸電力で造られたダムは、微粒子の物質を沈澱させたが、イオン化を阻止するのに余り役に立たなかった。イオン化したカドミウムや他の重金属が何百トンも高原川を押し下り、神通川流域へ入ってきたために、下流に住む住民が鉱山病に苦しむことになったのは驚くにあたらない。

四．カドミウムと疼痛

時が過ぎ医師たちは、巨大な破壊の技術と、大規模な強制移動による労働と、自然の作用による結果によって生じた疾患を見始めた。昭和二一年に医師萩野　昇（大正四年生）は、復員後に富山県婦中町の診療を再開した。疑いなく、彼は軍医として身の毛もよだつ全くの苦痛を伴う損傷を沢山見てきていた。然し、彼が出会った病気は昭和三〇年秋から〝イタイイタイ病〟と正式に呼ばれた。苦悶は患者らに疼痛を起こしたからだ。その名前がつけられる以前の昭和二二年に、医師達は、被害者は沢山の子供を産んだ五〇歳から七〇歳代の農婦が圧倒的多数を占めているという、この病気の社会的な素描を造っていた〈と、Walker氏は述べているが、昭和二〇年代の報告は長澤太郎らのものしかない。この論文に記載されている四七名の診察を受けた者の内、女性は一三名で、年齢は三五～七四歳であり、出産数は調査されていない。明らかな誤りである〉。昭和三五年頃、医師達はこの疾患は比較的に普通の骨軟化症〈ビタミンD不足又はこのビタミンを代謝する能力に欠けているために、骨が軟らかくなる病気〉であろうと疑診した。〈日光に当たる機会のない〉未決囚がそうなるように。

然し、昭和二〇年代中ごろですら、農民達は神岡企業からの汚水のせいではないかと疑っていた。この病気は骨軟化症と骨粗鬆症が共に生じ、鼠蹊部と腰部の激しい痛みが患者を苦しめて、家鴨のような歩き方となり、〈通常は腎臓の障害による〉蛋白尿と糖尿という症状を伴う。

その後の調査によって、富山の農民らの見方が正しかったことが判明した。これらの農民らは彼ら自身が環境の技術者であった。彼らは自身の稲田や蚕の飼育室で働きながら自然を学ぶ。あたかも、鉱夫らが地下で働いて自然を学ぶと同様に。

国立公衆衛生院は、農民らに既に彼らが知っていた事柄、即ち、神岡鉱山が女性達を中毒させてきたと認めた。昭和四五年に出版されたレポートで、東京の国立公衆衛生院の山県　昇と重松逸造は、イタイイタイ病の原因を述べた。彼らの結論は、女性らは特に感受性が高いこと、そして妊娠・哺乳・老齢化・カルシウム不足〈男性より女性により多くの問題となる〉と〝アンバランスな内分泌〟という触媒的要素があり、神通川流域に三〇年以上住んできていることである、という。

右の統計的項目から、昭和四三年三月末に〝治療されるべき患者の数〟のなかで、男性が一名なのに、同じ病気かその疑いのある女性が七二名であるとされている。山県と重松とは、神通川流域でのカドミウム濃度とそれに寄与する事項に関してのデータを調べた。神岡鉱山企業からの上流の水にはカドミウムは痕跡か又は見いだせなかった。然しながら、鉱山から下流の水にはグラム当たり〈以下、「グラム当たり」を省略する〉最大値で九ナノグラム〈土壌・水・組織中の成分の割合で、ナノグラムは一〇億分の一）が含まれていた。これは七五〇万ガロンの水に約九オンスのカドミウムである。

神岡企業からの廃水のテストは、五ナノグラムから四〇〇〇ナノグラム（四〇〇〇ｐｐｂ）以上と広く上下した。これらの数字を分かりやすくみると、米国環境保護庁（ＥＰＡ）が最大の汚染レベルの上限は〝飲料水中でのカドミウムは五ナノグラム〞に定められている。

昭和三四年に二つの他の公衆衛生機関が、白米のテストをした。地方病〈イタイイタイ病〉の地域では、カドミウムのレベルがグラム当たり一二〇～一五〇マイクログラム（土壌・水・組織でのマイクログラムで、百万分の一〈ｐｐｍ相当〉）であったが、対照地域でのものは二一マイクログラムであった。

発散する光〈太陽〉に照らされた鉱山からの放出物〈カドミウム〉は酸化されて―自然の力で金属イオンの形として―米を汚染し、汚染地域での稲の根の組織では六〇〇～一三〇〇マイクログラムと幅のある高い数値を示している。他方、対照地域では三五マイクログラムと対照的である。

昭和三九年に、森次益三と小林　純は日本の全ての県のサンプルの米に含まれるカドミウムの割合を検査した。これらの中で、群馬県の亜鉛製錬所の地域が最高値の一・一九五マイクログラムで、東京農業試験場が第二位の〇・四七二と〇・四二一マイクログラムであった。富山農業試験場は差のない三位で〇・四一三マイクログラムであった。

全県中、富山の米（〇・一八九マイクログラム）は東京の米（〇・二一八マイクログラム）に次いで二位であった。全国二〇三の米のサンプルの平均値は、〇・〇六六マイクログラムであった。国の平均を超える高い富山県〈の米〉は危険であった。

結局、特別に鉱山により汚染されたと考える時に、神通川流域〈の米〉は如何に有毒になってきているのかを人々は理解する。足尾企業からの渡良瀬川への流れのカドミウムを、森次と小林が〇・二四三マイクログラムと測定した。一方、群馬県の安中製錬所から碓氷川への水中のカドミウムを彼らは〇・三九三マイクログラムと測定した。然しながら、神通川流域のカドミウムは〇・六八三マイクログラムと同人らは測定した。

これら及びその他の研究の結果により、昭和四三年に厚生省（昭和一三年設置）は、慢性的カドミウム曝露によりこの疼痛の疾患が起こったと結論した。

厚生省は昭和四四年の研究で、より早期の調査から、この風土病地域での生活で日々に摂取するカドミウムの消費量を当てはめて計算した。政府は、平均的日本人が一日当たり三三五グラムの米を食べるならば、そのカドミウム摂取量は六〇マイクログラムとなると見積もった。若し、森次と小林がこの風土病地域で測った数字で示すならば、神通川流域で人々が日常摂取するカドミウムの平均値は六〇〇マイクログラムで—これは国民平均の一〇倍—を意味する。

太平洋戦争の間、〈この地域での〉平均的な飲料水中の〈カドミウム〉濃度は五〇〇ナノグラム—これは米国環境保護庁の勧告の一〇〇倍である—と厚生省は評価した。言い換えると、一九五〇年代と六〇年代になされた調査は、神岡鉱山企業・神通川流域の環境・稲田での農耕作業と、人体〈の被害〉との間の接合を確認した。

神岡鉱山企業での技法と神通川流域での自然環境そしてその地域を故郷と呼ぶ人々の体の間に、解けようのないクモの巣のような絡み付きが、明らかになってきていた。

五．住民／人口

〝シック・ビルディング症候群〟は、建物建造後に判明するととらえどころのない疾患である。一九八〇年代から米国のオープン・フロアで換気調整の便利な近代的建物で働く女性が罹ってきた。この症候群の究明のため、Michelle Murphyは、性別の組合せ〈又は、問題になる物質及び関係のあるやり方〉を追ってゆき、ある化学物質に曝されていることに辿り着いた。新しい種類の建築物質—プラスチックや粘着性物質から合成カーペットや小片からなる合板は、コンピュータやコピー機を保護するため湿気をとる空調の中で、化学物質を放出する。そのような多分に毒性のある環境で働くことは先に述べた年代の女性にとって特殊原因となる。これは〝室内汚染〟であり、一つの原因を検証することが困難である多種類の不思議な症候群が勤務時間中の女性を病気にする。

然し、多くの原因の中で〈原因となるのは〉化学物質や建築構造だけではない。何故なら、性別は女性が室内の化学物質に曝される様式を形づくっている。Murphyは、二〇世紀までに事務所の建物は〝性別ごとによる労働の区別と、女性の仕事として指定された最も低級な事務仕事という特別扱いの様子との区切りのある場所〟となってきたと書いている。Murphyは、〝建物と体との結合を通じて〈生じた〉歴史的に特殊なパターン〟として、〝集まり〟という言葉〈の意味〉を展開し、これらの関係は異なった歴史を持つことに注目する。それ故に、女性の体と近代的建物との双方が組合せとなり、シック・ビルディング症候群の発生に寄与すると述べている。

同様に、Gregg Mitmanは、喘息の歴史を論じる中で、二〇世紀のアメリカ合衆国で保健庁は喘息の因果関係の網目を繋ぎあわせたと主張する。油虫のアレルギー物質・性別・社会層・粉塵吸入・空気汚染、そして、付け加えるならば適切な健康保護を怠ったことが原因の一つとしてもよい、と。New Orleansの街では、人種の各遺産、環境的・経済的な不平等が伝染病の性質を造ったとの主張は、本書で用いられた複合原因モデルに近似している。然し、Mitmanは、これらの原因的な要素と他の要素全部を調査し、問題の根本は歴史的なものであったと主張した。〝アメリカの都会の長く発達中の流行的なアレルギーは、都会生活を築いた不公平な生態系の産物である〟と書いた。

Mitmanの言葉を部分的に改変するならば、日本での〝イタイイタイ病〟は、一九世紀後半から二〇世紀前半において日本の社会を構成した女性差別の生態学と田舎の食事がこしらえたものであった、と論じてもよさそうである。

神岡鉱山の下流で、カドミウム中毒の危険に曝された田舎の女性達が置かれていたのは、肌色について理想的な女性の定義は、歴史的な明治政府の意見に支配されている。

MurphyとMitmanの研究態度は、異なっているけれども、神通川流域での〃イタイイタイ病〃の発生を理解するに有益である。だが、この病気の場合には、複合事情と環境に若干異なる点があるように見える。

子供の出生を促進する日本政府の政策と、閉経という生理状態と、女性の美しさを白い肌に限って理想化することとは、この疾患に必要な原因となる要素として考えられる。

それに加えて、女性の歴史の積み重ねが原因となっていた。歴史家のSharon NolteとSally Hastingsが書いたように国家は、女性に対して、「作業に精を出し、倹約し、有能に家事を行い、老弱病者の世話をなし、責任をもって子供を育てあげることに寄与するように」と勧告した。

殊に明治二三年の『教育勅語』により、明治政府は現代国家の道徳の基礎として役にたつ女性であるようにと強調してきた。具体的には子供を持ち育てることであった。

更に、明治三一年以降は、新しい『日本民法典』の施行でも、再び、婦人の義務は沢山の子供を持つことであるとされた。唯、今回は家族と芽生えはじめた日本帝国の為にであった。子供達を産むことの他に、女性達は日本の産業の重荷の巨大な部分を負担した。出稼ぎの〃女工〃は、日本の最初の経済的奇跡の期間に単一労働を提供した。家に留まった女性たちは、稲田で働き、家事に従事しながら、子を生み育てた。

神岡の下流の女性達には、彼女らの従順な労働に対して、イタイイタイ病がお返しとなってきた。丁度、日本脳炎が、葬儀で仏教徒が一堂に集まった際に、日没後に吸血活動をする蚊の生態と有毒のコガタアカイエカに刺された豚が別の蚊の感染源となることが知られている養豚場の組合せの結果として発生し広がるように、〝イタイイタイ病〟は、戦時経済の要請と、浮遊選鉱法と、戦時中の異状な運転操作と、環境による毒性の発生・強化と、日本家庭の価値多くの子供を産み育てながら稲田で働き、粗末な食事をすることと、女性の肌の白さを尊重することとの、全てが一点に収斂することで発生した。

夫の家を継続させ、作業場で働き、或いは日本帝国陸軍や海軍に奉仕するために子供を産んだことで、その大腿骨や胸骨を脆弱にし、男性よりも、彼女らの〝イタイイタイ病〟への感受性をより高める。国家の期待によって潰されて、彼女らの体内は、事実上の重金属の倉庫となった。重症の患者の検死〈剖検〉では、大腿骨と胸骨に含まれるカドミウムのレベルは、それぞれ、一五〇〇〇マイクログラムと一〇〇〇〇マイクログラムを示した。

六．Walker氏の主張（要旨）

(1) イタイイタイ病患者の出生年代と出産数

昭和六一年に富山県の厚生部は、カドミウム中毒に苦しむ人達として一八四人の女性と三三人の男性（即ち、県内の被害者八五％が女性である）を記録した。勿論、それらの女性の七八％が六〇歳から七九歳であり、このことは彼女らが月経閉止後となっており、且つ、明治二二年から四一年の間に生まれたことを意味している。

彼女らが生まれた年度は、明治政府が〝良妻・賢母〟のスローガンを最も積極的に推進した時代であった。状況による証拠しかないが、神通川沿岸で最も疼痛に苦しめられたのは、明治後期の良妻・賢母の世代であったことを強く示唆している。

ここに、神通川流域にカドミウム中毒を決定する幾つかの他の社会的に推進するものがある。明治期の後半までに、多くの豊かな都会の女性に対して、田舎の〝女性の家族的で社会的な義務の中核〟は家族の管理と子供を産むことになってきていた。

然しながら、豊かではない田舎の女性は、徳川時代を思い起させる家事労働の分担に彼女らの時間を割き続けた。彼女らは家事に従事するだけではなくて、農作業と子供を産むことに従事した。

昭和四二年の調査で、カドミウム中毒の女性被害者の九六％が神通川流域に〝四〇年かそれ以上住んできたこと〟、その八三%が〝農業に従事したこと〟、そして五六%が〝六人かそれ以上の妊娠した〟ことが決定された。〝歴史的に言うならば〟、〝六人かそれ以上の妊娠〟は、日本の個々の女性にとって、それ以前の数十年間よりも多い妊娠数である。

これを論証するために、我々は暫らくの間、妊娠・家族数・人口についての掴み所のない話題に取り掛かろう。神通川流域に生活している女性が、妊娠と家族の数の増加を体験したことを示すために、明治国家の到来の後に家族数の増加を証拠だてる必要がある。が、運悪くも、個々の妊娠の背後にある正確な動機を決めることも出来ないだろうし、嬰児殺しのような変わりやすい事柄を勘定することも出来ないであろう。

(2) 明治維新の前後の家族数の推移

家族数の増加については圧倒的な証拠がある。享保六年から弘化三年〈一一五年間〉の間は、日本の人口は二六〇〇万人を前後していた。北陸地方（富山・石川・福井と新潟の各県を含む）では、この期間にとるに足りない〇・一三%の増加しか見られなかった。Tomas Smithは〝享保六年から弘化三年まで国民人口の増加がなかったことは明白である〟と結論している。Akira Hayamiは、享保六年よりも二一年前の元禄一三年の日本の人口は三〇〇〇万人であったが、一八世紀を通じて沈滞したという。明治維新の前夜の日本の人口は三五〇〇万人で、北陸地方でも幾分の成長があった。日本の人口は、明治三三年迄には四五〇〇万人であった。

要約すると、徳川時代の後半は全くないしは殆ど人口の変化はなかったが、明治維新以後は指数的に増加した。妊娠率の増加が生じたのは、よりよき医薬品や、明治政府のスローガンが計画した効果での高いレベルの生活水準が揃った一九世紀の諸要素の集まりであったと仮定することが出来よう。

一八世紀に人口の澱みを生じたのは、徳川時代には多産の率や個々の家族の大きさについての慎み深さが残っていたことに意味がある。

Laurel Coornellは、一八世紀の人口の成長の澱みは、死亡率（飢餓と病気）、多産（嬰児殺し及び一時的労働のための移住（出稼ぎ）―それは夫婦を別居させて交接の機会を低下する―を含む諸要素の結果であったと記している。この集積的影響は人口の成長に殆どないし全く効果がなかった。

Smith*は、享保元年から文政六年までの〈九三年〉間の日本の中央部での平均的家族数は四・四人と結論した。大きな地主ですら、平均的な家族数は五・三人であったと推断した。

*Smithによれば、18石以上を持つ地主に限っての話。1石は、年間5ブッシェルの米を産する土地の範囲。〈1ブッシェルは、約2斗1合〉

徳川将軍家は、家族数の増加に関心を示さなかった。が、いくらかの藩主は人口増加の政策設計を考えた。例えば、徳川将軍家は、幕府開設の慶長八年から二三六年後の天保一三年までは堕胎に対する公式的非難を定めていなかった。それ以後も、その政策は江戸〈徳川家の首都〉に於いてのみ実施された。地方においては、明和四年〈天保一三年より七五年前〉に、近隣の住民に嬰児殺しを警戒するようにとの勧告がなされたが、彼らが実際にどの程度行なったかの判定には疑問が残る。然しながら、藩主達は人口の増加に関心を抱いた。それは経済的・農業的な沈滞が人口の減少によって生じたからである。両者ともに租税収益の減少を意味する。例えば、笠間藩の領主は儒教を教える家臣に、農民に対して、仏教徒の教えに従って嬰児殺しと堕胎の不道徳性を教えるように命じた。例えば、仙台藩では、嬰児殺しと堕胎の割合を減らすために、村は幼児への経済的援助を取っておいた。この政策は、寛政八年〈天保一三年より四六年前〉に制度化されたが、その制度化は日本の医師達が子供を産むための医術を考えるようになるという大改革で引き受けられた。

これらの一七世紀から一九世紀の日本の人口学の方向を指すことについてOchai Emikoは、人口の増加は一九世紀の後半に起こったもので、この期間は最もこの問題に関連するところで—明治国家による〝個人の生活に対する中央集権による支配〟の結果であったと述べた。彼女は更に続けて〝人口成長自体を誘導するプログラムは、社会の主要な復興の光景であった〟と述べた。この〝人口を増加させる〟とのプログラムで重要な部分は、〝良妻・賢母〟のキャンペーンで、富山における高い妊娠率に対しても、それ故に、傷つき易い女性を〝イタイイタイ病〟に追いやるについても、責任があった。

(3) 〝肌の白さ〟への志向がイタイイタイ病を招いた

然し、カドミウム中毒は、日本社会では別の決定要因による結果でもあった。即ち、帝国の民族の皮膚の色、白についての迷信、そして、純粋な宗教的考えの全ての相互作用が〝イタイイタイ病〟を形成した。

白に対する尊敬は日本の古代まで辿ることが出来る。例えば、古代の廷臣らの慣行は顔と首に白い化粧料で気前よく塗り固め、純粋の象徴である固有の神道の白衣と笏などを身に纏った。日本では、白は高い社会的な地位、人の美しさ、清らかな肌、そして、太陽から発せられるような明るさを象徴する。帝国王室の守護神である—天照大神：太陽神—は同様に白を想起させる。古代では、清少納言の〈書いた〉ように、労働して陽に焼けて黒い人達を軽蔑した。Dowerが言うように〝皮膚が黒い連中は労働者階級で、日光を浴びて働いている〟。

著名な例外があるが、このような純粋に白い肌に対する態度は現代に持ち越された。日本の化粧品売場での打ち解けた品定めがこれを証明している。〝白粉〟は決まったように多い。

太陽に曝されることには限りがあり、それ故に、重要なビタミンDの自然源は、日焼けを防ぐ衣類を身に着けることにより失われて行く。

ビタミンDは、腸管からのカルシウムの吸収と代謝を増進させ、骨軟化症や骨粗鬆症を予防する。このビタミンは、魚や卵や乳牛から採れるものによって得ることが出来るが、皮膚も太陽に曝されるとそれを産出する。ここに問題の焦点がある。

若しも、田舎の女性達が、白い肌を保つために、太陽に曝される（これによりビタミンDが皮下に生まれる）ことを苦心して避けるならば、そして、その同じ女性達が彼女らの伝統的食事のために殆ど牛乳を飲まず、古いやり方の粗末で劣悪な食事をとるならば、彼女らは疑いなく、太陽により多く曝されたことでビタミンDを受け取った男性よりも、カドミウム中毒の影響により感じやすいことを証明してきたであろう。

(4) 厚生省見解と損害賠償裁判の判決について

昭和四三年五月に、厚生省は〝イタイイタイ病〟はカドミウムの汚染に関係していると決定した。同じ年に富山県は〝イタイイタイ病〟患者に対する救済方法を決めた。それは、その病気に苦しむ患者を登録して、医療手当てを施すことだけであった。

同年三月九日に、八人の患者と六人のこの病気での死者の相続人らが三井グループに対して提訴した。それは昭和二五年〈昭和一四年に追加された「無過失責任」規定がある〉の「鉱業法」の損害賠償規定に基づいていた。昭和四六年六月三〇日富山地方裁判所は、原告らへの損害金として五七〇〇万円の支払いを裁定した。驚くこともないが、三井は名古屋高等裁判所〈金沢支部〉へ控訴して、カドミウム中毒ではなくて他の要因、即ち、カルシウム不足と貧しい栄養がこの病気の原因であると論じた。が、患者側の疫学的証拠は高裁を揺るがした。高裁は地裁判決を確認すると共に、損害額を有意に増額した。

我々の目的にとって、名古屋高裁金沢支部での、疫学によって辿られた因果関係の網目への信頼は、重要なものの一つではある。何故なら、日本の裁判所は複雑性―複合要因による因果関係―環境汚染とその人の健康への有害な影響―を分析し始めたから。

しかし、この見解は因果関係の網目のすべてを把握したものとは言えない。歴史的な過程はさまざまな分野の併存で成立しているのである。そこではさまざまな研究領域を使って分析することが必要である。環境問題で起こった被害の最終の因果関係ないし最終に近い因果関係も多面的であり、複雑化したままなのに、一面的な見方がなされがちである。

国はどこであっても、ヒトの体はヒトの体であるし、同じくカドミウムはカドミウムである。これらは社会と文化を超えた共通の状態の話である。然し、カドミウム汚染地は各地にあるにも関わらず、イタイイタイ病は神通川の流域沿岸にのみしか発生していない。

われわれは、何故に神通川にのみ発生したのかの社会と文化の諸要因を求め、結論として、①〝良妻賢母〟のキャンペーンによる多産及び②ビタミンD不足（これを増悪する白い肌確保のための日光忌避）、そして③粗食とが、イタイイタイ病を齎らしていることを明らかにした。

第二．Walker氏の論旨についての疑問

以上に紹介したWalker氏の論旨には、それぞれの箇所にいくつもの疑問があるが、ここで取り上げようとするのは「五．住民／人口」「六．著者の主張」で、そこには特に見過ごし難い問題点がいくつもあると思われるからである。

その骨子の一つは、「多産」が原因であるとする。殊に富山県（〝イタイイタイ病〟発生地）では、明治二三年一〇月の『教育勅語』と同三一年七月の『民法親族相続編』の発布により、併せて明治政府による〝良妻賢母〟キャンペーンに基づき、出生率が高まったのであり、多産により《骨を弱めて》〝イタイイタイ病〟に追いやられたのだという。

更に、Walker氏が言うように「神通川沿岸で最も疼痛に苦しめられたのは、明治後期の良妻・賢母の時代であった」のであるとすれば、この女性らは江戸末期から明治初期に生まれていなければ、明治二三～三一年の頃から出産出来なかった筈である。つまり、その期間には「明治政府が〝良妻・賢母〟のスローガンを最も積極的に推進した時代であった」と同氏は主張しているからである。

だとすれば、江戸末期から明治初期の時代に生まれた女性が、積極的にスローガンが唱えられた時代の前後に結婚する年代に達しており、この年代の女性がスローガンに影響されたとして多産が始まった事になる。その結果、明治二三年以降に生まれてきた娘らが出産を始める時期は早くて明治四〇年から大正時代以降の出産となろう。果たしてこれらの年代の女性が、母の時代に行なわれたという明治政府の〝良妻・賢母〟の笛に踊ることがありうるであろうか。

Walker氏は、自己の主張の裏付けの一つとして、人口・家族・出産を取り上げ、(1)徳川時代の後半は全く、乃至は、殆ど人口の変化はなくて、越中の人口は停滞していたこと。(2)越中の人口の指数的増加が始まったのは、『教育勅語』の発布の下で明治政府による〝良妻賢母〟の指導が行なわれた結果であり、又、(3)旧『民法』の親族・相続編が施行されたことにも基づき出産率の著しい向上が原因の一つであると言う。

今一つの骨子は、「粗食（牛乳の不摂取を含む）」と「日光の忌避」であるとする。即ち、(1)盲信的に〝白い肌〟を求めて日照を避けたために、紫外線による皮膚下でのビタミンDの産生が阻害され、これに(2)牛乳の不摂取と日常の粗食が加わり、「多産」と合わせて《骨の脆弱化を招き》〝イタイイタイ病〟になったと言うのである。

果たして然りか、以下、これらの諸点の当否を検討したい。

一・江戸時代後半の人口・家族数・出産の推移

(1) 江戸時代後半の人口の推移

Walker氏が、江戸時代後半は人口の変動は停滞していたとする根拠として、数名の研究者の著作から引用しているが、それらは研究の〝摘み食い〟としか思えない。

例えば、引用されている速水《はやみ》 融《あきら》はこの分野の改革者であるが、幕府の調査した資料に基づき『幕府調査国別人口表』を作成し、享保六年（一七二一）から弘化三年（一八四六）迄と明治五年（一八七二）までの八六カ国と蝦夷地人口の一覧表を作成している（速水 融『新しい近世日本像・歴史人口学研究』藤原書店、表三～四、一一〇～六頁）。

速水は、享保六年から弘化三年までの一二五年間の地域別の人口の変化を調べ、次頁「表1」のように、「a．平常年変化率」から、冷害や旱魃により影響の出た「b．災害年変化率」を差し引いた「c．全期間変化率」とに分けて、人口の変化を分析した。これによって、従来の一律停滞説は完全に破綻したのであった。

浜野 潔は「速水 融は、地域によって人口変化に大きな違いがあること、また江戸時代の三大飢饉を挟む時期とそれ以外の時期では、人口増加率が全く異なることを見出し、江戸時代の人口を停滞の一言で片付けることは出来ないと主張した」（浜野『歴史人口学で読む江戸日本』吉川弘文館、七二頁）と評する。これが今日の通説である。

速水の「表1」によると、全国平均の「全期間変化率」は「+三%」に止まっているが、北陸は「+一七・六%」と妥当な伸び率を示している。一見して明らかなのは、全体として北減・南増である。関東以北(西奥羽を除く)は軒並みにマイナスであり、中国・四国・九州は大きくプラスである。中間の北陸・東山は妥当なプラスであるが、近畿とその周辺はマイナスである。

表1　近世日本における地域別人口の変化

地　域	享保6年人口	弘化3年人口	全期間の変化	平常年の変化	災害年の変化	全期間変化率	平常年変化率	災害年変化率
1 東奥羽	1962839人	1607881人	-354958人	+96848人	-451806人	-18.1%	+4.9%	-23.0%
2 西奥羽	877650	912452	+34802	+128198	-93396	+4.0	+14.6	-10.6
3 北関東	1841957	1328534	-513423	-251307	-262116	-27.9	-13.6	-14.2
4 南関東	3281746	3109944	-171802	-24451	-147351	-5.2	-0.7	-4.5
5 北　陸	2155663	2534477	+378814	+584853	-206039	+17.6	+27.1	-9.6
6 東　山	1052147	1191309	+139162	+142207	-3045	+13.2	+13.5	-0.3
7 東　海	2201831	2434061	+232230	+109894	+122336	+10.5	+5.0	+5.6
8 畿　内	2249792	1998737	-251055	+66567	-317622	-11.2	+3.0	-14.1
9 畿内周辺	2816804	2672179	-144625	+81721	-226346	-5.1	+2.9	-8.0
10 山　陰	978447	1208875	+230428	+218177	+12251	+23.6	+22.3	+1.3
11 山　陽	2023970	2433799	+409829	+360435	+49394	+20.3	+17.8	+2.4
12 四　国	1532131	1943146	+411015	+316551	+94464	+26.8	+20.7	+6.2
13 北九州	1987553	2123634	+136081	+158621	-22540	+6.8	+8.0	-1.1
14 南九州	1087276	1344411	+257135	+113123	+144012	+23.6	+10.4	+13.2
計	26049806	26843439	+793633	+2101437	-1307804	+3.0	+8.0	-5.0

地域に含まれる国名
- 東奥羽　：　陸奥
- 西奥羽　：　出羽
- 北関東　：　上野、下野、常陸
- 南関東　：　武蔵、相模、上総、下総、安房
- 北　陸　：　佐渡、越後、越中、能登、加賀、越前、若狭
- 東　山　：　甲斐、信濃、飛騨
- 東　海　：　伊豆、駿河、遠江、三河、尾張、美濃
- 畿　内　：　山城、大和、和泉、河内、摂津
- 畿内周辺：　近江、伊賀、伊勢、志摩、紀伊、淡路、播磨、丹波
- 山　陰　：　丹後、但馬、因幡、伯耆、出雲、隠岐、石見
- 山　陽　：　美作、備前、備中、備後、安芸、周防、長門
- 四　国　：　阿波、讃岐、伊予、土佐
- 北九州　：　筑前、筑後、肥前、壱岐、対馬、豊前、豊後
- 南九州　：　肥後、日向、大隅、薩摩

出典　速水　融『新しい近世日本像　歴史人口学研究』152頁から

何故に、そのような差が出るのかについて、鬼頭　宏は「災害年における人口減少の理由の大半は『暖かさの指数』が説明してくれる。『暖かさの指数』は、植物の成長にとって有効な摂氏五度以上の気温の積算値として計算されており、これが大きい地方ほど農業生産力は安定的かつ大であるといってよい。事実、災害年の人口変化率と暖かさの指数の相関は強く、江戸時代後半の人口減少が、より気温の低い地域で大きかったことを証明している」という。この点から見ると、北陸と東山よりも近畿とその周辺が低いことが示されていて、疑問が解消されよう（鬼頭前掲『人口から読む日本の歴史』九九頁、表4と一〇一頁表5を対比されたい）。

鬼頭は、次頁表2で縄文・弥生から明治以前までの国別人口と成長率を検討して報告している（「〔調査〕明治以前日本の地域人口」『上智経済論集』四一巻一・二号、表一〜三）。

鬼頭によれば、北陸は享保六年から弘化三年までに人口は、二五八万六千人から三〇四万一千人へと増加しており、増加率は「＋一七・六％」であるとし、速水のそれと一致する（鬼頭前掲「〔調査〕明治以前日本の地域人口」七四頁以降）。

Walker氏の人口の停滞論は、少なくとも、北陸に関する限り全く誤っている。

(2) 江戸時代後半の世帯人員数

江戸時代後半の各地の世帯人数

Walker氏は、その「人口」の節の中で、Tomas Smithの「享保元年（一七一六）から文政六年

表２　日本列島の地域人口（16地域区分）

時代	年	北海道	東奥羽	西奥羽	北関東	南関東	北陸	東山	東海
【国　別】									
享保６年	1721	18.7	2,355.4	1,053.2	2,210.3	3,938.1	2,586.8	1,262.6	2,642.2
寛延３年	1750	26.2	2,203.4	1,015.5	2,143.0	3,913.8	2,592.6	1,284.2	2,710.1
宝暦６年	1756	27.2	2,167.4	1,006.1	2,106.4	3,865.9	2,655.5	1,319.1	2,691.8
天明６年	1786	31.6	1,876.5	965.9	1,766.6	3,484.2	2,530.1	1,328.6	2,718.8
寛政４年	1792	32.9	1,881.9	980.1	1,696.6	3,464.9	2,628.0	1,290.1	2,585.8
寛政10年	1798	34.5	1,906.9	1,023.6	1,704.2	3,516.4	2,723.3	1,358.1	2,754.7
文化元年	1804	54.5	1,923.5	1,044.2	1,664.4	3,490.5	2,769.3	1,353.4	2,775.3
文政５年	1822	74.3	1,980.8	1,091.1	1,617.1	3,474.3	3,013.7	1,391.4	2,973.0
文政11年	1828	78.0	2,016.1	1,135.1	1,603.3	3,609.4	3,117.9	1,536.0	2,950.1
天保５年	1834	81.4	2,028.6	1,129.1	1,501.7	3,502.8	3,169.0	1,464.4	2,940.9
天保11年	1840	77.2	1,807.4	999.2	1,552.2	3,605.1	2,881.4	1,390.1	2,821.2
弘化３年	1846	85.1	1,929.5	1,094.9	1,594.2	3,731.9	3,041.4	1,429.6	2,920.9
明治６年	1873	123.7	2,306.0	1,197.9	1,664.7	3,555.7	3,309.3	1,356.7	2,822.4
明治13年	1880	163.5	2,505.4	1,276.2	1,888.8	3,931.5	3,476.8	1,506.2	3,028.0
明治23年	1890	421.7	2,981.8	1,424.7	2,276.1	5,019.9	3,860.1	1,746.0	3,409.2
【府県別】									
明治13年	1880	163.5	2,478.2	1,303.4	2,078.6	3,763.1	3,476.8	1,399.6	3,113.5
明治23年	1890	421.7	2,947.6	1,458.9	2,490.7	4,830.5	3,860.1	1,626.6	3,505.0
明治33年	1900	949.3	3,463.9	1,640.6	2,890.6	5,629.0	3,906.2	1,816.8	3,932.3
大正９年	1920	2,359.2	3,926.6	1,867.4	3,449.5	7,678.5	3,847.4	2,146.2	4,710.6
昭和25年	1950	4,295.6	6,355.4	2,666.3	5,191.3	13,050.6	5,179.5	2,872.2	7,406.6
昭和50年	1975	5,338.2	6,780.1	2,452.8	5,796.7	27,041.7	5,306.2	2,800.7	11,100.4

時代	畿内	畿内周辺	山陰	山陽	四国	北九州	南九州	沖縄	合計
【国　別】									
享保６年	2,699.8	3,380.2	1,174.1	2,428.8	1,838.6	2,385.1	1,304.7	−	31,278.5
寛延３年	2,567.4	3,200.1	1,236.3	2,445.1	1,874.7	2,392.5	1,405.9	−	31,010.8
宝暦６年	2,604.1	3,294.9	1,270.6	2,488.0	1,929.0	2,434.1	1,422.2	−	31,282.5
天明６年	2,449.6	3,213.9	1,304.8	2,567.9	1,993.8	2,382.4	1,489.1	−	30,103.8
寛政４年	2,432.8	3,135.8	1,305.0	2,557.7	1,989.4	2,398.6	1,490.3	−	29,869.7
寛政10年	2,458.6	3,124.3	1,375.7	2,657.5	2,043.1	2,390.8	1,493.8	−	30,565.2
文化元年	2,420.8	3,119.1	1,391.0	2,668.2	2,112.6	2,453.9	1,505.7	−	30,746.4
文政５年	2,479.2	3,246.1	1,475.1	2,822.1	2,235.9	2,455.6	1,584.0	−	31,913.5
文政11年	2,519.6	3,264.5	1,502.6	2,910.3	2,276.3	2,501.9	1,604.8	−	32,625.8
天保５年	2,492.7	3,217.2	1,532.2	2,957.5	2,319.4	2,531.1	1,608.6	−	32,476.7
天保11年	2,322.4	3,121.5	1,385.7	2,800.9	2,260.2	2,483.1	1,594.5	−	31,102.1
弘化３年	2,398.5	3,206.6	1,450.7	2,920.6	2,331.8	2,548.4	1,613.3	−	32,297.2
明治６年	2,036.8	3,024.9	1,338.5	2,911.1	2,459.2	2,857.1	2,139.9	166.8	33,300.7
明治13年	2,219.7	3,225.6	1,403.2	3,093.2	2,620.2	3,010.3	2,254.8	354.4	35,957.7
明治23年	2,714.7	3,487.2	1,487.1	3,329.1	2,868.8	3,388.8	2,483.5	410.1	41,308.6
【府県別】									
明治13年	2,362.2	3,449.1	1,037.3	3,093.2	2,620.2	3,010.3	2,254.8	354.4	35,958.1
明治23年	2,769.4	3,816.9	1,102.8	3,329.1	2,868.8	3,388.8	2,483.5	410.1	41,310.3
明治33年	3,242.3	4,174.8	1,148.0	3,655.6	3,013.2	3,896.1	2,716.0	465.8	46,540.6
大正９年	4,439.5	4,772.6	1,169.4	3,800.6	3,065.7	4,858.4	3,299.9	571.6	55,963.1
昭和25年	6,453.8	6,614.4	1,512.8	5,284.0	4,220.3	7,373.8	4,723.1	914.9	84,114.6
昭和50年	11,781.3	8,675.8	1,350.2	6,015.8	4,040.1	7,892.9	4,524.3	1,042.6	111,939.6

出典　鬼頭『図説人口で見る日本史』（享保以前と平成以後は略す）

（一八一一三）までの〈九三年〉間に日本の中央部（美濃国安八郡浅草中村）での平均家族は四・四人で、地主ですら五・三人だつた」との部分を引用した上で、「〈そのような出生率が続いている筈の明治に入ってから〉明治政府による〝良妻賢母〟の指導をうけたことで、富山のカドミウム地域での出生率が高まり、イタイイタイ病患者の出生児数は平均六人以上になった」と主張している。

しかし、Smithの調査した期間は小氷河期で、享保・宝暦・天明・天保と凶作期が続いた期間であり、Walker氏も引用しているLaurel Coonellが書いているように「飢餓と疾病」の時代のデータであった。

しかも、Walker氏はあえて引用を避けているが、「Smithの研究によると、この〈浅草中〉村では、上から下まで、どの階級でも凶豊を問わず〝間引き〟が行なわれていた」「浅草中村では出生が計画的に制限されているが、出生の抑制は貧しさ故に行なわれているのではなくて、多産によって将来の生活水準の低下を避けるために計画的に行なわれていたし、兄弟の男女のバランスをとることや、出生間隔を適当に保つことを目的としていた」（鬼頭前掲『文明としての江戸システム』九〇～一頁）。

確かに同村では「平均家族は四・四人で、地主階級では五・三人と約一名の差が見られるが、それは同じ郡の西条村《にしじょう》でも、婚姻年齢が上層農家が下層の農家よりも三年ほど早かったためであった。下層農家の娘の婚姻が遅れる理由は、下層農家の娘は十代半ばで村外へ奉公に出て、十年以上過ぎてから帰村して結婚するから、その初婚年齢の差は、出生数をほぼ一名分少なくする効果があった」（鬼頭前掲書、六一頁、八七～八頁）ためである。このことは浅草中村にも妥当する。

当時よりも遥かに後の時代である昭和後期においても「妻の結婚年齢別平均出産児数の統計では、妻の結婚年齢が一九歳未満の場合の平均出産児数は三・四五人であり、一九～二二歳では二・四二人であり、二三～二五歳では二・〇三人である（厚生省人口問題研究所『昭和五二年度実地調査：第七次出産力調査報告』表四―三）」。初婚年齢の差が出生児数に影響することは、浅草中村だけの問題ではない。

要するに、現在・将来に備えて出生児数を抑制した村もあれば、しない村もある。結婚が早い階層もあれば遅い階層もある。その結果、一世帯人員数に差が見られることにもなる。

Smith本人が書いているように、「この美濃の一農村〈浅草中村〉は、日本のすべての代表ではない。東北・関東は異なった行動を見せているかもしれないし、北陸は〝間引き〟を特に厳しく戒めた真宗地帯であるという理由でまた別であろう」（鬼頭前掲『人口から読む日本の歴史』二一三頁）とされているように、浅草中村のケースを北陸に当てはめようとすること自体に無理があることは明らかである。

ちなみに、北陸は〝間引き〟をしないことで知られている浄土真宗の王国である。このことは、一九世紀初めの武陽隠士の『世事見聞録』にもでており、関東の笠間藩では、藩内の〝間引き〟が改まらないために親鸞ゆかりの稲田村の浄土真宗西念寺の住職に依頼して、越中の砺波郡から浄土真宗に帰依している農民多数を勧誘して加賀藩から脱出させ、笠間藩内に土地を与えて定住させて人口を増やした事例が知られている（『富山県史』通史編Ⅳ、一〇四七頁以降。有元正雄『宗教社会史の構想』吉川弘文館、一六〇頁。宮本常一『庶民の発見』講談社学術文庫、七八～九頁。ほか）。

他方、浄土真宗の信者でない人々の地域では、しばしば慣行として〝間引き〟が行なわれていたことが知られ、その一事例として、『遠野物語』などで有名な柳田国男の『故郷七十年』に関東で見聞した体験*が述べられている。

*氏は、明治二〇年一二歳の折り、「茨城県下で医院を開業している長兄の許に身を寄せた際に、驚いたことには、どの家でも二児制で、一軒の家には男児と女児、若しくは女児と男児の二人しかいなかった。約二年過ごした利根川べりの生活を想起するとき、印象的に最も強く残っているのは、あの河畔に地蔵堂があり、誰が奉納したものか、堂の正面右手に一枚の彩色された絵馬が掛けてあった。その図柄が産褥の女が鉢巻きを締めて、生れたばかりの嬰児を押さえ付けているという悲惨なものであった。障子にその影絵がうつり、それには角が生えている女の傍らに地蔵様が立って泣いているという意味を、私は子供心にも解し、寒いような気持ちになった」という。明治元年に「産婆ノ売薬世話及堕胎等ノ取締方」が出されてから全国各地で堕胎・間引きに関する禁令が出されたが、その後も容易に改まらなかったことは柳田氏の体験にも述べられているが、その後の事例についての研究として、鈴木由利子の『間引きと嬰児殺し』がある（『東北学院大学東北文化研究所紀要』三八巻、六八～八七頁）。

友部謙一は、江戸後期の出生数を「平均して五・八一名」（「近世日本農村における自然出生力推計の試み」『人口学研究』一四号）と推計した。同じ江戸後期の農村について、鬼頭は「三〇年間結婚の続いた場合の合計出生数が七人以上の高出生力地域は、北陸・濃尾・近畿である。反対に、東北・関東・長門ではせいぜい五人か、それ以下であった」とし、全国の平均値は「五・六九名」で、「北陸は七・四八名」だったと述べている（鬼頭『図説人口で見る日本史』九八頁）。

(3) 幕末から明治にかけての人口の推移

高出生力地域である美濃安八郡の西条村では、『宗門改帳』の調査により、宝暦飢饉（一七五五）と天明の飢饉（一七八一～八）の期間の間の安永四年（一七七五）以前の出生率は〈産婦一人当り平均〉七・〇三人で、五年以降は七・五〇人であることが判明した。

この数字は『宗門改帳』では二歳からの登録のために、登録以前の死亡児が漏れているので、これを含めるために出生率に一・二五*を掛けると、前者が八・〇八人、後者が八・六二人の子供が生まれていたことが推認されている（浜野　潔『歴史人口学で読む江戸日本』吉川弘文館、五四～五頁）。

*速見　融によると「年一回の『宗門改帳』に現われない出生・死亡があったことを銘記すべきである。このように日の目を見ることなく夭折した乳児の数は、近代以前の社会にあっては相当の数にのぼったと見られる。『宗門改帳』を利用する場合、近代人口統計と比較可能な出生率・死亡率を求めるには一・二五倍にすることによって初めて近代人口統計のそれと比較が可能になる」（『江戸の農民生活―宗門改帳に見る濃尾の一農村』日本放送協会、一〇～一頁）。この率で計算すると、浜野の数字は八・七八人と九・三七人と、更に大きくなるであろう。

鬼頭は「江戸時代の人口指標のほとんどが『宗門改帳』から求められているので満一歳未満の死亡の記録が不完全である。実際の出生数を算出するためには乳児死亡率を仮定して観察される出生数を補正しなければならない。その上で、徳川後半期の農村における出生率を推計すると、五・八一人となる」。これは平均値なので「地域別には中部〈北陸を含む〉・西日本では六〜七人台である」「三〇年間結婚が続いた場合の合計出生率が七人以上の高出生力地域は北陸、濃尾、近畿である。反対に東北、関東、長門ではせいぜい五人か、それ以下であった」「国勢調査が始まった大正九年（一九二〇）は人口動態の転換点でもあった。国勢調査で調べられた農村の完結出生数の調査も、明治産まれの女性は六人前後であったものが、大正生まれから一挙に五人を下回るようになった」（鬼頭『図説人口で見る日本史』ＰＨＰ研究所、九八頁など）という。

「斎藤　修によると、「全国平均の農村女性の出生力」は、「明治二三年以前生まれは五・六二一人」「明治二四〜二八年生まれは五・九三人」「明治二九〜三三年生まれは五・九七人」「明治三四〜三八年生まれは六・〇三人」「明治三九〜四三年生まれは*五・七二人」「明治四四〜大正五年生まれは四・九一人」と集計されている（斎藤「人口」西川俊作他『日本経済二〇〇年』日本評論社、三九頁）。

「この数字は全国の平均値であって、地域別に見ると、中部・西日本では六〜七人台であるが、関東・東北は四人強に過ぎないとされている（斎藤三九頁）」。北陸は中部に含まれている。

*「明治三九〜四三年生まれの出産数」は、斎藤の引用から落ちているが、原典の阿藤　誠の「わが国出生力の社会的決定要因」（『人口問題研究』一五七号、六頁、表二）から引用補充した。

「高橋真一は、修正出生数と修正乙種現人口[*1]を利用して、明治三二年から大正一〇年の各府県の修正出生率[*2]を求めた」「二〇世紀最初の二〇年（明治三三年から大正一〇年）の高水準の地域は、新潟・富山などの北陸、東北そして北海道からなる東北日本の高水準化が顕著」（「明治後期〜大正期の地域人口動態と人口移動」高橋ら編著『地域人口から見た日本の人口転換』五七頁）とする。

その典型例としての東北地方では「明治二三年以前に生まれた農林水産業従事者夫婦の完結出産児数は六・一〇で、明治三四〜三八年生まれのコーホートでは、六・六五まで増加した。」（斎藤前掲「人口」四〇頁）という。富山の農民家族では、これに続く数字であったに違いない。

＊1　明治から大正までは、基本的に「本籍人口」の建前であった。が、移動による誤差が出来たので、明治三一年から「内閣訓令」により、五年毎に、各市町村の本籍人口に、その市町村の出入及び寄留人員と兵営・監獄にいる人員を加え、加除して算出した人数を「甲種現人口」とした。この「甲種人口」にも脱漏・重複・誤謬があることから、数式を用いて修正したのが「乙種人口」で、「本籍人口」の他に甲乙二種を『日本帝国統計年鑑』に記載することになった（鬼頭　宏「明治・大正期人口統計における出生」『上智経済論集』四一巻一号、四三頁他）。

＊2　「一般に、『出生率』といわれる数値は、人口学的には『粗出生率』、つまり一年間の出生数を、年央人口で割った数であり、人口千に対する数で表される」（速水　融「人口誌」『岩波講座　日本史』第一巻、一三七頁）。

次に世帯人口をみると、鬼頭によると、同時代（主として一七〜八世紀前後の時代）の家族（一世帯）人員数は、『宗門改帳』の検討の結果、「東日本：陸奥三・五九人、出羽四・八三人。関東：五・〇四人。中部：北陸七・四八人、信濃五・三二人、濃尾七・一二人。西日本：近畿七・二五人、長門四・八七人」と推定している（『図説人口で見る日本史』ＰＨＰ研究所、一三五頁）。北陸・濃尾・近畿は浄土真宗の盛んな地域である。また、鬼頭によれば明正一〇年（一六三三）の肥後国合志郡一〇カ村の平均世帯人員は一〇・二七人から六・〇一人で、平均が六・六五人であった（鬼頭『人口から読む日本の歴史』八八頁表三）。更に、速水　融によると、美濃国多芸郡有尾新田の平均世帯人員は、元禄五年（一六九二）が六・一五人、享保八年（一七二三）が六・〇二人であった（速水『近世濃尾地方の人口・経済・社会』四五頁、表三―四）という。

他方、新田二郎によると、延宝九年（一六八一）の越中（婦負郡）谷折村の『人数書上帳』によると、同村に住む家族は五世帯であり、「甚太郎：高七・一石（〇・〇未満四捨五入。以下同じ）、九人」「源四郎：高一〇・七石、一三人」「善太郎：高三・六石、四人」「七藏：五・三石、七人」「善右衛門：五・三石、七人」である（新田「富山藩領の村と村人」『近世越中の農村の社会構造』桂書房、一四一頁）。平均すると、世帯人員は八人であった。それから約一八〇年後の慶応四年（一八六八）の『楡原・田中組村別家数惣人数表』の中の、谷折村は「家数六、惣人数四二。高持：家数六、惣人数四二。頭振〇」と記載されている（『富山県史』史料編v、九四二頁）。比較すると、この間に一世帯と二人が増えていて、平均すると一世帯当りの人員数は七人になった。家にとどまれなかった人達は村を出たのであろう。ちなみに、頭振とは「加賀藩（分藩した富山藩も含む）における無高百姓（小作や雑業者）をいう」（高柳光寿他編『角川日本史辞典』二版、一一五頁）。

(4) 江戸期後半の北陸、特に越中での人口の推移

表1で示したように、江戸時代後半から明治にかけて、日本全体の人口は、全期間の変化率は

「＋一〇・三％」であったが、北陸（佐渡・越後・越中・能登・加賀・越前・若狭）では、この期間の人口の伸び率は「＋一七・六％」であり、「二一五万五六六三人から二五三万四四七七人に増加」している。

その主な理由は、新田開発が人口の増加を齎らしたものである。一橋大学研究所編集の「〈調査〉徳川時代の人口趨勢とその規制要因」によると、「全国の石高」は、正保二年（一六四五）には二千三百二九万二二六八石であったが、元禄一〇年（一六九七）には二千六百九万四九六六石と一二・〇％増加し、次いで天保元年には三千百五五万三四四〇石へと一七・一％増加した。

これに対し、「北陸の石高」は、正保二年には二百五五万九三三二石であったが、元禄一〇年には二百九二万〇〇〇九石へと一四・一％増加し、天保元年には三百五二万六四三三石と二〇・八％も増加している。この間の石高指数と人口指数を対比すると、「四国・北陸・東山・九州・東海の五地域は、ほぼ直線に沿って分布しており、石高の増加と人口の増加の間に予期のごとく正の相関があることを示している」（梅村又次『経済研究』一六巻二号、一五〇〜二頁）とされる。

北陸の中でも「越中」（現在の富山県）の人口は、「＋二八・三二％」と格別に高かったのである。「越中」は、寛延三年（一七五〇）から弘化三年（一八四一）までに、三七万六三〇〇人から四八万三七〇〇人へと一〇万七四〇〇人の人口増加（通算二八・五％）であった（鬼頭前掲『上智経済論集』四一巻一・二号、表1(2)による）。

それが、全国的に見てどの程度の人口の推移かを見るために、全国と越中および当初の人口が似た国の一つとして相模（現在の神奈川県）を取り上げ、「表3」に示す。

即ち、享保から弘化までの一二五年間に、全国では三・〇五％増に止まってが、越中は二八・三二％と増加した。他方、相模は▽三％減少した。その後の二六年後の廃藩置県が行なわれた前年までに全国的に急上昇し、全国は二五・九九％、越中は九五・七％、そして相模も一四・〇七％と増加している。明治政府が動きだすまでの幕末期に際して、全国的に人口が、特に越中で急増していたことが理解出来よう。

(5) 越中での人口増加とその原因

いくつかの原因が指摘されている。一つは新田開発であり、今一つは北前船《きたまえふね》で運ばれた魚肥の使用による米穀の増収であり、最後の一つは、加賀藩後援による新川《にいかわ》木綿の製造・販売が現金収入を齎らしたことである。これらによる生活の豊かさが人口増加に繋がっていった。

① 新田開発

田畑に対する年貢が藩の収入の大半を占めていた江戸時代では、各

表3　全国・越中・相模の幕末での人口推移

	享保6年(1721)	弘化3年(1864)	明治5年(1872)
全　国	26,049,806	26,843,439	32,820,368
越　中	314,158	403,121	615,663
相　模	312,638	303,271	356,638

出典　内務省内閣統計局編『国勢調査以前日本人口統計集成』別巻1より

藩と同様に加賀藩でも新田開発が行なわれ、そのために特に新田裁許という専任の役人をおいていた。

「加賀藩では、寛永元年（一六二四）に山田川から通水して射水郡東部一帯と婦負郡北部を潅漑する牛ケ首用水（古江）の開削に着工し、明正九年（一六三二）に貫通して射水郡・婦負郡で二万五七〇〇石を増収した。更に、延宝八年（一六八〇）に庄川流域

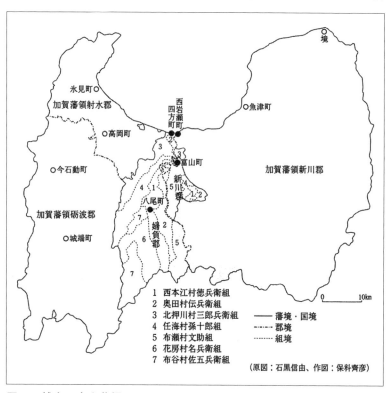

図１　越中の富山藩領

出典　深井甚三他『ふるさと富山歴史館』富山新聞社、209頁から

の芹谷野開拓で六五〇〇石、天保一三年（一八四二）に黒部川流域の十二貫野開拓で八五〇〇石」の開発が行なわれた（木下秀夫『わが郷土富山県』清水書院、二四頁）。

加賀藩所有の越中は四つの郡から成立ち、東から西へ新川郡《にいかわ》・婦負郡《ねい》・射水郡《いみず》・砺波郡《となみ》が続いていた。

「寛永一六年（一六三九）に加賀藩は、支藩として、神通川左岸の婦負郡百八十カ村（六万二八五二石）と右岸の神通川沿岸の富山町を含む新川郡の一部の七十三カ村（三万七一四九石）」、併せて一〇万石を富山藩領として分与した（坂井誠一『富山藩』巧玄出版、一六三頁）。

「加賀藩から分藩後、明治三年までの二〇〇年の間に富山藩内で開拓された新田は四万六千町歩」（新越中風土記刊行会『富山県の歴史と風土』創土社、一〇四頁）とされるが、分藩当時存在していた新田を差し引くと、少なくとも一万町歩（一〇万石強）は増えたことになる。その内の約一〇〇〇町歩（一万石強）が、神通川左岸の河川跡地で開拓され、その中に後日の熊野村となる村落（字）が生まれ、人々の協力により、廃藩置県までの間に、約四一〇町歩の田畑が開発された（二〇六頁から始まる㊟を参照されたい）。

江戸後期では一町歩の水田の米の生産量は平均一〇石強と見られていた（渡辺尚志『百姓たちの幕末維新』草思社、二五頁）が、河川跡地の熊野村周辺では開墾後の長年月を経ても平均して一〇石が精々であったであろう。

富山藩からの熊野地区への「免」（年貢率）は、他の地区の農地への課税五割前後よりも軽く三・五割前後（『婦中町史』通史編、三五四頁第五表「村規模、新田率、免：富山藩高物成帳にみる婦中町」）と、その他に、各種の夫役《ふやく》や夫銭・夫米が加わり、これらを併せると四割程度となる。

残り六割は二四六〇石となるが、牛馬の田起し費と肥料代をここから差引くことになる。明治末での婦負郡の耕作費の平均は総売上げの五六％なので、これに含まれている地代四六％を差引くと、これらは一〇％前後となる（後述の表7参照）。そこで総売上げの一〇％の四一〇石を除くと粗所得は二〇五〇石である。

当時の百姓は年間の穀物（米・麦・雑穀その他）消費量は一石五斗程度であったとみられている（前掲『百姓たちの明治維新』五八頁）。仮に、米だけ食べる（実際は、米を売って生活必需品を買い、肥料代を支払って、売り物に成らぬ砕け米に麦・雑穀と大根や芋を混ぜて食べるのが普通だった）とすれば、約一三七〇人分となり、仮に一戸六人とすれば約二二八戸、六人半とすれば、江戸末期には二一一戸程度の村が出来ていたのではなかろうか。明治五年の統計によると熊野村二七〇戸中で農家は二一〇戸であった。

②　魚肥使用による増収

文化・文政に始まる北陸・出羽の人口増加は、「西廻り海運」（いわゆる北前船《きたまえふね》）という北海道と大阪を結ぶ海運の活用があってのことであった（浜野前掲『歴史人口学で読む江戸日本』一七八頁）。即ち、一九世紀に越後・佐渡・越中などで生まれた中小の北前船が蝦夷地へ大挙して出動し、ニシンの魚肥を北陸と瀬戸内へ肥料として米作に供給した。

近世農村で金肥（特に魚肥）が使用されるようになったのは、新田開発の進展によって肥料及び飼料としての草刈場を喪失したことに基づいている（水島　茂『加賀藩・富山藩の社会経済史研究』文献出版、三五五頁）。それだけではなく、年貢の負担のために反収量増加の必要があったためでもある。魚肥の高騰を抑制するために、藩行政では肥料調理役などを設けて取締に当たっていた（高井　進『明治期農民生活の地域的研究』雄山閣、一五六頁）。天保五年（一八三四）には、越中の水田で使用される魚肥の三～四割をニシンが占め、嘉永年間（一八四五～五二）には六割に及び、全国屈指の輸入地域であった（井上勝生『日本の歴史』講談社学術文庫、一八巻、九頁、一二二頁）。

かくて、ニシン使用による農業生産は幕末頃には飛躍的に伸びることになり（井上前掲『日本の歴史』一八巻、九頁）、魚肥使用は越中での米作量の上昇の原因となった。

③　新川《にいかわ》木綿の生産・販売

新田開発と魚肥による米穀の増収に加え、越中の景気上昇の最大の力となったのは、天保年間（一八三〇～四三）から、加賀藩の主導で越中国の東部の新川郡を中心として生産された新川木綿である。新川木綿は加賀藩の主要な産業の一つとなり、文久期（一八六一～六四）からは産物方奉行が「定尺」を定めて取り締まった（『富山県史』通史編Ⅳ、一四一頁）。遠く泉州堺、備後福山、備前下津井などから購入した綿花で糸を紡ぎ、木綿織りを行なった上、問屋を通じて江戸市場に売込み、慶応年間（一八六五～六八）から明治初めの頃までの生産高は年間百万反に達した。当時の越中の人口増加率が全国平均を大きく上回った要因は、新川木綿に支えられた経済の上昇にあった（井上前掲『日本の歴史』一八巻、四九頁）と評されている。

(6) 越中の明治初期以後の人口

これまで述べてきた幕末期から明治初めにかけての越中の人口急増は、①新田開発、②稲作での魚肥の使用、③新川木綿の生産作業の結果であった。殊に、新川木綿の内職で得た労賃で購入した魚肥を水田に投じたことで、飢餓年の恐れが解消したことも人口増加の上で大きかった（奥田淳爾「新川木綿の盛衰」『富山史壇』第七巻、八頁）。

しかし、明治三年（一八七〇）頃からイギリス製の木綿が大量に輸入され、国内でも機械織りに適した輸入綿糸による綿織物業が再編されたこと、藩営企業が禁止されたことも重なって、新川木綿はみるみる間に衰滅した（井上前掲『日本の歴史』一八巻、二九〇頁。井上勝生『シリーズ日本現代史』①、岩波新書、一八四頁）。

新田開発も限度に達していた。更に、魚肥の普及が越中農民に与えた一断面として、生じた肥料代金の未払いについては藩の改作奉行の介入などで延期を認められていたが、廃藩置県（明治四年）後は、農民は肥料商人からの負債の請求に喘ぎ、耕地を奪われて小作人に転落する事態も多く発生してきた（水島　茂「近世における北海道魚肥の普及と影響」『富山史壇』第七巻、六～七頁）。

即ち、土地は藩の所有であり売買が建前として禁止されていた江戸時代末の慶応四年（同年九月より明治元年）の婦負郡の中央の「宮川組」地区では、全戸数二二二五戸の内、「高持[*1]」は七九％（一六八一戸）で、「頭振[*2]」は二一％（四四四戸）であった。

＊1　家屋敷と耕地を所持する本百姓
＊2　金沢藩と富山藩での無高百姓

「明治六年の『地租改正』で、地租を払う高持は地主となり、払わない頭振は小作人となった。その結果、明治一六年での県全体の小作の比率は五一・一％となり全国最高となった。それは、北海道からの魚肥を移入した肥料商やこれを運んだ貿易船主及び肥料仲買人や高利貸を兼業していた地主や商人が土地を手に入れて、寄生地主となったためで、県内で一〇町歩以上の地主は一三四五人」となり（梅原隆章ほか『富山県の百年』山川出版社、九八～一〇〇頁）、農民の生活はますます苦しくなっていった。

　これに加え、帆船の北前船は明治八年から乗り込んできた三菱汽船の回航に押されるようになった。汽船は北前船に比較して日本海の荒波にも強く、大量の品を遠距離への運送が可能であり、次第に北前船にとって代わるようになった（『富山県史』通史編Ⅴ、七一七頁以降）。しかも、明治三一年に敦賀から高岡へ、翌三二年には富山まで北陸線が開通したために、細々と動いていた北前船は息の根を断たれた。

かくて、明治以降の越中（富山県）は、明治政府の方針もあって、国税の基礎となる米づくりの地域となってしまったことから、若手人員は出稼ぎに出てしまい、人口は停滞し続けることになった。

（註）富山藩は僅か一〇万石であったから、新開の必要に迫られたが、婦負郡北部の農民が加賀藩の開削した牛ケ首用水（旧江）からの潅漑水を受けれる量が不十分なために、必要量の増水の要請に応じて、明正一六年（一六三九）に加賀藩の了解のもとに神通川の成子村から潅漑水を取り入れて山田川・井田川へ送り、古江と連結する用水（新江）開削工事に着手し、明歴元年（一六五五）に完成した（北日本新聞社『富山大百科事典』上巻、一八一～二頁）。その後、新江と古江は山田川と井田川をサイフォンで渡って直結され、牛ケ首用水の潅漑する範囲は、同用水の西側の射水郡の老田、下村、打出本江、七美、堀岡、大江、海老江、片口の各村であり、更にその東の富山藩下の射水郡東呉羽、桜谷、宮川、朝日、長岡、八幡、百塚、草島、四方、倉垣の各村が対象となった（富山県『富山県政史』六巻乙、二九二頁）。牛ケ首用水の利用を定めた寛政一〇年（一七八七）の『牛ケ首用水条目』で定められた潅漑される四六カ村（ここでの「村」とは、今日の字《あざ》）には、同用水の東側の神通川沿岸にある地域は一切含まれていない（婦負郡役所『越中婦負郡志』九三～五頁）。

i）この牛ケ首用水の用水路の新江の東側の大半が、神通川の旧河川跡である。同所は、東からの常願寺川扇状地によって西方に押されて呉羽丘陵寄りに生じた土地である。その右端は熊野川で限られ、左端は井田川で仕切られた地域であるが、その範囲内を神通川は自由自在に乱流し、洪水ごとに変化に富んだ微地形の形成を繰り返してきていた（富山県立図書館蔵、著者名不記載『神通川流域（イタイイタイ病指定地域）現況調査の概要』八頁）。富山県婦負郡役所『越中婦負郡志』には「神通川は往古、現在の広田・浜子・田屋三村を貫流せりという」（三〇六頁）。『婦中町史』通史編にある「神通川の変遷図」によると、成子あたりから横野・広田・田屋・清水島・下井沢を経て井田川へと通じる河川跡がある。これが『越中婦負郡志』のいう三村を貫流した河川跡であろう。

これに関すると思われる最古の記録は、建永六年（一二五四）夏の大雨により呉羽山の東にある五艘村と田刈屋村の中央を流れて、八田ケ瀬の上を横切り、針原（旧図では北代と寺島の間）辺へ流れ込んだ（富山地方気象台『富山県気象災

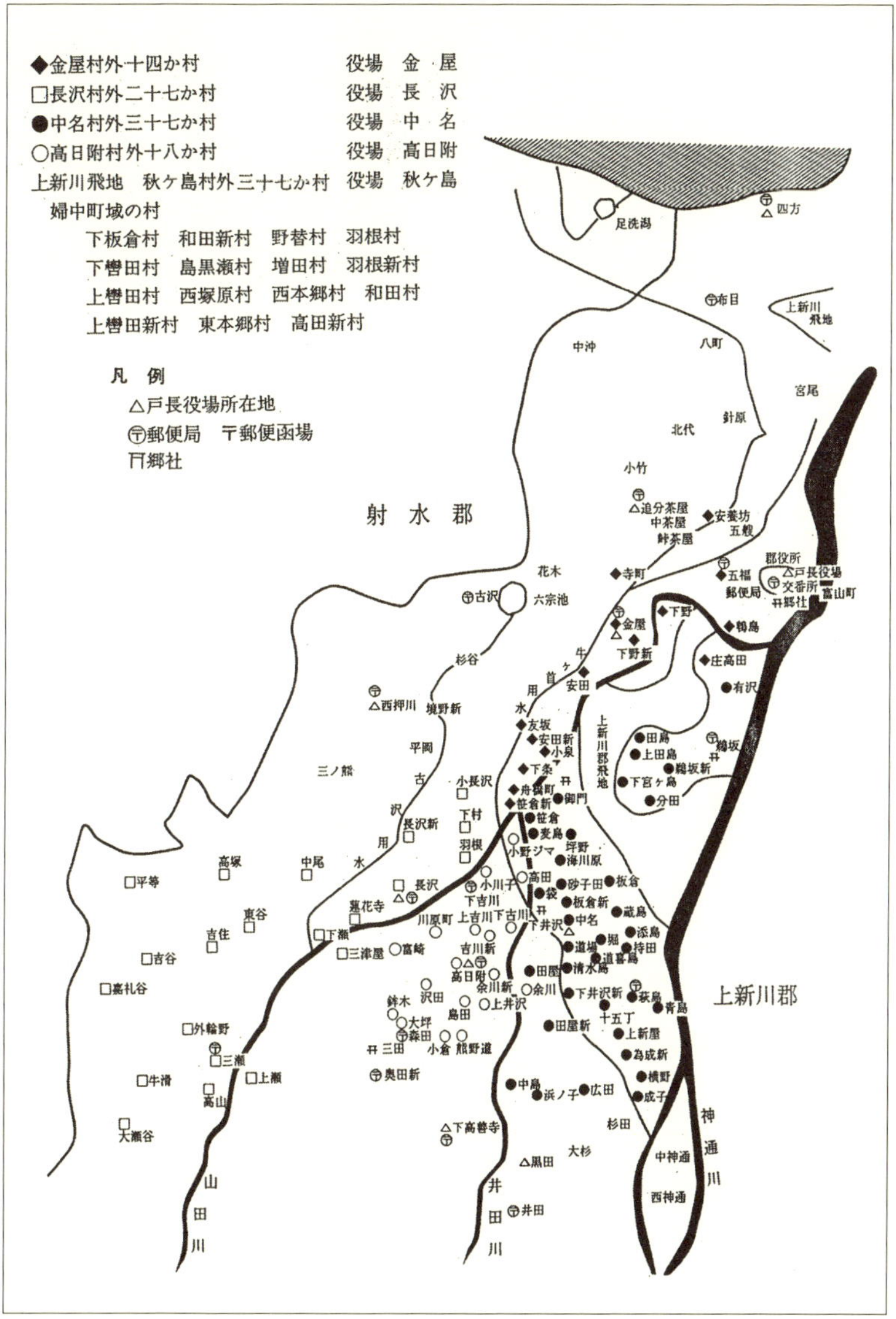

図２　(上)新川郡の飛地と周辺の婦負郡の土地

出典　『婦中町史』通史編、591頁より「上新川郡飛地　秋ケ島村他」

異誌』日本気象協会富山支部、三頁。富山県編纂『越中史料』巻之一、六六三頁)。『神明郷土史』によると「古神通川は呉羽山の東麓直下を流れて山の土を削ったために東側は西側より急斜面になった」(七頁)という。五艘村と田刈屋村及び八田ケ瀬へは、上記三村(四村)を横切った神通川が井田川を越えて呉羽山直下まで突進したのであろう。

他にも河川跡として、添島・増田(その先が消えて、次に)下板倉から井田川へと至る河川跡がある。更に、上轡田から東本郷に抜けて井田川に通じる河川跡があるが、それより北方にいくつもあるが熊野村周辺から遠く離れるので省略する。

その後、神通川は天正三年から同八年(一五七五~八〇)の間に東進し富山城にまで達した(前掲『富山県気象災異誌』六頁)。その直後の天正九年(一五八一)の大洪水で、河線が一変して富山町の南方で東に転じ、秋ケ島、黒瀬、塚原などの村々を貫流して、新川郡宮川郷は川の東西に二分され、宮川郷は新川郡一七ケ村と婦負郡宮川郷一三ケ村に別れた。太田庄も同様に数ケ村が川の西になった(富山県史編集委員会編『富山県の歴史と文化』青林書院、一六七頁。北日本新聞社編『富山百科事典』下巻、九二四頁)。

この新川郡由来の飛び地の村(今日の字《あざ》に当る)について、『越中婦負郡志』(婦負郡役所、明治四二年刊)では「島黒瀬村、上轡田村、上轡田新町、下轡田村、羽根村新村、東本郷村、西本郷村、下板倉村、野替村、和田村、和田新村、西塚原村、羽根村、高田村、高田新村、下宮ケ島村」などの名をあげている(二四五~八頁)。また、当時の婦負郡側では、従来あったのが、下井澤、中名、藏島、萩島、持田、堀であり、その後、開拓が進むにつれて新に加わったのは、道場、為成新、十五丁、清水島、添島、道喜島、板倉新、青島、上新屋である(三〇二~四頁)。

このようにして、神通川の東岸にあった新川郡の土地が削られて消滅した反面、川の西側の婦負郡に新たな河川跡が加わったことから、その後の再三にわたる洪水に悩まされながらも、新川郡の農民は失われた土地の回復に、婦負郡の農民は新開地の獲得に、入り交じって西岸の河川跡の新田の開発が始められ、続けられた。

ii)さて、将来の熊野村の中心となる中名《なかのみょう》村とその周辺一帯の村も神通川の移動に伴う洪水に襲われたに違いない。幸い、中名村とその周辺はその際の洪水に見舞われたが、河川跡になることはなかった。それは幾分かの微高地(標高二〇m)であったためであろうが、それでも、洪水により地域一帯が土砂に蔽われてしまったことは、同地とその周辺の地下から遺跡が発掘されていることが示している。そこには古代の竪穴住居や掘立柱建物が見つかっているが、特に、中名村周辺では、「近世遺跡が多く見つかっている。同地区の周辺に広がる水田地域が成立するのは基本的に近世以降と考えられる。溝と石列が検出され、溝は区画を意識して巡らされており、網目状に分布している。石列も同様である。田畑を区画する農業関連の遺構と考えられ・・一六世紀末から一八世紀後半の所産と考えておく」(富山県文化振興財団『中名Ⅴ・Ⅵ、砂子田遺蹟発掘調査報告書』第一分冊、二頁、四〇頁)という。一六世紀末というと安土桃山時代(一五六八~

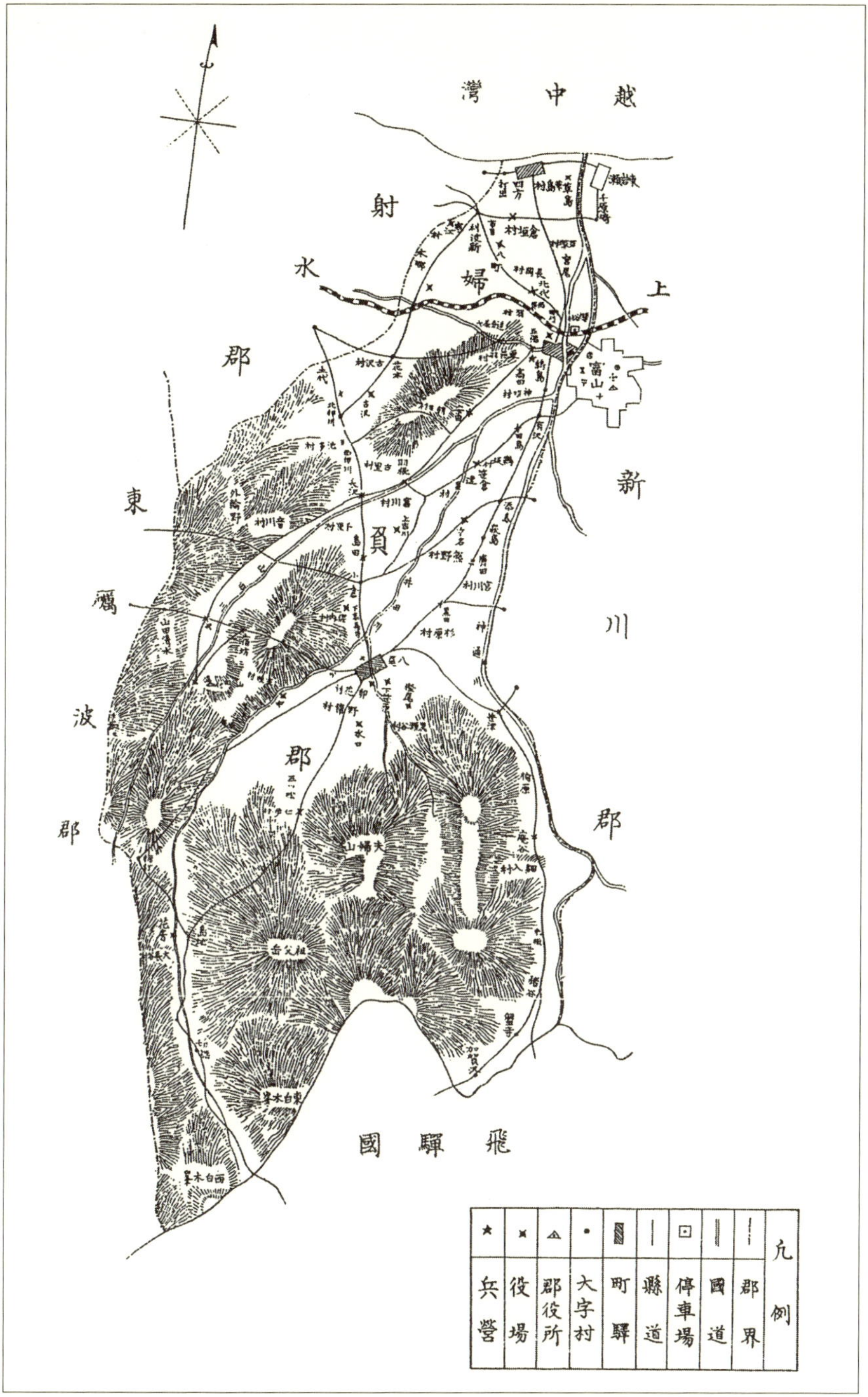

図3　婦負郡全図

出典　『富山県婦負郡勢一班』明治43年より

一五九八）頃に当たり、神通川が呉羽山下から東漸する少し前になるから、さほど古い水田ではなかったのかもしれない。いずれにせよ、神通川と井田川の間に位置する中名村とその周辺の人々は、神通川の東漸にしたがって、東に出来ていく河川跡地の新開に際し、川泥や河原から刈りとった草などの堆肥と山土を田の予定地に入れて、薄い作土と耕盤を造って、出来た水田に田植えをし、次々に東に向かって旧河川跡を開発していったのである。「古来、神通川と井田川に挟まれ、その間僅かに十余町（一町は約一〇九ｍ）なるをもって両河川氾濫の衝にあたり、しばしば河原に変せしものの如く至るところ耕地の下五寸ないし一尺にして砂利多き砂土にして神通の土石と異なるものなし」（前掲『越中婦負郡志』三〇〇～一頁）とあるように、人々は繰り返し繰り返して、水田に泥や土を入れて踏み固めて漏れを防ぎ、堆肥を入れて土を肥やすことで、米の採れる田を造成しながら、新田の開発を続けたのであった。

本流が東に移動したとはいえ、いくつもの旧流やその支流の流路跡が残り、洪水のたびに溢れた水がそこへ流れこみ、網の目状に広がったと伝えられている。萩島、添島、宮ケ嶋、田嶋、青島などといった地名は、網の目状の水路の間に残された微高地や台地状の箇所が島のように残って見えたことに由来していると言われてきたが、それらの箇所が新開の拠点の仮住まいの地になったであろうことは、想像に難くない。そのような土地に、前述した川の東西の村人が移住して新開や復元に取り組んだのであった。

そして、その新開田の灌漑用水として、乱流時の旧河川跡の浅い筋状の凹が残されているのを利用して、左岸では新屋用水、六ケ用水、八ケ用水、本郷用水、十二ケ用水、青島用水が造られて灌漑に用いられてきた。これらの用水が灌漑する面積は最終的に約一〇三〇町歩に達した（前述『神通川流域現況調査の概要』八頁）という。これらの用水が灌漑する地域は、新屋用水が杉原村成子と横野、六ケ用水が熊野村萩島・中名と道場、八ケ用水は熊野村萩島・添島・持田・藏島と速星村板倉・砂子田、青島用水は熊野村青島、本郷用水は鵜坂と速星、十二ケ用水は鵜坂と神明である（富山県『富山県政史』六巻乙、二九二～三頁）。

iii）神通川西岸での開発地の中央部にあたる、後の婦負郡熊野村に含まれる小さな村（今日でいう字）で、古い記録に名が書かれているのは、正保四年（一六四七）の『越中国四郡高付帳』に載っている中名と他に下井沢《しもいさわ》・持田《もちでん》・萩島《はぎのしま》・堀《ほり》・藏島《ぞうしま》である。これは神通川が呉羽丘陵から富山城下まで移動した時から約七〇年後のことである。

『高付帳』は帳名のとおり、検地の結果に基づいて公式に定められた田畑の課税対象となる標準生産高を玄米単位で表示したもので（前掲『経済研究』一六巻二号、一四九頁）、これに基づき年貢・諸役が決められる。「高」は、土地の生産高の表示単位で、田畑の生産量に基づき、土地の広さを示すのに用いられた。

太閤検地以来、生産高表示である「石高」が全国的に用いられてきていた（高柳光寿ほか編『角川日本史辞典』二版、五九〇頁）。なお、一石は一〇斗、一斗は一〇升、一升は一〇合、一合は一〇勺で、一石は二俵半、一俵は四斗である。

正保四年（一六四七）の『高付帳』によれば、これまでの「高」は、中名三二三石（石以下は四捨五入）、藏島一四三石、萩島二九四石、持田三二四石、堀九七〇石、下井沢一二六四石の計三三一八石が前回に検地を受けた土地の石高（旧地高）である。今回は、それ以降に開発した新田で、萩島二八石、持田一六七石、堀一一八石、下井沢二四九石、藏島一五八石の計七二〇石が、新たに「新田高」として認定された課税対象の土地である。結局、新旧併せて四〇三八石の内訳は、田が三五九三石（八八・九％）、畠が四四五石（一一・一％）であった（『富山県史』資料編V、六三八〜四三頁）。

江戸後期では、前述したように、一町歩の水田からの米の生産量は、一〇石強と見られていたが、地域によって大きな差があった。河川敷跡が主体の土地であったから、最初は半分以下であったろう。が、年月を経過するにつれて次第に六〜七割も採れる処も出てきたのであったろうから、課税の査定は「太閤検地」の基準で「下の中ないし下の下」ランクと見られたのではあるまいか。

「太閤検地」では、村が上・中・下・下々の四等級に分けられ、更に各村について田畠を上・中・下の三段階に分けられていて、田畠一段（反）毎に査定され、同じ上田でも村によって、上の村では生産額の評価は一石六斗であり、中の村では一石四斗であり、下の村では一石二斗であり、下々の村では一石と評価されていた。他方、下の村では下田は八斗、下々の村の下田は六斗。下の村の下の畠は四斗、下々の村の下の畠は三斗であった（『図説日本の歴史』集英社、九巻、一六九頁）。そして、これを基準として、課税率が五公五民では、標準額の半分を藩が取り上げた。

神通川の河川敷開墾の土地では、当然ながら、反収は最低であり、その土地を開墾してから相当期間を経過してようやく収穫も幾分かは増え始めることが予想されることから、後年、熊野地域となる村（字）では、正保三年（一六四六）当時は、以前に査定された古田では〇・八石、新しい田では〇・六石、畠は三斗以上の収穫は困難であったろう。

iv）寛政元年（一七八九）六月から七月にかけて神通川が氾濫し、井田川・熊野川も氾濫して大被害が発生した（前掲『富山県気象災異誌』二七〜八頁）。この被害による農地の破壊などに対する高（課税）の対象範囲や免（税率の割合）を改める必要から行なわれた結果を記載したものが、『富山藩高物成帳』である。

この大洪水の後の文化元年（一八〇四）に作成された『富山藩高物成帳』によると、正保四年の当時存在していた堀の九七〇石の田が一九八石に、下井沢の一二六四石の田が五八三石に減少していた。両字の田が合わせて一四五三石分、一町歩で一〇石との計算では、面積にして一四五町歩が洪水で流失していたのである。同地にあった多数の家と家族も被害にあったに違いあるまい。結局、加賀藩時代に開発された六村（字）の古い田畑は一四〇町歩に減少した。

他方、正保四年以来に、増加した田としては、道場《どうじょう》と清水島《しみずじま》が加わり（前掲『婦中町史』通史編、三五二頁）、次いで、添島《そえじま》、道喜島《どうきじま》、為成新《ためなりしん》、十五丁《じゅうごちょう》、上新屋《かみあらや》、板倉新《いたくらしん》の各地区が、従来開発して査定を受けていた旧田の他に新田を開発しているのが併せて査定された。即ち、道場が旧田五七六石（端数四捨五入、以下同じ）と新田（旧田、新田の順、以下同じ）一石、清水島三一三石と一三石、十五丁八八石と二二石、添島六七石と二四石、板倉新一三石と二二石、為成新九石と二〇石、道喜島〇石と一八石、上新屋一〇〇石と一一七石、下井沢五八三石と一七二石、持田三七六石と五三石、中名三七六石と四石、藏島三三五石と三六石、萩島二九〇石と六九石、堀一九八石と二五石である。最後に加わった青島《あおしま》の新田面積は青島用水の潅漑面積によれば二五町歩とある（『富山県政史』六巻、二九二頁）。

合計すると旧田が三三二四石、青島二五石を加えた新田が六二一石である（『婦中町史』通史編二五四頁から）。ここでも前記「太閤検地」並みで推定すると、旧田の三三二四石は三三二・四町歩に、新田六二一石は〇・八倍で七七・六町歩となり、合わせて四一〇町歩となろう。

v）ところが、神通川は江戸末期から昭和にかけて洪水を多発し、その度に沿岸各地に被害を多発させてきていたのであるが、特に、熊野地域を含めて婦負郡下に多大の被害を与えたのは大正三年（一九一四）八月一三日の大洪水であった。『富山県気象災異誌』によると、豪雨降り続き神通川大増水。有沢橋の水量標が一丈五尺（四・四五ｍ）を示した。布瀬堤防・牛島堤防及び熊野川堤防も決壊。富山市及び婦負郡下にも大出水して家屋浸水など大被害が出ている。富山市：死者六人、浸水家屋八九一〇戸。婦負郡：死者三四人、行方不明四四人、浸水家屋三四五五戸、流失家屋一七五戸、家屋損壊七三戸、田畑浸水流失二二四五町歩、堤防決壊四六〇〇間、橋流失三九箇所。上新川郡：死者一四人、行方不明一六人、家屋浸水流失約二〇〇〇戸、家屋破壊約八〇戸、田畑浸水流失約八〇〇町歩（六三頁）。

『婦中町史』通史編「第十三節　神通川・井田川の災害と改修」に記載された大正三年八月一三日の「大水の災害」を纏めた「（第二表）婦中町旧村別被害状況」によると「熊野村」では「床上浸水　六五戸」「滅失全壊家屋　九」「流失反別　一一〇町歩」「溺死　一名」「行方不明　一一名」と記されている（八八二頁）。

この大洪水の結果、熊野村では前述した明治末での全耕作面積四一〇町歩の内の一一〇町歩が流失したため、三〇〇町歩に減少したことになる。が、その後に、耕地整理事業が行なわれたので、かなりの回復が齎らされている。

昭和一六年五月作成の『富山県婦負郡熊野村勢要覧』によると、同村の農地は「田　三七六町六反一三歩」「畠　三町六反九畝二二歩」「山林その他　二町九反二畝一歩」とあるから、併せると約三八三町歩となり、八三町歩（田畑では八〇町歩）が回復している。更に、昭和二五年の『富山県市町村勢要覧』によると、熊野村では「田　三九九町二反」「畠　三町八反」「山林原野　二町八反」と合計四〇五町歩八反（田畑のみで四〇三町歩）なので、殆ど回復している。

vi）では、その農地を耕作したのは何戸であったのかである。明治五年の統計では、戸数は二七〇戸（内、農家二一〇戸）であった。平均して一町八反（二八石前後）を耕作していたことになる。『婦中町史』通史編（五八七～八頁）によると、道場二七戸、中名一八戸、藏島一六戸、持田三〇戸、堀二五戸、清水島一五戸、下井沢六三戸、道喜島三戸、萩島三一戸、十五丁一三戸、為成新六戸、板倉新二戸、添島一七戸、青島三戸で二七〇戸となる。が、人員の資料はない。

先に述べた推定から、江戸後期の熊野地区は一戸平均六人強で一町八反を耕作したものと思われる。なお、江戸末期頃「一戸の農家が単独で人力で耕作する面積は通常一町歩と言われている」（川島博之『食の歴史と日本人』東洋経済新報社、三〇頁）ことからすると、北陸の一戸平均人員が全国平均のそれよりも多かったにせよ、非常な重労働であったに違いないが、それだけの耕作が可能だったのは、自分の手で新田を開発しなければ死ぬまで労働力だけの存在で、親元で片身狭くすごすか他家の下人となって過ごさねばならない存在だったから、必死であったに相違ないし、地味は悪くとも広い面積を耕作すれば十分に食べれるようになり、そうなれば妻を得て共に働き、小さい内は子供を背負い、少しでも大きくなれば子供にも手伝わせて、耕作地の拡大に努めた。一戸当りの人員が多いことは農耕に有利であったし、また、春・秋の農繁期には出稼ぎに出ていた家族も帰郷して手伝った。更に、同じ境遇の仲間とで、〝結《ゆい》〟を作って力を貸し合い協力した。〝結〟とは「共同労働の一形態。奈良時代からみられ、特に農村に多く行なわれた。田植えと刈り入れの際に行なわれた。労働力を対等に交換されることが原則で、労の貸借の観念が底にある」（高柳光寿ほか編『角川日本史辞典』二版、九六八頁）。

vii）その後の耕作技術の改良と肥料の投入の増加に従って、年を追って収量が増加していった。国内での米の一町歩当りの単収は、明治初期には一二石、昭和六年には一九石で、敗戦後には化学肥料の施与により単収は増加した（川嶋前掲書、一三二〜三頁）。神通川流域でも同様である。

なお、旧河川跡を用いて作られた六ケ用水・八ケ用水などの用水は、その後、神通川改修工事で河床が低下して取り入れ水量が不足するに至ったので、これらの各用水をまとめて上流に取り入れ口を設置した『合口用水』にしたのが大正九年であるが、昭和二九年と三〇年に、その上流に北陸電力第一〜第三ダムが建設されたために神通川からの取水が出来なくなったために、同ダムから取水する『牛ケ首用水』から初めて分水を受けることとなった。

二、明治以降の全国及び北陸地方での人口の推移とそれをもたらした産業構造

(1) 全国及び北陸地方の人口の推移

明治六年（一八七三）から、最初の『国勢調査』が行なわれた大正九年（一九二〇）年までの推

表４－１　明治初期から大正中期までの全国と北陸の人口の推移

年　代	全　国		北　陸	
	人口	比率	人口	比率
明治６年	33,300.7	100%	3,309.3	100%
同　13年	35,957.7	108%	3,476.8	105%
同　23年	41,308.6	124%	3,860.1	117%
同　33年	46,504.6	140%	3,906.2	118%
大正９年	55,963.1	168%	3,847.4	116%

鬼頭前掲『人口から読む日本の歴史』16〜7頁、表１（単位：千人）より

表４－２　明治初期から大正中期までの全国と富山の人口の推移

年　代	全　国		富　山	
	人口	比率	人口	比率
明治５年	33,110,796	100　%	623,977	100　%
同　10年	34,628,323	104.6%	668,476	107.1%
同　15年	36,700,079	110.8%	684,117	109.6%
同　20年	39,069,691	118.0%	725,974	116.3%
同　25年	41,089,940	124.1%	780,504	125.1%
同　30年	43,228,863	130.6%	771,459	123.6%
同　35年	46,041,768	139.1%	776,151	124.4%
同　40年	48,819,630	147.4%	771,249	123.6%
大正元年	52,522,753	158.6%	790,936	126.7%
同　５年	55,637,431	168.0%	817,092	131.0%
同　９年	57,918,671	174.9%	724,243	116.1%

全国の分は内閣統計局編纂『第45回日本帝国統計年鑑』表14より、富山県については富山県『富山県史』近代統計図表の表Ⅰ－14より。鬼頭の統計より若干の誤差がある。

移を見てみよう。

「表4—1」で示すように、全国の人口は三三百三〇万人から五五百九六万人となり、六八％増である。北陸地方では三三〇万九千人から三八四万七千人で、一六％増に留まっていて、全国の四分の一弱に過ぎない。富山は、「表4—2」に示すように、大正五年に全国の伸びの四五％に近付いたが最後は二一％に止まった。

『国勢調査』の始まった大正九年から同一四年までの期間でも、全国の人口の増加数は三七七万三七六九人で、増加率は六七％である。同じ期間の北陸での増加は一〇万五三八人で、増加率は二六％である。大正一四年から昭和五年までの全国の増加数は四七二万三二四三人で、増加率は七九％である。同じ期間での北陸は一三万九四四五人の増加で、増加率は三五％である。そして、昭和五年から一〇年までは、全国では四三〇万四一四三人の増加で、増加率は七五％である。北陸では一二万二四八四人の増加で、三〇％増に留まった（昭和一〇年『国勢調査報告書』第一巻、全国編、二〜三頁）。

このように、大正九年から昭和二五年までの北陸（新潟県を含む）の人口増加率は、全国に比して、著しく劣っている。全国では五〇・二％増なのに、新潟県では三八・五％、富山県では三九・三％、石川県では二八・一％、福井県では二五・八％に留まっている。

この前後の『府県別の人口の推移』は次頁の「図5」で示されている。一八八八年（明治二一年）を基点として、北陸と山陰は下方を這っている。富山は新潟と並行し下から五、六番目である。

(2)

人口の伸び率の低下の原因は、明らかに経済の現代化（資本主義化）への立ち後れであった。それは、政府による裏日本から、特に北陸からの、地租による収奪の結果であった。

「明治一一年の明治政府の租税収入に占める地租の比率は八二％に及んだが、府県別納入額では

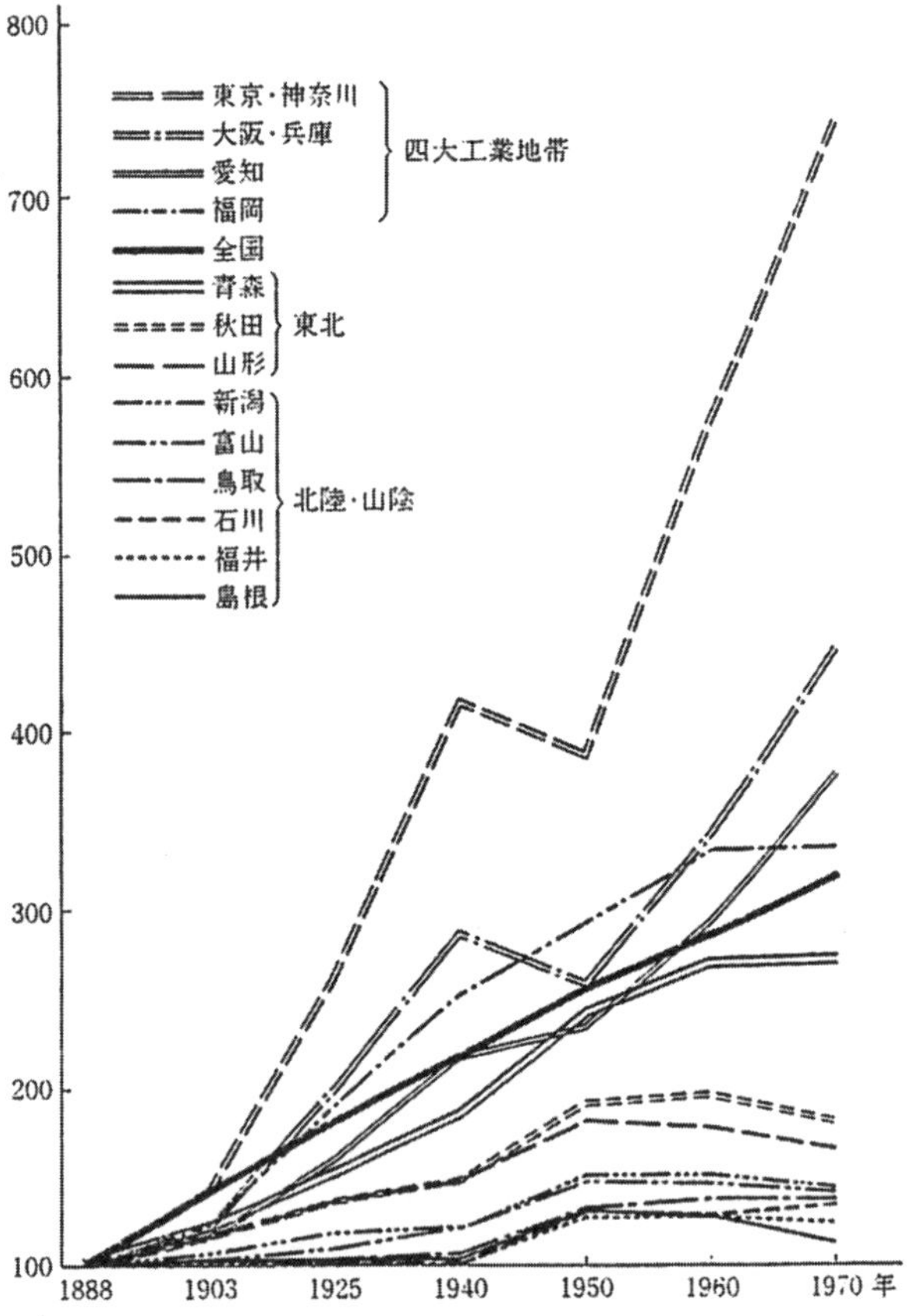

図５　『府県別の人口の推移』（1888年＝100）

出典　古厩《ふるまや》忠夫『裏日本』岩波新書、10頁から

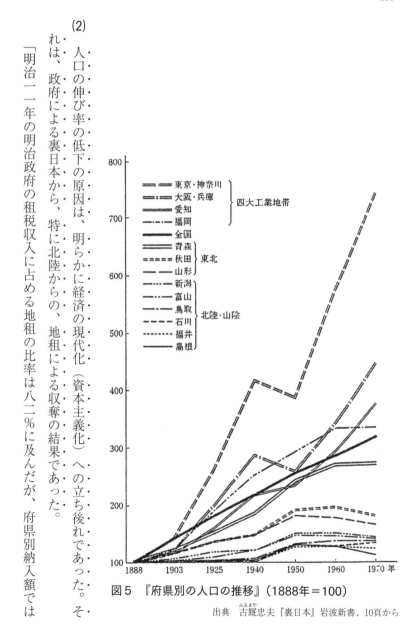

石川県（当時は富山県・福井県越前を含む）がトップ、新潟県は四位であつた」（古厩前掲『裏日本』三八頁）。府県別地租税の推移は次頁「表5」のとおりで、北陸と山陰が多額の納税を強いられた。この「地租は、鉱山投資などを除けば、鉄道建設や機械工業建設などへの資金投資として、太平洋側への資金の移転構造が浮かびあがってくる」（古厩前掲書、三九頁）。その収奪移転構造の維持のために、裏日本―特に北陸は―米単作地帯の役割の維持を期待され続けてきた。

それによる経済の現代化の遅れが示されているのが次頁「表6」と次々頁「図6」である。

まず、第一次産業の構成比率は、全国平均で一九二〇年（大正九年）の五四％から、一九六〇年（昭和三五年）の三三％へと、二一ポイントの低下を示している。近畿・南関東は、当時の段階で先進地域であったが・・北陸は六二％から四四％への低下に留まり、全国平均よりも一〇ポイント以上遅れていた。

第二次産業は、全国の構成比率は、一九二〇年の二一ポイントから、一九六〇年の二九％へと八ポイント上昇している。一九二〇年の比率が最も高かったのは近畿・北九州の三〇％で、南関東は二七％で三位にあったが、北陸は一六％であった。一九六〇年には近畿・東海・南関東が四〇～三八％と上昇し、全国平均は二九％であったが、北陸は二五％に留まった。

第三次産業は、一九二〇年には南関東が三七％、近畿が三六％、北海道が三〇％で、全国平均が二六％であり、北陸は二二％であった。一九六〇年には、南関東が四八％、近畿が四四％、北九州

表５　府県別地租額の推移

（単位：千円）

	地租			国税総額		
	1878	1887	1898年	1878	1887	1898年
新潟	1,512	1,705	1,588	1,765	2,364	2,720
富山		850	797		1,196	1,463
石川	2,106	739	663	2,407	1,041	1,296
福井		712	576		979	1,065
小計	3,618	4,006	3,624	4,172	5,580	6,544
鳥取	1,271	474	395	1,419	627	825
島根		696	654		915	1,237
小計	1,271	1,170	1,049	1,419	1,542	2,062
東京	547	553	638	1,138	1,544	4,490
全国	40,455	42,131	37,914	49,127	62,084	86,899

出典　古厩前掲書、39頁より

表６　地域別雇用の三大産業構成（全事業＝100）

	北海道	東北	北関東	南関東	北陸	東山	東海	近畿	中国	四国	北九州	南九州	全国
							第1次産業						
1920	53.8	66.8	64.9	36.3	61.8	60.8	55.4	34.6	60.3	62.0	44.8	69.4	53.6
1930	54.8	66.7	63.3	28.6	58.8	59.7	48.6	29.1	58.1	60.2	43.4	67.9	49.4
1940	49.8	65.4	61.5	22.4	54.3	62.6	42.2	23.5	52.6	59.5	37.4	67.0	44.0
1950	47.5	63.9	62.7	28.3	56.5	61.8	45.6	30.2	54.1	58.8	40.3	66.2	48.3
1955	42.9	59.2	56.6	20.5	50.5	55.6	36.2	24.0	47.7	52.5	36.2	60.4	41.0
1960	35.8	52.7	49.1	14.4	43.6	47.0	27.9	16.9	40.0	45.6	30.0	54.0	32.8
							第2次産業						
1920	16.4	13.0	16.7	26.9	16.1	21.2	21.6	29.9	17.0	16.7	28.7	12.0	20.7
1930	15.2	12.3	15.6	25.0	17.2	21.3	24.0	28.9	16.8	16.6	25.9	11.9	20.4
1940	21.0	13.6	18.2	36.2	21.9	17.2	30.0	36.4	22.0	16.8	33.0	11.7	26.2
1950	23.2	13.1	15.9	28.2	19.3	15.6	26.0	30.7	19.3	17.0	28.9	12.4	22.0
1955	21.0	13.4	17.0	30.6	20.6	16.9	30.7	33.2	19.8	17.7	25.1	12.0	23.5
1960	23.9	16.1	21.8	37.9	25.3	23.6	37.3	39.5	24.4	20.5	28.1	14.3	29.2
							第3次産業						
1920	29.8	20.2	18.4	36.8	22.1	18.0	23.0	35.5	22.7	21.3	26.5	18.6	25.7
1930	30.0	21.0	21.1	46.4	24.0	19.0	27.4	42.0	25.1	23.2	30.7	20.2	30.2
1940	29.2	21.0	20.3	41.4	23.8	20.2	27.8	40.1	25.4	23.7	29.6	21.3	29.8
1950	29.4	23.0	21.4	43.5	24.0	22.6	28.4	39.2	26.5	24.2	30.8	21.4	29.7
1955	36.1	27.4	26.4	48.9	28.9	27.5	33.1	42.8	32.5	29.8	38.7	27.6	35.5
1960	40.3	31.2	29.1	47.7	31.1	29.4	34.8	43.6	35.6	33.9	41.9	31.7	38.0

出典　梅村又次「地域産業の構造と変動」篠原三代平編『地域経済構造の計量的分析』岩波書店、18頁から

が四二％、北海道が四〇％、全国平均が三八％なのに、北陸は三一％であった。

注　産業構造を示すのに、一般的に用いられているのは、コーリン＝クラークの分類で、「一次産業は農林水産業・牧畜業、二次産業は鉱業・製造工業・建設業で、三次産業は運輸・通信その他の公益事業・商業・金融・家事使用人労務・その他のサービス業」（『世界原色百科事典』小学館、四巻、八八頁）とされている。

即ち、北陸は第一次産業中心の産業構造からの脱却が明らかに遅れているのである。梅村は「各地域の産業構造比率の大小の序列は、この四〇年間にわたって驚くべき安定性を示した。現在の工業地域は四〇年前にも既に工業地域であったし、後進的な農業地域は四〇年たっても依然として未だ農業地域にとどまっている」（梅村前掲「地域産業の構造と変動」、二一頁）という。が、産業構造が固定化された原因は、中央より離れた米単作地帯から地租を取り上げ、中央に近い表日本の一部の地域に投入したことにあったのではなかったか。

この「人口と雇用指数」の図6でも示されているように、北陸は四国・東山と並んで最後尾に位置している。ここに含まれている一次産業に従事する人たちは―とりわけ、米作で生計をたてる農民を中心に―北海道など県外に土地を求めて―流出していくことになり、あるいは、県外の企業に長期出稼ぎに出ていくことになった。

第一次産業中心の産業構造から抜けきれなかった北陸では、経済の発展率は低いために人口の増加率は上昇が見込めず、また農業経営上での人出確保という以上に存在する人口を維持することは

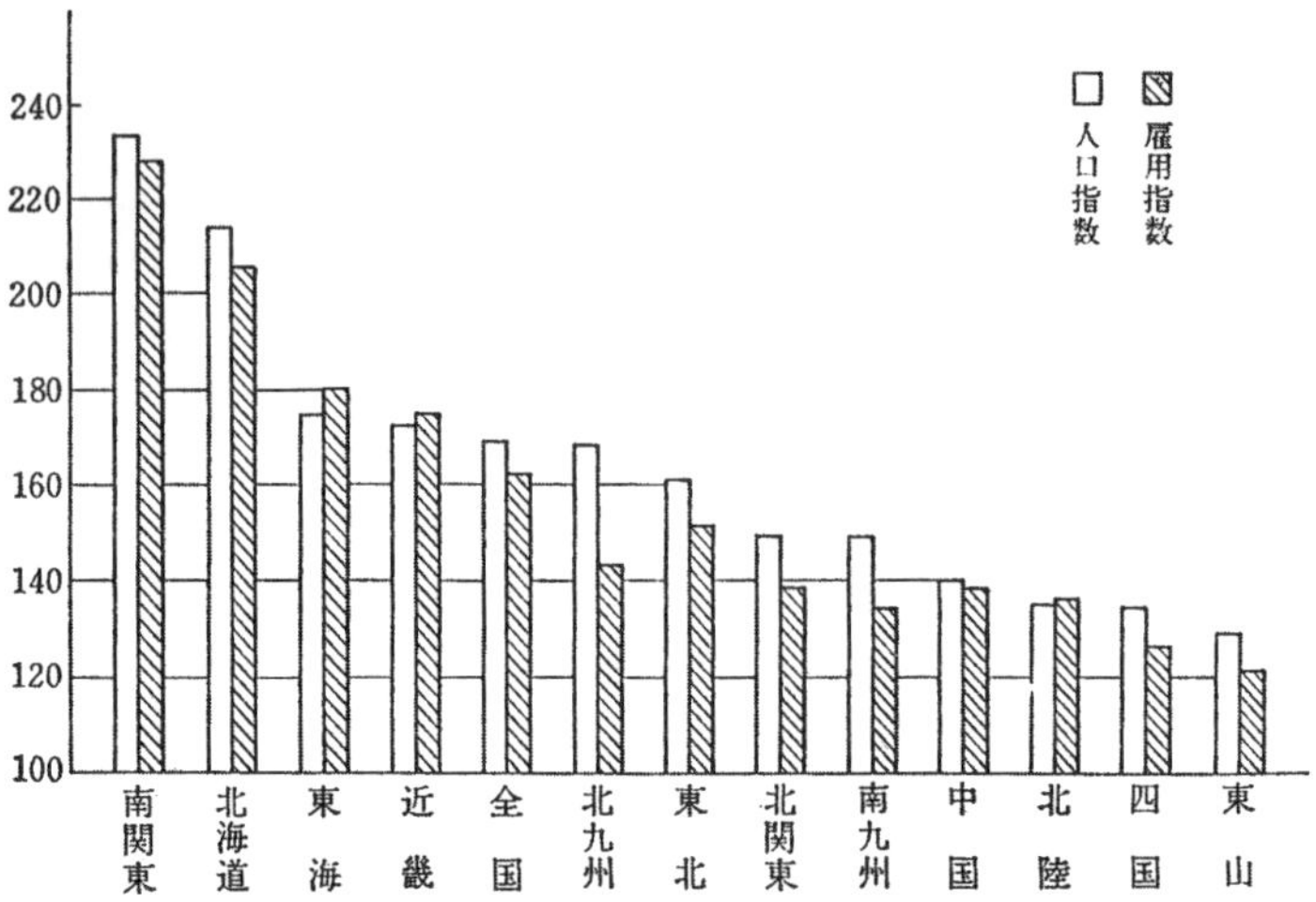

図６　人口および雇用指数　大正９年～昭和35年（1920＝100）

出典　梅村前掲書、23頁

出来ない立場に立たされた。それが人口減という形で現われたのである。

三、富山県の人口の推移と政治経済情勢

Walker氏は、明治二二年頃からの政府の指導により、富山県の人口は急増したと主張しているが、右に述べたとおり、その前年から富山県を含めて北陸地方の人口の伸びは全国でも最下位に低迷していた（古厩前掲『裏日本』一〇頁）。その低迷の原因は、国による租税収奪のための米作経済への位置付けによる経済発展の阻害にあった。

(1)　富山県においても現住する人口が全国平均を大きく下回っている原因は、他でもなく、所得の不足による生活苦のための県外への人口の流失にあった。

即ち、廃藩置県以降は、目玉商品であった新川木綿が凋落し、北前船も汽船にとって代わられる流れとなっていた。残るものは農産物が殆どであったが、「明治六年の『地租改正条令』は、それまでの国への米による物納から金納（地価の三％）に改めたものの、小作人から地主への物納を改めなかったので、土地に課税する国の歳入は、米価の変動にかかわらず安定したが、米価の高騰による利益は地主の独り占めとなった」（松元前掲『大恐慌を駆け抜けた男：高橋是清』六〇頁）。「こうして富んだものはますます富み、貧しい者（小作）は常に貧しい状態が続くことになった」（『図説日本の歴史』集英社、一四巻、八四頁）。それが富山県の農民に典型的に現われた。

横山源之助の『日本の下層階級』（岩波文庫）の第五編「小作人生活事情」によると、「富山県は他国に対してよろず語るに足るものなし。農業国なるの一事なるのみ」「明治二七年の収穫高を以て言えば、（富山県は）日本全国第四位にあるを見る」「三三万四七一九人の農業者あり」「これを自作者及び小作人にて別せば・・自作一七、八六六人。自作兼小作四二、五六三人。小作三一、四二二一なり」（二八五～九〇頁）。「小作人の一カ年に得たるところ、これを五反歩耕作する中等小作人に選ぶも、小作料・肥料・種籾代を除きて、たとい労力賃を計算外に置くも五〇円に出ずることも頗る難しい」「大工・左官の如きは日に四〇銭ないし四五銭を得、日雇人夫と雖も三〇銭ないし三五銭を得べし。仮に一カ年に労働するところ三〇〇日なりとするも、職人一カ年の所得一二〇円ないし一三〇円、日雇人夫は九〇円ないし一〇〇円なり。小作人に婦女子の内職なる莚織り等より得るところ、高く見積もりて日に八銭ずつ得るとするも一カ年二四円に過ぎざれば、これを（米作の）五〇円に加うるも僅か七四円に出るのみ」（三〇八頁）と言う。

(2) 富山県が、石川県より分離して、発足した明治一六年の県内の主要生産物の総額は、八三九万千八五七円に過ぎず、その内訳は、農産物（主に米）が六七・五％、酒類が一一・二％、売薬が一〇・一％、漁獲物が四・七％、蚕糸類が二・六％、絹織物が二・五％、銅器が二・四％（『富山県史』近代統計図表、Ⅱ―4）であった。当時の現住戸数が一四万一八九四戸で、一戸当りの年間生産額は（経費を引かないままで）単純平均は六〇円九五銭であった。

では、総生産物価格の三分の二を占める農産物生産者の実情はどうだったのか。これよりも十余年後の婦負郡で産出される農産物についての収益の内容が、同郡の公文書に記載されている。ここでは同郡の町村別に、田・畑・その他毎に詳細に記述されているが、表7では一括して引用したい。これを見ると、総価格中、税金が一四・九二％、地代や肥料代などが五五・九四％である。横山源之助の『日本の下層社会』によると、富山県の地主が小作人から取る地代は総生産物の四分六厘である（三二四頁）から、総価格二九一万九五一八円中の実に一三四万二九七八円分が地代になる。これは耕作費の八二％を占めている。

結局、手元に残るのは僅か二九・三七％に留まる。大正元年の婦負郡の全戸数は一万二五一二戸であるが、この中の農家は八〇％の一万六六戸（前掲『富山県婦負郡勢一班』「農業の部」扉頁）

だから、平均すると、一戸当り八五円二〇銭にしかならない。これに内職代を加えても年間九〇円になるかならぬかではあるまいか。

明治四四年の県内の大工の手間が一日当り七五銭、日雇人夫が五〇銭（『富山県史』近代統計図表、Ⅲ―4）。冬期に降雪の多い土地柄で、横山の言うように年間三〇〇日の仕事は無理であり、二五〇日仕事として、前者が一八七円、後者が一二五円となる。

しかも、当時は、医療費（村の医院では年二回払いが普通）は全額自己負担であったから、僅かな所得では負担が困難であった。また、風水害・病虫害は致命的であった。

このような生活苦から逃れるべく、行なわれたのが県外への移住と出稼ぎであった。

横山は、「移住に至りても、赴くところは北海道なり。皆これ生活の窮鬼に駆られて万止むを得ざるより、移住するものの消息を思えば、窃かに暗涙なきあたわず。ここに

表7　富山県農家負担及び農産収入

年　度	総価格	国税（地租）	県町村税など	耕作費	純益
明治41年	2,618,810円	188,625円	207,865円	1,503,663円	722,625円
明治42年	2,313,851円	235,934円	192,602円	1,362,894円	552,412円
明治43年	2,676,123円	174,789円	252,757円	1,508,453円	740,124円
明治44年	3,093,331円	174,040円	295,379円	1,785,592円	838,320円
大正元年	3,895,477円	189,051円	283,387円	2,005,634円	1,434,587円
（平均）	2,919,518円	189,051円	246,398円	1,633,247円	857,619円

出典　『富山県婦負郡勢一班１』（56～60頁）より

下新川郡移住者の数をあげれば、移住者は一九の村落にあり。昨年は総計一四七の移住者ありたり。一県全体の移住者を数うることを得ば、更に五倍若しくは六倍の多数ならん」と嘆じている（横山前掲『日本の下層社会』三一一～二頁）。

殊に、日清戦争（明治二七～八年）の後に生じた不況により、県内の農村部からの人口の大きな流失が見られるようになった。更に、水害や病虫害による回復困難な被害が発生した際の、新天地を求めての北海道などへの移住が起こり、移住まで至らないまでも、従来行なわれていた県外への出稼ぎのさらなる増加であった。

先に述べたように、政府による富山県を含めて北陸四県からの地租の収奪と表日本の特定地域への投資という国策によって、北陸は自らの地域への新規事業への投資余力を失っていたことが基盤にある。

当時、米作以外の産業には、富山県に江戸時代から知られた『越中売薬』があった。主力商品の「反魂丹」は天和三年（一六八三）岡山藩の医師万代《もず》常閑から製法を伝えられたと言われているが、同薬を中心とする和漢薬が手工業で作られ、全国への行商が始まった。文久年間（一八六一～六三）には、売薬行商人は二二〇〇人に達した（高柳光寿ほか編『日本史辞典』角川書店、第二版、六九六頁）。次第に販路を拡張してゆき、明治四年には売薬行商人は八千人余に及んだ。明治四一年から昭和七年までの二五年間（一時二位を失ったけれども）、米に次ぐ第二の地位を保ち続けた

表８　富山県鉱工業生産上位三位（明治44年～昭和16年）

年次	鉱工業生産額	1位 品名	1位 鉱工業生産額に占める左の割合	2位 品名	2位 鉱工業生産額に占める左の割合	3位 品名	3位 鉱工業生産額に占める左の割合
	千円		%		%		%
明治44年	17,838	売薬	23.7	酒類	12.3	絹織物	11.1
大正１年	19,829	売薬	25.2	酒類	12.3	絹織物	10.1
2	20,327	売薬	26.4	酒類	11.5	絹織物	10.0
3	17,575	売薬	31.7	酒	9.1	絹織物	9.0
4	19,824	売薬	26.6	酒	9.3	絹織物	8.0
5	25,023	売薬	20.9	酒	9.0	絹織物	7.9
6	38,409	売薬	16.2	酒	8.6	絹織物	7.9
7	52,985	売薬	14.4	絹織物	9.0	酒	8.0
8	71,360	売薬	13.6	絹織物	11.9	酒	7.9
9	67,531	売薬	18.9	絹織物	10.9	酒	6.0
10	71,208	売薬	19.3	絹織物	9.7	酒	7.7
11	72,730	売薬	21.2	絹織物	8.6	酒	7.3
12	78,434	売薬	21.1	絹織物	7.8	酒類	6.7
13	87,018	売薬	22.3	絹織物	7.9	清酒	5.9
14	91,997	売薬	20.8	絹織物	7.5	綿糸紡績	6.4
昭和１年	102,055	売薬	26.1	絹織物	7.2	綿織物	5.1
2	92,085	売薬	23.1	絹織物	7.2	酒	6.0
3	99,630	売薬	24.0	絹織物	7.3	製造肥料	6.1
4	95,818	売薬	24.2	製造肥料	7.2	絹織物	6.8
5	84,420	売薬	24.7	製造肥料	7.4	絹織物	6.9
6	71,617	売薬	23.3	絹織物及絹綿交織物	8.0	製造肥料	6.5
7	97,614	電力	20.1	売薬	14.7	綿織物	6.6
8	124,462	電力	18.3	綿糸紡績	12.4	売薬	11.7
9	144,517	綿糸紡績	16.4	電力	14.1	売薬	9.1
10	173,893	電力	17.4	綿糸紡績	16.5	売薬	7.7
11	191,726	綿糸紡績	20.5	電力	11.5	綿織物	9.1
12	225,150	綿糸紡績	21.0	電力	9.6	綿織物	8.8
13	231,560	綿糸紡績	13.1	綿織物	7.9	売薬	5.7
14	295,019	綿糸紡績	9.4	絹織物及絹綿交織物	6.7	綿織物	5.7
15	350,208	工業用薬品	7.4	綿糸紡績	6.2	刃物類	6.1
16	421,085	刃物類	9.0	綿糸紡績	5.3	絹織物及絹綿交織物	4.4

出典　高井　進『越中から富山へ』山川出版社、131頁より

（梅原隆章ほか編『富山県の百年』山川出版社、二二三頁）ものの、中小企業の域を出でず、その売上高は県の主要生産物価格の二〇％台にとどまった。売薬行商人は昭和に入って一時一万三千人台まで伸びたけれども、県内の売薬製造職人は常時三千人程度であって、さらなる雇用の拡大には繋がらなかった。

昭和の初め頃までは、他に、絹織物（羽二重など）があったが、福井や石川の生産高に及ばなかった（梅原ら前掲書、八九〜九一頁、二一五頁）。また、独自の産業としての高岡銅器は「金森宗七らによるデザイン技術の改良に加えて、毛彫・平象眼などの分野での名工の続出により、高岡銅器は明治六年のウィーン、九年のフィラデルフィアの各万国博覧会や二三年のパリ万国博覧会に出品して名声を高めた」（梅原ら前掲書、九二頁）が、いわゆる名人芸での少品制作による手工業の産業であり、人を使って拡大できる仕事ではなかった。他には、酒造や漁業などという小さな地場産業しかなかった。

即ち、県内には流失しようとする労働力を引き止める仕事に事欠いていたのである。

(3) 県外への人口の流失

県外への流失には二つの流れがある。一つは永続的流失であり、今一つは一時的流失である。前者は住所を県外へ移転し、これに伴って戸籍を移転（転籍）する場合で、この場合は県の人口から離脱し、移動先の自治体の住民となる。他方、後者では、県内に住所を維持しながらも、県外に居所を設けるもので、就学や出稼ぎの場合などである（三カ月以上の場合は寄留届の提出が求められる）。

富山県では、明治以来の永続的流失の移住先は殆どが北海道である。一時的な流失先は各地の織物関係の地域や北海道への漁夫などが知られているが、寄留届けを出すとは限らないので、その分は人口の減少として把握されない。

① 北海道移住

i 農村民の移住

富山県における人口の伸びの低下の大きな原因には、他の北陸三県―特に新潟県と同様に、北海道への移住がある。明治初期から個人的に渡道する人々が見られたが、移住が本格的になったのは明治二五年からで、貸付予定地存置制度が設けられ、移住希望者三〇戸以上が県知事の認可を受けて団体を組織し、一年に一〇戸以上が移住する場合、一戸につき五町歩が貸付けられ、三カ年の開墾後に無償払下が受けられるものである（坂井誠一編著『富山県の歴史』山川出版社、二二二頁）。

富山県の統計では、明治一五年から三〇年までに七五三四戸・二万九八九七人、明治三一年から四四年までに二万〇四三九戸・八万五四二九人、大正元年から一四年までに一万五一九一戸・五万六七五五人、昭和元年から一五年までに六九三一戸・三万二七〇五人、の合計五万〇一〇四戸・二〇万四七八六人が北海道に移住している」（『富山県史』近代統計図表、I―18）。

明治三〇年と四〇～一年に、それぞれ戸数二千戸台、人数九千人台の北海道移住でのピークをつくったのは、三〇年が県下各河川の大氾濫による田畑流失などの被害が大きかったことと病害虫ウンカの大発生による凶作が原因とみられ、四〇～一年は病害虫による凶作続きが原因と見られている（梅原ら前掲『富山県の百年』一〇八～九頁）。

ii　漁民の移住

農村からの北海道移住と平行した形で、県内の漁村からの北海道への出稼ぎ漁業が始まった。北海道沿岸漁業が安定しはじめると、富山県からの出稼ぎ漁民の中から現地に移住する人々が増えはじめ、これらの漁民らは利尻方面から、次第に、釧路・根室方面の漁場開拓に、更に千島や樺太方面まで進出していった（新越中風土記刊行会前掲『富山県の歴史と風土』一六二頁）。

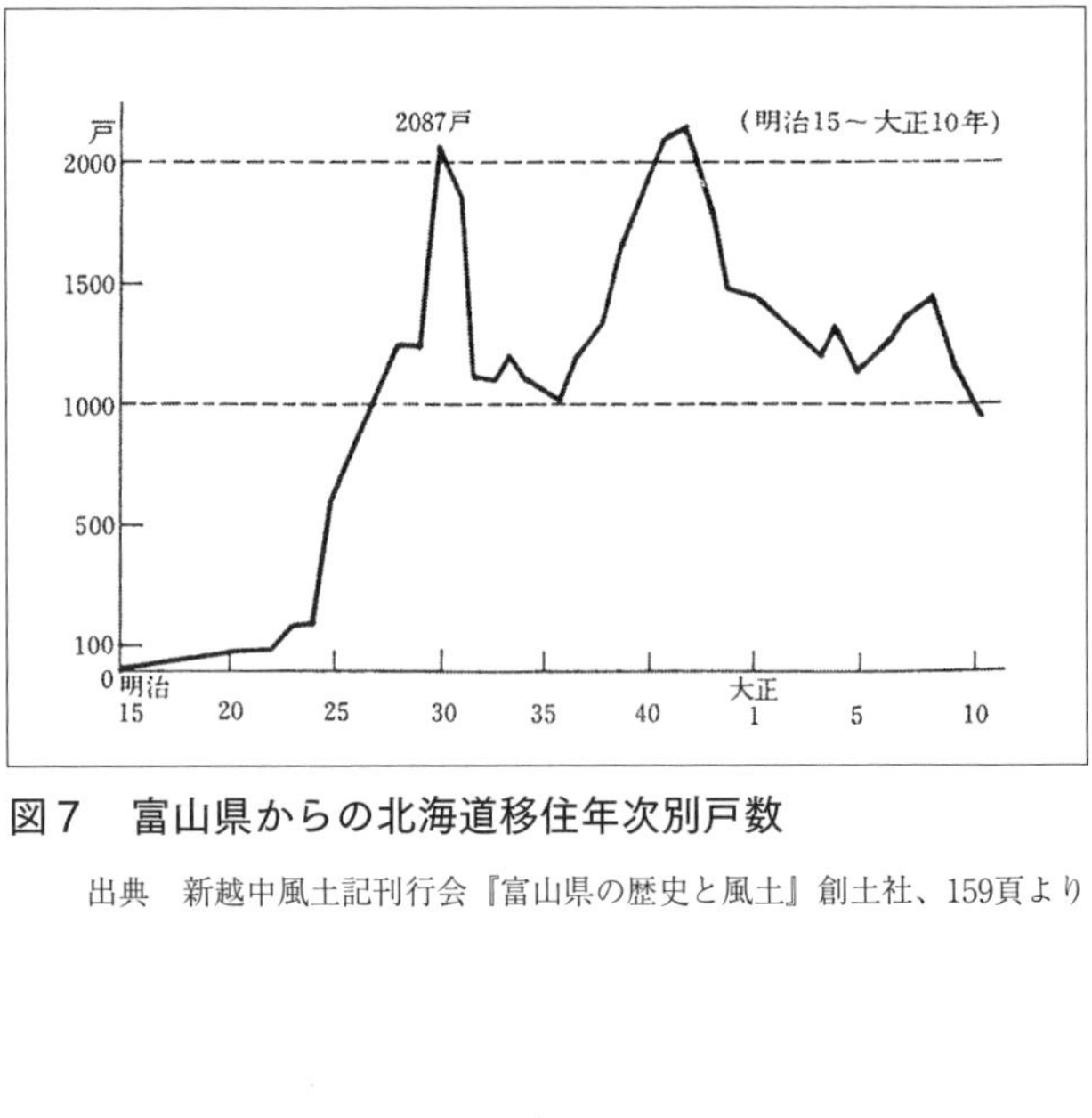

図7　富山県からの北海道移住年次別戸数

出典　新越中風土記刊行会『富山県の歴史と風土』創土社、159頁より

明治二四年までの県出身で移住した水産戸数は、製造業を除き、専業・兼業を併せて一万〇五六六戸であった（一戸五人として約五万三〇〇〇人になる）。また、明治二五年から三四年までの漁業平均移住者は年平均で三二三人であった（『富山県史』通史編Ⅴ、八二九頁）。以降の資料がないので、仮に、昭和一五年までの間に半分の割合で続いたと仮定すると六三〇〇人となり、併せて五万九三〇〇人となる。

iii　商人などの移住

次頁「表9」は明治二九～四四年までの通算一六年間の県からの移住者の職業別人員数である。ここから農業の移住者を除くと、その他の商業などの移住者は二万六五〇〇人となる。その後の資料がないので、仮に、昭和一五年までの間を半分の割合で移住が続いたと仮定すると二万四〇〇〇人となり、併せると五万〇五〇〇人となろう。

この両者を、農村からの移住者二〇万四七八六人に加算すると、いささか過大の虞がないではないが、三一万四六〇〇人という数字になるのではあるまいか。

これは富山県の昭和一五年の人口八四万九四八四人の三七％に当たる人員である。

iv　その他の移住

こうした大勢の移住に伴い、富山県の十二銀行（旧称は富山第十二国立銀行）は北海道に支店を設置した。明治三二年に小樽支店、同四三年に札幌支店、大正六年に函館支店、同九年に旭川

表9　職業別富山県出身北海道移住者数の推移

年次	来住者 農		来住者 漁		来住者 工		来住者 商		来住者 雑		来住者 不詳		来住者 計		往住者		来住者超過	
	戸	口	戸	口	戸	口	戸	口	戸	口	戸	口	戸	口	戸	口	戸	口
明治三十五年	七四三	三、二二三	四七	一九二	三九	八九	五〇	一六三	一三三	四五七	一〇三	四八一	一、〇九三	四、五九六	一二二	四三〇	九七一	四、一六六
同三十六年	六四四	二、八九〇	五七	二三九	三〇	九二	六四	二二九	一三三	四二九	八九	五〇三	一、〇一六	四、三七二	一〇一	三四一	九一五	四、〇三二
同三十七年	七二〇	三、一三七	五四	二一六	二六	八一	九一	三一三	一六五	五七七	一三五	五九〇	一、一八一	四、九〇四	八九	三九一	一、〇九二	四、五二三
同三十八年	八六〇	三、七七五	八三	三八三	四四	一四四	七六	三三〇	一二七	四四六	九〇	五二一	一、二八〇	五、五八九	一七六	六七一	一、一〇四	四、九一八
同三十九年	一、一五〇	五、五〇四	八二	三五四	五一	一七二	八四	二六七	一七一	六〇五	一三一	四六九	一、六五九	七、四〇〇	一〇八	四三〇	一、五五一	六、九七〇
同四十年	一、五六九	七、三八一	八八	三五四	四四	一二六	八二	二七三	二二五	七六九	一六七	七六〇	二、一六五	九、六五三	一八〇	七四四	一、九八五	八、九〇九
同四十一年	一、六〇五	七、〇九二	一〇三	三〇九	五一	一五七	六五	二一七	一八二	五七二	一九一	六七五	二、一九六	九、〇二二	二一七	六八一	一、九七九	八、三四一
同四十二年	一、二九六	五、〇九六	九一	三三八	二三	一〇五	七七	二四〇	一八一	五五一	一四〇	五七九	一、八二六	六、八〇九	二九二	七一六	一、五三四	六、〇九三
同四十三年	九〇六	三、六七一	九二	二〇二	五〇	一五二	六七	三一一	一五四	五三四	一八六	六一〇	一、四五五	五、四八八	一九四	六七四	一、二六一	四、八一四
同四十四年	八四二	三、三九四	一三六	三五二	三二	八五	九五	二七四	一七四	五二七	一五八	四八一	一、四三七	五、一一三	二一六	六六九	一、二二一	四、四四四
一箇年平均	一、〇三三	四、五一七	八三	二九四	三九	一一九	七五	二五二	一三七	四三五	一三八	五六六	一、四九五	六、一七三	一七〇	五七五	一、三二五	五、五九八

出典　『富山県史』通史編Ｖ、830頁より

支店、北見支店、帯広支店で、昭和になって各地に支店網を広げた。昭和一八年七月に県内の高岡銀行、中越銀行、富山銀行との合併で、十二銀行は北陸銀行となった。

v　その他への移住

北海道への移住の他に、那須野の七農場に九〇戸前後の農家（約五〇〇人）が移住している（梅原ら前掲『富山県の百年』一一三〜五頁）。また、メキシコ・ペルー・ブラジル・ハワ

イ・ニューカレドニアなどに数名から数十名が移住しているが、詳細は不明である。国外移住の場合は別として、北海道などの国内移住の移籍は徐々に行なわれたものと見られる。

② 県外への出稼ぎ

主なものとして、出稼ぎ女工、出稼ぎ漁夫、出稼ぎ鉱夫が知られている。

横山源之助の前掲『日本の下層社会』に、富山県からの出稼ぎを述べた箇所がある。「本年伏木港より二千の出稼人は北海道へ赴けりと。なかには漁夫もあるべし、樵夫《きこり》もあるべし、無職者もあるべしといえども、最も多数なるは実は農民なりき。これに岩瀬・魚津の各港湾より北海道に出でたるを数え、併せて信州・飛騨・足尾銅山に赴ける者を加えれば、伏木港より出でたる数に倍せん。あるいは、農暇を択びて冬より春の間出ずる者あり、夏の半ばより秋の初め三カ月を期として出ずるものあり。・・あるいは一カ年もしくは二カ年の間出ずるものあり。飛騨・足尾に赴くは、鉱山の坑夫もしくは人夫たらんがためなり。群馬・信州に赴くは茶・麦の耕作、もしくは養蚕の手伝いに雇われんが為なり。しかして北海道に赴くものは、農民は田地の耕作、漁夫は多く鰊取りに従かわんがためなり。思う、まさに郷国を離れんとする時その胸中にせるもの知らず、いかなるべき」（三一一頁）と、出稼ぎの苦衷を描いている。

i 出稼女工としては、山本茂実の『ああ野麦峠』で知られる野麦峠を超えて、信州諏訪地方などの製糸工場への出稼ぎでの寄留がある。明治二〇年頃より女工の出稼ぎが婦負郡八尾町周辺から始まり、下新川郡、上新川郡などの各地に広がった。新川郡からの出稼ぎは新川木綿の衰微の結果だと見られている。

県内農山村の小作・小自作の子女が貧しい家計の補助や「前借り」のため、或いは、「口減らし」のために、七日（冬期は一〇日）もかけて、神通川の支流の宮川沿いに益田街道を南下し、高山町から木曾街道へ折れ、美女峠を越えて上ケ洞で左折して野麦街道へ入り、寺坂峠を越えた後に、飛騨と信州の境の野麦峠（一六七二m）を越えてから、道は二つに岐れる。一つは梓川沿いに野麦街道を下って松本に出る道と、いま一つは右折して境峠を越えた後に薮原で奈良井川沿いに下って塩尻に出る道であるが、いずれにしても大変な往来だったに違いない。殊に冬期にはさぞかし難儀であったろうに・・

明治二七～八年頃になると、蚕糸業界が好況になり、三〇年代に入ると、信州諏訪地方での製糸業の発展が著しく、女工の獲得に狂奔するようになった。このために三四年に諏訪地方の業界に「製糸同盟」が結成され、翌年一〇月より女工登録制度が発足した。登録した女工の年次別・地域別の内容は「表10」に記載されているが、婦負郡出身が多い。

また、明治末頃より、紡績工場の女工として、東京紡績・鐘淵紡績・大阪紡績・和歌山紡績などに応募している（梅原ら前掲『富山県の百年』一一五～六頁）。

大正時代の統計では、長野・大阪・愛知・京都などへ女工として出掛けているが、下新川

表10　諏訪地方工場での富山県女工の地区別人員数

年　次	富山市	高岡市	東砺波郡	西砺波郡	射水郡	婦負郡	下新川郡	中新川郡	上新川郡	氷見郡	合計
	人	人	人	人	人	人	人	人	人	人	人
明治36年	—	—	—	—	—	160	26	—	9	—	195
38年	—	—	10	1	—	176	2	—	12	—	201
40年	4	—	62	5	—	595	17	1	72	—	756
42年	7	—	160	9	5	636	106	7	73	2	1,005
44年	5	—	156	9	7	679	157	6	118	—	1,137
大正2年	30	1	134	17	4	715	274	15	83	5	1,278
4年	19	—	164	7	8	695	375	7	87	—	1,362
6年	97	5	489	145	189	1,542	751	116	521	31	3,886
8年	109	2	308	108	96	1,040	603	116	301	19	2,702
10年	55	—	307	120	93	868	577	140	285	15	2,460
12年	34	1	402	179	78	1,017	546	89	185	31	2,562
14年	23	1	321	110	72	790	458	120	225	85	2,205

出典　市立岡谷蚕糸博物館「登録数年次別地方別層」より

郡がその三三・五％、婦負郡が二一・八％と上位を占めている（『富山県史』近代統計図表、Ⅲ―19―1）。大正一三年の『富山県婦負郡勢一覧』によると、同郡からの出稼女工数は二七一九名（内、製糸二二三九名、機織二七三名、養蚕二八名、他一七九名）で、総賃金は四〇万九五四四円であった。この額は、同郡の前年の郡の歳入額四九万四九二二円の八二・七％に相当する大きな額であった。

　昭和に入ってからも、大阪・京都・愛知・滋賀などへ多く出掛けているが、ここでも下新川郡の二五・八％に次いで婦負郡が一九・九％を占めている（前掲書Ⅲ―19―1）。

ii

　出稼ぎ漁夫の最も早い例として、明治七年に下新川郡生地《いくじ》町から北海道への出稼ぎがある。明治一七～八年頃から、室蘭・利尻・礼文方面に鰊網

表11　出稼ぎ漁船と漁夫数

郡　名	明治43年			明治44年		
	漁船	漁夫	漁獲物価額	漁船	漁夫	漁獲物価額
	隻	人	円	隻	人	円
中新川郡	40	100	12,750	38	101	14,325
下新川郡	345	1,573	68,317	565	2,705	329,914
婦負郡	—	—	—	8	30	2,400
射水郡	141	1,042	57,570	169	1,339	91,275
氷見郡	6	95	36,920	2	10	52,000
合　計	532	2,810	175,557	782	4,185	489,914

出典　『富山県統計書』から梅原らが作成（梅原ら前掲書、118頁）より

漁に雇われて三〇～四〇名が出掛けるようになったのが切っ掛けで、二二年からは沿海州・樺太・千島へ鮭・鱒・鱈・烏賊などの漁夫として出稼ぐ漁民が増加した。明治二四年頃には、県全体で漁船三八二隻、漁夫一四一三名となり、明治四〇年の出稼ぎ漁業者は五六一六人にも及んだ。明治末に他府県に雇われて出稼ぎをした漁夫数は「表11」に記載されている。

iii　出稼鉱夫としては、足尾鉱山のある足尾町への寄留がある。『栃木県史』資料編近代によると、足尾町にある「入寄留簿」を整理した「寄留者数表」が作成されている（高井　進編著『明治・大正・昭和の郷土史：富山県』昌平社、五〇～一頁）。その中の全国と富山県の数字を引用する。

通算して五一八八人中一〇六四人と富山県の鉱夫の割合がずば抜けて多い理由について、高井は「明治後半期、全国経済の発展の中で、北陸が特に歪んでいたため、北海道をはじめとして全国各地に移住者や出稼人が出た」とする。地元の栃木県（八三〇人）についで、新潟県（五八七人）、石川県（二六〇人）、福井県（三九二人）が他

表12　国と富山県の現在人口の推移

	国		富山県	
明治５年	33,110,796	100.0%	623,977	100.0%
明治10年	34,898,540	105.4%	668,476	107.1%
明治22年	40,072,020	121.0%	747,019	119.7%
明治30年	43,228,863	130.6%	771,459	123.6%
明治40年	48,819,630	147.4%	771,298	123.6%
大正元年	52,522,753	158.6%	790,936	126.8%
大正９年	57,918,671	174.9%	724,276	▽116.1%
大正14年	59,737,000	180.4%	826,744	132.5%
昭和５年	64,450,000	194.6%	778,954	▽124.8%
昭和15年	71,933,000	217.2%	822,569	131.8%
昭和19年	74,433,000	227.8%	872,059	139.8%
昭和20年	72,147,000	217.9%	953,618	152.8%
昭和25年	82,200,000	248.3%	1,008,790	161.7%

出典　国の数字は『明治大正国勢総覧』と『昭和国勢総覧』による。富山県の数字は『富山県史』近代統計図表、１－10、１－11による。

県よりも多いのは、右理由に加え「近代に入って越中鉱山が衰微したため、鉱夫として他県に働き場を求めたこともある」（高井前掲書、五二頁）という。

(4)　移住・寄留の人員数で修正した富山県の人口

明治五年からの人口増加は「表12」に示すように、全国では昭和一五年までに、三三一一万余から一一七％増の七一九三万余に、昭和二五年までには一四八％増の八二二〇万人への増加である。他方、富山県では、昭和一五年までに六二万三九七七人から三二％増の八二万二五六九人に、昭和二五年までには六二％増の一〇〇万八七九〇人への増加であり、国の伸び率の半分以下に過ぎない。

この中の富山県の数字は、移住者が含まれていないので、これに「出入人口」の差数を加えると「表13」の数字となる。これによれば、昭和一五年では一〇〇万三〇七人となり、六〇％増となる

表13　出入人口数を加算した富山県の人口推移

（単位：千人）

	出入人口	出入人口加算数
明治５年	−	623,977
明治10年	2,404	678,880
明治22年	14,909	761,928
明治30年	15,975	787,434
明治40年	53,294	824,543
大正元年	71,362	852,298
大正９年	102,958	827,234
大正14年	114,102	840,846
昭和５年	137,275	916,229
昭和15年	177,738	1,000,307
昭和19年	178,663	1,050,722
昭和20年	29,971	983,589
昭和25年	−	−

出典　『富山県人口統計』による。

が、これでも国の伸び率である一一七%の半分に過ぎない。

　また、富山県の上記の数字に更に寄留（出）数を加える必要がある。これについては明治六年以来の統計が不十分であり、而も、明治・大正よりも昭和にかけて次第に増えているので、昭和初期の年間の平均値を加算してみよう。

　これについては、「昭和元年から一五年の年次郡市別出稼者数」（『富山県史』近代統計図表、Ⅲ—19）は、平均して、男が三万九二九九人、女が一一万四九四九人で、合計一五万四二四八人であると記載されている。

　これを、昭和一五年の一〇〇万三〇七九人に加えると、一一五万四五五五人となる。この数字では、明治六年の六二万三九七七人からは八五%の増加である。それでも、国の一一七%に対し七三%にしか当たらず、全国平均に四四%も及ばないのである。

これではWalke氏のいう、「富山県は多産である」という主張は認められる余地はどこにもあるまい。

(5) 産業構造の改善とその効果

このような人口流失を防止するために、県下に近代工業を誘致する手段として、大正七年に一万kWの県営水力発電から始まって、昭和元年には一三万九千kWに達し、昭和九年には四〇万六千kWに達し、全国第一位となった（深井甚三他『富山県の歴史』山川出版、二八二頁）。この大正期からの水力発電や北陸線の全面開通が工場の立地条件を整えたことに加え、安い労働力、紡績業に適した多湿な気候が魅力的であったことから県外資本の本格的進出を招いた。紡績業では日清紡績・呉羽紡績・敷島紡績・日東紡績などの工場が操業を開始し、全国第五位の生産県となった（米原　寛他監修『ふるさと富山歴史館』富山新聞社、三八四～五頁）。

また、高岡市や射水郡の伏木港周辺に地元資本による工場地帯が形成された他、県外資本の電気製鉄・北海曹達・北海工業・伏木製糸の工場が進出した（高瀬　保編『図説富山県の歴史』河出書房新社、二〇四頁）。特に大きなことは、日産化学（当時は大日本人造肥料）や不二越（当時は不二越鋼材）も昭和三年に出発したことである。

これらの中で、紡績工場により生産される綿糸の生産額は、昭和九年・同一一～一四年には県内総生産額の一位を占め、八年・一〇年・一五～一六年には二位を占めるに至った。次いで、昭和

表14—1　『全国と富山の一人当りの平均所得

年度＼地域	全国	〃	東京	〃	富山	〃
昭和五年	一八四円	一〇〇%	五七四円	一〇〇%	一三〇円	一〇〇%
昭和一〇年	二一〇円	一一四%	六五四円	一一四%	一四九円	一一五%
昭和一五年	四二八円	二三三%	一、五五〇円	二七〇%	二九三円	二二七%

表14—2　一人当りの平均貯金額

年度	全国	富山	年度	全国	富山
明治三〇年	六一銭	二九銭	大正一〇年	一五円四五銭	四円五九銭
明治三五年	六三銭	三〇銭	昭和　元年	一九円　三銭	七円四〇銭
明治四〇年	一円八七銭	七六銭	昭和　五年	三六円二六銭	一八円九六銭
大正　元年	三円七六銭	一円四一銭	昭和一〇年	四六円四一銭	二二円七四銭
大正　五年	五円五九銭	一円八三銭	昭和一五年	一〇八円五〇銭	六二円九八銭

（富山県内の人口及び年末貯金金額は、『富山県史近代統計図表』Ｉ－10、Ⅱ－117により、全国の明治から大正一〇年までの人口と年末貯金額は『明治大正国勢総覧』二三四頁と六三四頁、昭和元年以降は『昭和国勢総覧』上二三頁及び下一六七頁から引用した）

一五年以降は不二越鋼材が上位に躍り出た（高井　進『越中から富山へ』山川出版、一三一頁、表三—五より）。

この結果、県内の企業構造は一変し、昭和一七年には四大工業地帯の六府県を除けば、北海道と静岡県のみが富山県を超える生産額をあげ、その二年後には六府県に次ぐようになった（高瀬前掲『図説富山県の歴史』二一四頁）。

その影響で「昭和に入ってから、富山県は人口流失県から流入県へと転換した」（北日本新聞社『富山県の昭和史』二七頁）と言われるようになった。

このことが県民に及ぼした経済効果は、県民一人当りの平均所得が、昭和初期より、「表14―1」に示されるように上昇をもたらした。また、県民一人当りの平均郵便貯金高も「表14―2」に示されるように次第に増加したが、いずれも、未だ、東京は勿論のこと、全国平均にも及ばなかった（平均所得については『富山県史』近代統計図表、Ⅲ―2より、平均貯金額については右近代統計図表、Ⅰ―10とⅡ―117及び『昭和国勢総覧』上巻、二二一頁と下巻一六七頁から引用した）。

右に示されたような富山県での明治一〇年以降の人口の伸び率の減少や、その原因となった所得の減少は、昭和以降にある程度の回復を見たけれども、尚、全国レベルに追い付かず、それが富山県の人口増加率が全国のそれに達することが出来なかった主要な原因の一つであったと考えられる。

四．富山県婦負郡と婦負郡熊野村における人口の推移

(1) 富山県の人口の推移

婦負郡と熊野村の人口の推移を見るために、明治三五年から五年刻みで人口の増減を比較してみよう。

昭和六年度が増えているのは、昭和五～六年の世界大不況の影響で職を失って帰郷した人々の影

響である。昭和一九年の増加は戦災を逃れて疎開した人々と爆撃を逃れるための工場の地方への移転に伴う人員の移動が主因である。熊野村の大正六年の人口増加は、恐らく、大正三年七月の大洪水で、同村の被害は、溺死行方不明一二名・流失家屋九戸・床上浸水六五戸・流失田畑一一〇町歩という壊滅的被害を受けたことから、その回復作業のために出稼者の帰郷と作業員の長期宿泊が原因と見られる。

富山県の人口は徐々に増加していったが、婦負郡と熊野村は逆に減少していった。即ち、日支事変の始まる前年の昭和一一年までには、富山県は明治三五年に比して一〇八%強の人口増加を見ているのに、婦負郡と熊野村では八九%台に減少している。

(2) 婦負郡での人口の推移

婦負郡では、明治末期から人口の減少が生じた。

『富山県人口統計』（富山県知事官房編：大正三年刊）によると、婦負郡の「明治三一年末の戸数一三二六四戸、人口七四八九一名」「明治三六年末の戸数一三四四〇戸、人口七七三九三名」「明治四一年末の戸数一二九四一戸、人口七七三〇九名」*「大正二年末の戸数一二五一二戸、人口七七九〇九名」であった（一二頁）。

*『富山県戸口』によると、明治四一年末の「婦負郡の人口は七四三八名で、内訳は男が四六一三名、女が二八二五名」（三七頁）で、女子が格段に少ない。特に、山間部に少ない傾向があるのは、出稼ぎであろうか。

大正五年末『富山県静態戸口統計』(富山県知事官房編)によると、「県内の戸口郡市別欄で示されている富山市・高岡市・上新川郡他七郡の一〇年前(明治三九年末)に比し、現住民の増減欄には「婦負郡(一)七四六人」となっているが、他の郡市はすべてプラスである。同書によると、婦負郡の人口七七〇六三名の内訳は、男三九〇七五名、女三七九八八名と、かなりの差が見られる。

同年の『富山県婦負郡一覧』(婦負郡役所編)では「小口」欄に、同年末で「郡外に寄留九八八一人、その他九〇七人、計一〇七七八人」とあり、他方、「郡外より入八四三人」「出入差引九九四五人」となっている。この数字の違いは、連携不十分の所為なのか、理由は不明である。「県全体では(+)であって、総計では五〇、九〇四増となっている」。

又、翌六年末にも、婦負郡のみが、現住民数は

表15　明治35年を100％とした各在住人口の対比

年　度	富　山　県	婦　負　郡	熊　野　村
明治35年	776.151人（100%）	78.553人（100%）	1.588人（100%）
明治40年	771.249人（99.4%）	78.334人（99.7%）	1.510人（94.4%）
大正元年	790.936人（101.9%）	77.493人（98.7%）	1.580人（98.8%）
大正６年	816.841人（105.2%）	76.398人（97.2%）	1.628人（101.8%）
大正11年	808.114人（104.7%）	73.200人（93.2%）	1.531人（95.7%）
昭和元年	825.323人（107.2%）	70.350人（89.6%）	1.517人（94.9%）
昭和６年	849.441人（109.4%）	73.033人（92.9%）	1.602人（100.2%）
昭和11年	845.573人（108.9%）	72.719人（89.8%）	1.432人（89.5%）
昭和16年	847.220人（109.1%）	67.890人（86.4%）	1.400人（87.5%）
昭和19年	872.059人（112.3%）	71.102人（90.5%）	1.393人（87.1%）

一〇年前（明治四〇年末）に比し、「婦負郡（二）一九三六八人」と記載されている。

これは主に婦負郡の基幹産業である農林業での所得不足を補うためや、県の内外での就職のためなどに、大正期から人出が流出する傾向が続いたためであろう。このことは人口構成のゆがみからも推定できる。

それは若手女子の減少である。婦負郡での一五〜二四歳の若手人口数を見ると、大正九年には男子六三一五名に対して女子四二〇二名であり、明らかに女工としての出稼ぎによる減少であろう。昭和五年には、一五〜二四歳の若手人口数は、男子五二四一名に対して女子五〇八九名で、女子数の回復が見られるが、これは昭和五年からの大不況による解雇のための帰郷が原因であろう。翌年の人口の微増も、出生児が増えたためではなく、昭和五年からの大不況で職を失った人々が故郷に戻ってきたためと考えられる。

五年毎の一〇月一日に行なわれる『国勢調査報告（富山県）』によると、富山県では大正九年に、「男三五四七七五名、女三六九五〇一名（女子百につき、男子九六・〇一）」。大正一四年には「男三六八五九三名、女三八〇六五〇名（同上、九六・八三）」。昭和五年には「男三八一八〇九、女三九七一四四（同上、九六・一四）」であり、女子が多かった。

他方、婦負郡では、大正九年には「男三一一五一名、女三一一一二名（同上、一〇一・三）」。大正一四年は「男三一五一八名、女三一二六九名（同上、一〇〇・八）」。昭和五年には「男三三七二七名、女三三五六二名（同上、一〇〇・五）」であり、女子が少なかったのは、寄留届のない出稼ぎが原因と見られよう。

(3) 熊野村での人口の推移

前掲した『富山県人口統計』によると熊野村の人口の推移は次のとおりである。

「明治三一年末の戸数二九五戸、人口一六二九名」「明治三六年末の戸数二七六戸、人口一六五一名」「明治四一年末の戸数二五一戸、人口一六三一名」「大正二年末の戸数二五七戸、人口一六二五名」（一一頁）。

『富山県戸口』によると、明治四一年末の熊野村の「人口一六三一名の内訳は、男八四五人、女七八六人」（一四頁）で女性が少ない。

前掲『富山県静態戸口統計』によれば、大正五年末での熊野村の「戸口二五九戸」「人口一六四三名（男八三六名、女八〇七名）であった。翌年からの『静態戸口統計』には男女の区別がない。昭和五年の『国勢調査報告』第五巻によると、「市町村別人口」に「熊野村：人口一四二一名（男七〇五名、女七一六名）」の記載があり、昭和一〇年の『国勢調査速報』では、「熊野村：人口一四五九名（男七二九名、女七三〇名）」と記載があり、全年齢的には男女の数はほぼ同レベルである。昭和一五年の『国勢調査報告』第一巻には「男七〇八名、女七四八名」と記載されている。男が前回よりも減少したのは、昭和一二年からの日支事変による徴兵の影響であろう。

(4)　婦負郡の人口の減少は、もっぱら、若手女子が県の内外に継続的な出稼ぎ労働に出掛けていることに基づいていることは、人口構成からみて明らかである。

では、熊野村はどうであろうか。全体としてこれは婦負郡の場合とは異なり、老年女性の減少が人口構成から明らかに示されることである。

要するに、富山県と婦負郡では老齢男女の差が開く（女性が長生きする）のに対して熊野村及び宮川村では逆に老齢男女の差が縮まり、特に、熊野村では逆転する流れになっている。

この熊野村と宮川村における老齢女性の減少には、同地が強度のカドミウム汚染地であることから特別の原因―即ち、カドミウム汚染の影響―によるものではないかと考えられよう。

本来、男性よりも一・二倍程度平均余命が女性に長い（第六回所生命表）のであり、現実にも富山県や婦負郡ではいつの時代でも女性数が男性数よりも多いのである。

ところが熊野村及び宮川村では、大正九年の『国勢調査』開始時点で、富山県・婦負郡と同様に、女性の割合が多かったにもかかわらず、大正一四年頃より次第に老齢女性の割合が低下し続け、戦時中であった昭和一五年から二〇年にかけて統計が欠けているものの、昭和二五年の『国勢調査』にも、それが続いていたことが示されている（表16）。

その主な理由は、神岡鉱山からのカドミウムの流下が大正末頃より強まり、その流れが神通川沿岸で灌漑水を汚染する他に、浅層地下水にも強く流入して井戸水を汚染したためであり、この浅層地下水の強いところと、イタイイタイ病発生率の高い地域とが一致している。その地域が十五丁・清水島・下井沢・藏島などの熊野村の大半と、地角などの宮川村の一部であり、轡田などの鵜坂村の一部などである（富山大学教授深井三郎証言『イタイイタイ病裁判』第二巻、二二～四頁。及び、㈶日本公衆衛生協会イタ

表16　60歳以上の年代の男女数

地　域	富　山　県		婦　負　郡		熊野村		宮川村	
男女別	男	女	男	女	男	女	男	女
大正９年	26,202名	34,019名	2,721名	3,149名	46名	69名	66名	85名
	（男女比:女百につき男77.0%）		（同　86.4%）		（同　66.6%）		（同　77.6%）	
大正14年	24,225名	33,032名	2,523名	2,989名	50名	51名	73名	75名
	（同　73.3%）		（同　84.4%）		（同　98.0%）		（同　97.3%）	
昭和５年	24,424名	34,489名	2,421名	3,043名	54名	46名	66名	68名
	（同　70.8%）		（同　79.6%）		（同　117.4%）		（同　97.1%）	
昭和10年	26,541名	36,723名	2,618名	3,290名	61名	61名	76名	76名
	（同　72.3%）		（同　79.6%）		（同　100%）		（同　100%）	
昭和15年	30,208名	41,052名	－	－	－	－	－	－
	（同　73.5%）		－	－	－	－	－	－
昭和20年	33,527名	46,413名	－	－	－	－	－	－
	（同　72.2%）							
昭和25年	34,795名	46,845名	3,350名	4,372名	70名	68名	78名	103名
	（同　74.3%）		（同　76.6%）		（同　103%）		（同　75.7%）	
昭和30年	37,890名	49,558名	＊昭和30年に、熊野村と宮川村は、婦中町と合併したために算定が不能である。					
	（同　76.5%）							

富山県は各年度の『国勢調査報告書』による。但し、昭和20年度は『昭和20年人口調査結果報告摘要』（昭和24年３月刊）による。婦負郡と熊野村の大正14年、昭和５年、昭和25年度は各年度の『国勢調査報告書』による。

イイタイ病研究班『イタイイタイ病の原因に関する研究』図一三「神通川下流流域の地下水比抵抗曲線」)。

即ち、その最汚染度の地域が熊野村であり、それに隣接した宮川村や鵜坂村にも浅層地下水の汚染が広がったことは、神岡鉱山からの汚染の歴史が示すところである。

老齢の女性の多死は、熊野村に限らず、若干数字の違いはあるものの、隣接する宮川村や鵜坂村にもその傾向が見られるから、これらに共通する原因として、神通川流域を汚染したカドミウムが浮かびあがってくるのは当然であろう。

(5) 『厚生省見解』(附属資料)によると「本病による過去の死者数は・・戦後一〇〇名以上、或いは戦前を含めると約一二〇名に及ぶという推測が文部省・厚生省並びに富山県の研究班報告書の中に記載されている」とする。が、筆者は認定制度以前のイタイイタイ病患者(死者)の数は少なくとも一六二名(うち戦前五四名)前後に達すると推定している(『カドミウム被害百年：回顧と展望』桂書房、五〇～一頁)。

『イタイイタイ病裁判』第六巻末尾の「原告患者名簿」によると、提訴者一八二名(その中に認定以前の死者五九名を含む)の地区別の数は、表17(認定後の死者も含む)のとおりである。カルテなど入手出来なくて提訴出来なかった遺族が多数おられたことは間違いない事実である。

カドミウムによる被害はイタイイタイ病に限られるものではない。骨折をもたらす骨粗鬆症もそ

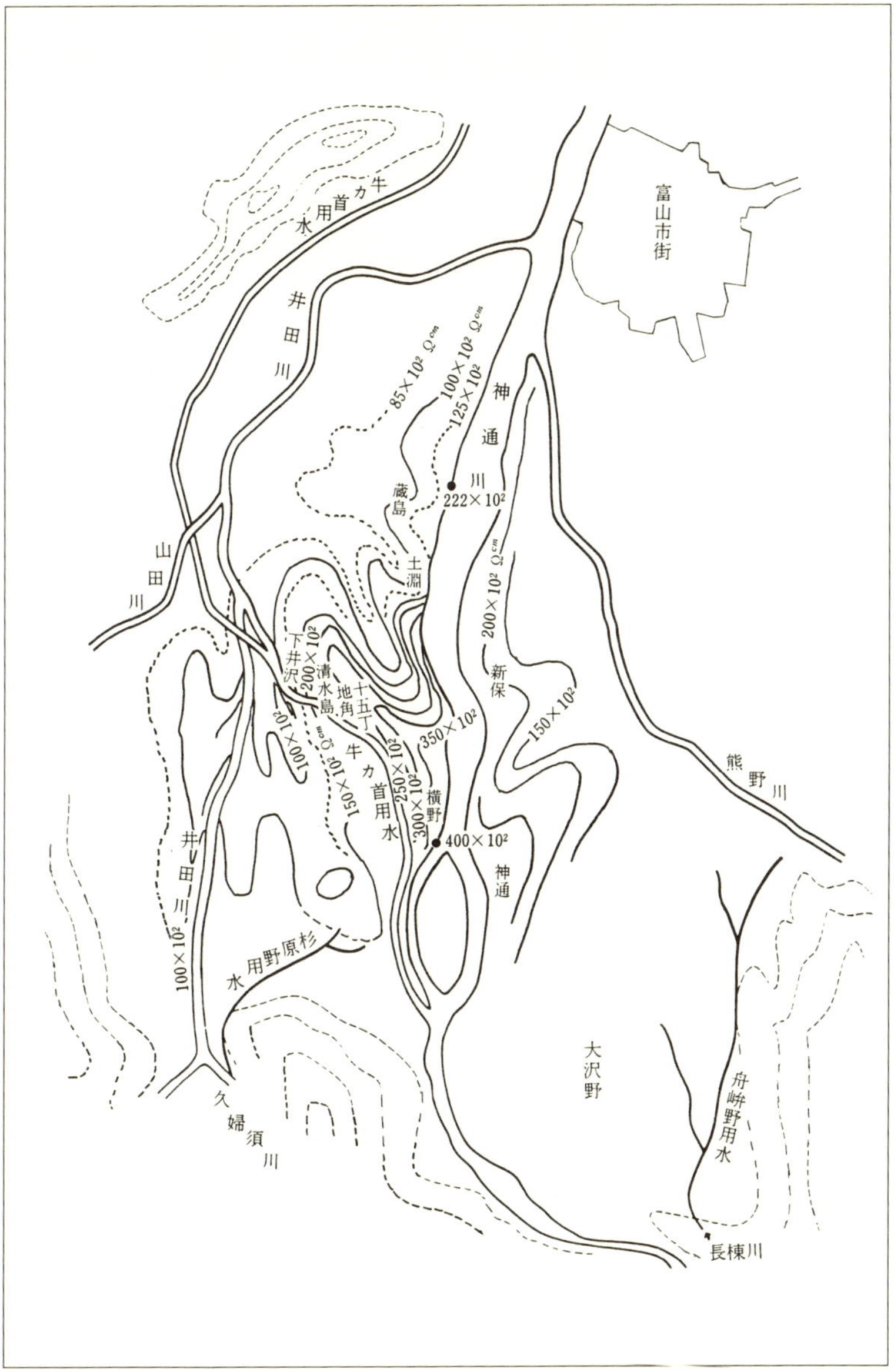

図８　「神通川下流流域の地下水の比抵抗曲線」

うであるし、見えにくいものとして腎臓障害がある。これらの被害については殆ど未調査のままである。

五．Walker氏主張するイタイイタイ病患者データの誤り

同氏は「昭和四二年の調査で、カドミウム中毒の女性被害者が〝平均六・四人の妊娠〟をしたと主張し、それが、傷つき易い女性をイタイイタイ病に追いやった主な原因である」旨を述べているが、全く事実に反する。

以下、同氏が金科玉条とする『富山県地方特殊病対策委員会』が行なった「昭和三七年度X線集団検診及び疫学調査成績」という報告書の中の「X線集団検診で発見されたイタイイタイ病容疑者と対照健康者の疫学調査成績」（四七頁）の誤りを指摘しよう。

(1) 同『委員会』のこの調査は、熊野地区の四〇歳以上（大正一一年以前の生まれ）の三四三名の婦人を対象として、「濃厚容疑者一三名」と「容疑者三九名から三七名」および「対照健康者群は「二〇一名中五〇名」が選ばれている。

表17

岸別	神通川左岸					神通川右岸			計
地区別	熊野	宮川	鵜坂	速星	有沢	新保	大沢野	布瀬・安野屋	
提訴者	75	24	21	2	2	43	13	2	182
内死者	49	11	14	0	1	17	7	0	99

下記の「疫学調査成績」の「表18」は選抜前のものであり、「表19」は選抜後のものである。いずれも、Aは上腕骨部に骨改変層のある濃厚容疑者群（Ⅰ及びⅠ）で、Bは高度の脱灰像を認め、骨組織の軟化を伴う容疑者群（ⅰ及びⅰ）であり、Cは（A・Bに該当しなかった）対照健康者群（O）とされている。

表はいずれもX線集団検診による熊野地区調査全員の年齢分布と対象とされた者の年齢分布。

① 問題の第一は、調査対象のA・Bの各群の数が少ないことから年齢分布内容にムラが大き過ぎることである。この差が各群の出生数の差に大きな影響を及ぼしている。

② 問題の第二は、対照健康者群Cの割合が「三群の年齢構成が一致するように抽出された」と言うが、その結果、選択前の構成割合が大きく

表18　40歳以上の調査者全員の年齢分布（下記の括弧内は筆者が加入した）

区分	総数	40～49歳	50～59歳	60～69歳	70歳以上
A	13	2（15.4%）	3（23.1%）	5（38.5%）	3（23.1%）
B	37	4（10.8%）	7（18.9%）	19（51.3%）	7（18.9%）
C	201	66（32.8%）	89（44.3%）	31（15.4%）	15（ 7.5%）

表19　選抜後の年齢分布（下記の括弧内は筆者が加入した）

区分	総数	40～49歳	50～59歳	60～69歳	70歳以上
A	13	2（15.4%）	3（23.1%）	5（38.5%）	3（23.1%）
B	37	4（10.8%）	7（18.9%）	19（51.3%）	7（18.9%）
C	50	6（12.0%）	10（20.0%）	24（48.0%）	10（20.0%）

三群の年齢構成が一致するように抽出された。

異なることになった。表18と19を対比するならば、選択前では、前半（四〇歳から五九歳まで）が七七・一％で（四四％と二九％）、後半（六〇歳から七〇歳以上）が二二・九％（一七％と一〇％）であるのに対して、選択後の『富山県地方特殊病対策委員会報告書』では、前半が三二％（一二％と二〇％）、後半が六八％（四八％と二〇％）となっており、出生率の高い年代を後半に配分した選択をしている。

③　その選択が如何なる歪みを齎らしているのか検討しよう。直近の昭和三五年の『国勢調査』による婦中町の四〇歳以上の一〇年刻みの人口構成は「表20」のとおりであり、旧熊野村の内訳はないが、同じ割合とする。

然し、同『国勢調査』には、婦中町の年代別出産数の記載がないので、旧熊野村の農家の主婦であったイタイイタイ病の出産に関するデータとして、『国勢調査』による年代別の平均出産数を「表21」に使用する（総理府統計局『昭和三五年国勢調査報告：一％抽出集計結果』三八八頁、三九一頁）。

表20　婦中町の40歳以上の女性の人口構成

区　分	40～49歳	50～59歳	60～69歳	70～79歳	合　計
人　数	22名	14.5名	8.5名	5名	50名
比　率	44%	29%	17%	10%	100%

表21　全国農家主婦の40歳以上の10歳間隔の出産数

区　分	40～49歳	50～59歳	60～69歳	70～79歳	合　計
出産数	4.04人	5.36人	5.40人	6.83人	5.41人

そこで、昭和三五年の四〇歳以上の人口構成で全国平均農家の出産数で計算する数字と、『富山県地方特殊病対策委員会報告書』の「検診調査」の「出産回数C欄」とを対比するのが「表22」である。

両者を比較すれば、町の自然な人口構成に比べ、県の『特殊病対策委員会』が修正したC群の出生数は二九名（一〇・五％）も出産数が多い結果となっている。

富山県の右『報告書』の統計「C群」は、意図的に「出産回数」を増加するために編成されたものと言われても弁解の余地はないであろう。

④　今一つの問題は、その後の各群の変化である。同『特殊病対策委員会報告書』の「昭和三七～四〇年のイタイイタイ病検診の総括」では、熊野地区の四〇歳以上の二五九名中の「患者（Aに相当）は八名、濃厚容疑者（Bに相当か）は二一名で、合計二九名」とされている。患者の減少は、死亡（右『委員会報告書』一七五頁参照）とVD投与による軽快～治癒（八〇頁：主に骨改変層の消失）である。

昭和三七年は三四三名の母集団であったが、今回はその七五・五％

表22　婦中町の人口構成に合わせた全国平均農家の40歳以上の主婦の10歳間隔の出産数と県の『特殊病対策委員会報告書』による同期間の出産数

区　分	40～49歳平均	50～59歳平均	60～69歳平均	70歳以上平均	合計
全国農家婦人平均出産数	22人×4.04人≒89人	14.5人×5.36人≒78人	8.5人×5.40人≒46人	5人×6.83人≒34人	247人
『特殊病対策報告書』	6人×4.04人≒24人	10人×5.36人≒54人	24人×5.40人≒130人	10人×6.83人≒68人	276人

の母集団であったことから、同じ母集団として計算すると、「患者は一〇名、濃厚容疑者は二八名で、計三八名前後」と推測されよう。死亡と治療による軽度化が原因と見られる。なお、この場合のＡＢＣの統計の再検討はなされていない。

(2) 神通川流域でのX線集団検診で発見された疫学調査による出産回数

『富山県地方特殊病対策委員会報告書』によれば、表23のとおりである。

① まず疑問があるのは、前述したように「A群」「B群」の数の少なさにもかかわらず統計の対象としたことである。殊に「A群」が一三名という異状な少なさである。

また、「B群」の平均出産数「五・三人」に不審を抱かれるのではあるまいか。これは前述した「全国平均農家婦人」の出産数「五・四一人」にも及ばないのである。明らかに偏った人員での統計であることが理解できよう。

更に「C群」は前記のように一一％もの水増しの数字であるから、これを修正すれば当然にB群を下回る数字となる。

② 本来、意味のある統計をとるには、一定数以上の群の対比が必要の筈である。同年の調査では、熊野地区の他に調査が行なわれた新保地区の両者を合わせれば、Aは二五名、Bは五九名、Cは三二九名であった。何故に、新保地区を外して、半分の熊野地区のみで統計を取ったのか。

しかも、「出産回数」を、他の同種統計のように、一名毎に集計せず、「一～三名」「四～六名」

「七～九名」と合算して記載しているために、それぞれの内訳が解らないようになっているのは、チェックを防ぐための手法としか理解できない。

統計は、出来るだけ多数を対象とし、基本的には同数ないしほぼ同数で比較しなければ、偏った結論にいたることは敢えて指摘するまでもないであろう。

統計をとるには、「イタイイタイ病濃厚容疑者群A」と「イタイイタイ病容疑者群B」と「対照健康者群C」を各同数（例えば各五〇名）とって比較するのが普通のやり方である。

それが本件のように、調査対象の一部が少数であって、ABCを同数とれないというのであれば、せめて同じ「容疑者群AB」（五〇名）と「対照健康者C」（五〇名）を比較して、両者の「出産数の多寡」による影響の有無が検討さるべきことになろう。

このやり方であれば、平均出産回数は次の数字になる。

〔(13×6.4＝83.2)＋(37×5.3＝196.1)＝279.3〕÷50＝5.5.86≒5.6

即ち、（A＋B）はCと同じであり、「多産」とは無関係である。

表23　出産回数（下記の括弧内は筆者が加入した）

区分	総数	出産せず	1～3回	4～6回	7～9回	10回	不明	平均回数
A	13	1（7.7%）	1（ 7.7%）	5（38.5%）	4（30.8%）	2（15.4%）	－	6.4
B	37	3（8.1%）	8（21.6%）	10（27.0%）	13（35.1%）	2（ 5.4%）	1	5.3
C	50	1（2.0%）	6（12.0%）	22（44.0%）	20（40.0%）	1（ 2.0%）	－	5.6

平均出産回数はA群にやや多い。

なぜに双方五〇名ずつである一方を二分して「濃厚容疑者A群」と「容疑者B群」とに分けたのかは不明であるが、それにより、一三対三七対五〇という統計的に全く歪な形にしてしまい、A群が高く、B群がC群より少ないといった不自然な結果を齎らしてしまった。しかも、C群の構成を意図的に変化させている。

その結果、「B群」が「対照健康者群C」よりも平均出産数が少ない歪んだ形になってしまったことにも目を瞑って、A群が多い、即ち「多産」がイタイイタイ病の主因との主張に悪用されることになってしまった。

Walker氏が、この歪な統計から僅か一三名のA群の平均値を取り上げて、イタイイタイ病の主因が「多産」であると主張しても説得力のある根拠となる筈がない。

Walker氏の主張する如く、イタイイタイ病の主因が「多産」であるとすれば、C群よりもB群が「多産」の筈であり、更にB群よりもA群が「多産」であるのが筋であり、そのような結果が期待されるであろう。

Walker氏の主張「多産」(六・四名)は、イタイイタイ病患者の実際の出産数を超える偏頗な作為的統計を前提とした空中楼閣にすぎないのである。

六　明治生まれ女性の出産数

(1)　明治生まれの富山県農村婦人の出産数

内務省衛生局の委嘱により、大正一一年に富山県が調査・作成した『富山県農村衛生状態実地調査報告』によると、「富山県氷見郡布勢村」での妊娠・出産に関する箇所は次のとおりである。

「現在村民中四五歳以上ノ婦人一三一名中、百二〇名ニ付キ、其ノ妊孕《にんよう》如何ヲ調査セルニ、一回以上妊孕シタルコトアル者百一七名。検査人員ノ九七・五％ニアタル。一回以上妊孕シタル婦人ヲ其ノ回数ニヨッテ分ツトキハ左ノ如シ。

即チ本村ニ於テハ七回妊孕ノ者最モ多数ニシテ、平均妊孕回数ハ一人ニ付キ六・二回ニアタル」。但し、「一回も妊孕セルコトナキモノ三名ニシテ、本村ニ於ケル不妊婦人ハ二・五％*ニアタル」という。

*南山堂『医学大辞典』（一九五四年刊）によると、「不妊症の頻度は約一〇％」とある。しかし、不妊症の割合は、時代と地域によってことなっている。それは不妊症の原因が多くあるためである。布施村の調査は大正一〇年に富山県によって行われたのであるが、内務省も同年に行った『農村保健衛生実地調査成績』には七ヶ所村でなされ、内、「不孕率と不妊率」の調査が四ヶ所村でなされた。

①静岡県周知郡宇刹村　妊孕率　九三・三％　不妊率　六・七％
②山口県吉敷郡平川村　妊孕率　八四・七％　不妊率　一五・三％
③秋田県山本郡富根村　妊孕率　九三・〇％　不妊率　七・〇％
④愛媛県越知郡清水村　妊孕率　九四・四％　不妊率　五・六％

これらの説明文の中に、秋田県富根村の妊孕率について、「本村四五歳以上ノ婦人一三八名ニ就キ調査セシモノニ依レバ、一回モ妊娠シタルコトナキモノ一二名、検査人員ニ対シ七％ニ当リ、之ノ山口県平川村ノ一五％ニ対シ、著シク少数ナリ。従テ、本村ノ生産率ノ如キ、全国平均ヨリモ高キ状態ニアリ」（五一頁）と評している。この記載は、六％前後の低い不妊率は四村の平均八・六五に比して生産率を高めている結果に結びついていると見ていることを意味していよう。

そうであれば、富山県布施村の「不妊率二・五％」は、より以上に「妊孕率を高め」ていることになると評されるに違いない。

右の内務省調査の中で格別に高い一五％を除くと、平均して低いと言われる六％台となるが、他に同時期の農村のデータがないので、この六％を富山県布施村に適用してみると、計算上、不妊婦人は三名から七名と増え、「平均妊孕率は五・八二人」となるであろう。

(2)

昭和一四年一一月六～七日に開催された『第三回人口問題全国協議会』の報告書（昭和一六年刊）がある。一部から五部に及ぶ広範なものであるが、その第五部「人的資源の維持涵養に関する研究」の中に、厚生技官兼人口問題研究所研究官・医学博士の西野陸夫の報告がある。そこでは厚生省の古屋博士の調査が引用（表一）されている。

これによれば、表24で示されているように、夫婦の同棲期間が二五～三〇年（明治末～大正初期：妻一七歳の初婚で四二～四六

表24　都市・農村別出産速度の比較

同棲期間 地域*	農山村 (石川県)	純農村 (富山県)	市　民 (金沢)	教　員 (千葉県)
0～ 5年間	0.50人	0.56人	0.49人	0.49人
5～10年間	2.14人	1.96人	1.75人	1.77人
10～15年間	3.55人	3.48人	2.79人	2.83人
15～20年間	4.63人	4.51人	3.64人	3.53人
20～25年間	5.32人	4.77人	4.19人	4.06人
25～30年間	5.52人	5.83人	4.45人	－

歳）の昭和一〇年前後頃の富山県の純農村の産児数は五・八三人であった。

西野厚生技官は「農村と都市に分けてみると、農村に於ける夫婦間の出産間隔、即ち、同棲期間における間の分娩数が非常に高い」（八五九～八六一頁）と述べている。

＊明治末期～大正期の農村の女子では、小学校を卒業すると、県の内外に女工などの賃労働者として働きに出て、二〇歳前後に結婚するのが一般だった。従って、同棲期間の開始はほぼ二〇歳と仮定することが出来る。その場合には「同棲期間二五～三〇年」は年齢にして「四五～五〇歳」に相当する。同棲期間は更に続くことが期待され、更に出産数が増加することも予期されるが、残念ながらそれ以降のデータの記載はない。

(3) 昭和期の『国勢調査』のデータから計算された平均出産数

総理府統計局は、昭和二五年『国勢調査』の特別集計として、『日本婦人の出生力』という二五一頁におよぶ詳細なデータからなるレポートを発表した（昭和三二年刊）。

これによると出生児の年代別割合と年代別出生児数は表25のとおりであり、四〇～四四歳では五児が最大出産数であるが、四五～六〇歳以上では六児が最大出産数である。

表25　『国勢調査』から算定された年齢別出産数

区　分	無児	一児	二児	三児	四児	五児	六児	七児	八児	九児	十児以上
40～44歳	6.5%	6.8%	7.5%	9.9%	12.5%	13.6%	13.4%	11.5%	8.6%	5.0%	4.5%
45～49歳	6.7%	6.7%	7.1%	8.9%	10.7%	11.7%	12.1%	11.1%	10.1%	6.7%	7.7%
50～54歳	7.3%	6.8%	6.4%	8.1%	10.0%	11.7%	11.8%	11.6%	10.5%	7.0%	8.2%
55～59歳	8.0%	6.4%	6.2%	7.3%	9.1%	11.6%	12.4%	11.5%	10.6%	7.2%	9.1%
60歳以上	9.1%	5.9%	6.1%	7.7%	9.0%	11.3%	12.3%	11.8%	11.1%	6.9%	8.1%

以下、イタイイタイ病の発生が平均四〇歳以上であることから、明治生まれの四〇歳から五歳刻みで六〇歳以上の婦人の平均出生児数を引用する。

①「第一表：婦人の年齢、結婚継続期間および児数別婦人数（夫と同居の初婚婦人）」「全国」の「四〇歳以上」の五年刻みの割合は表25のとおりである。

なお、表26「平均値」は、結婚継続期間が、四〇〜四四歳の場合は、五年未満から三〇年間以上の平均値。四五歳以上では五年未満から三五年以上の平均値である。

② 阿藤　誠は、右昭和二五年の『国政調査』による年代別の平均出産数から、表26のように出生数を整理した（「わが国出生力の社会的決定要因」（『人口問題研究』一五七号、四頁、六〜七頁）。

阿藤は「地方別の出生児数との関係は、全体として九州、北陸、東北などのいわゆる後進地域において高く、四国、近畿、関東において低いと言える」（二二頁）という。

・・・・・・・・・・・・・・・・・・・・・・・・・・・・・・・・・・・

この全国農家の平均値五・八五は、前述した昭和一〇年前後の富山

表26　妻の出生年代別出産数

妻の年齢	40〜44歳	45〜49歳	50〜54歳	55〜59歳	60歳以上	平均
出生年代	明治43〜39年	同38〜34年	同33〜29年	同28〜24年	同23年以前	
全国一般	4.73名	4.99名	5.03名	5.07名	4.96名	4.96名
全国郡部	5.33名	5.68名	5.70名	5.69名	5.46名	5.57名
全国農家	5.72名	6.03名	5.97名	5.93名	5.62名	5.85名

県の純農家の四二～四六歳の婦人の数値にほぼ相当する。

以上を纏めると、明治期に出生した富山県農村婦人の平均的出産児数は、五・八二～五・八五人前後の範囲内にあると言えよう。

七．イタイイタイ病原告の出産数

(1) イタイイタイ病訴訟原告の出産数

筆者は、イタイイタイ病訴訟原告に関する資料を保管する「イタイイタイ病対策協議会」の了解を得て、一次訴訟と二次～七次訴訟の原告に関する資料を検討した。その結果は次のとおりであった。

(2) イタイイタイ病第一次訴訟原告一四名の出産数

なお、一次訴訟一四名の内、明治生まれは一二名、大正生まれは二名である。

一四名中の一二名は、戸籍謄本・除籍謄本・原戸籍謄本と、これらに基づいて弁護団が作成した一覧表により算定した。但し、K・MさんとS・Aさんの分は残っていなかったので、一審と二審の証言調書に基づいて算定した。明治生まれの一二名では平均五・九二名である。大正生まれの出産児数はK・Mさんは二名、T・Nさんは四名であるから平均は三名であり、全員の平均値は五・

表27－1

回数	産婦数	産児数
出産せず	0	0
1名	1	1
2名	1	2
3名	1	3
4名	2	8
5名	2	10
6名	2	12
7名	2	14
8名	1	8
9名	1	9
10名	1	10
計	14	77
平均数		5.5名

表27－2

回数	産婦数	産児数
出産せず	3	0
1名	0	0
2名	1	2
3名	4	12
4名	5	20
5名	6	30
6名	7	42
7名	10	70
8名	8	64
9名	2	18
10名	4	40
計	50	298
平均数		5.96名

五名である。

(3) イタイイタイ病第二～七次訴訟原告の出産数

二次～七次訴訟の原告一六八人の裁判は、一次訴訟とは別の構成による裁判所で審理が行なわれたが、一次訴訟の高裁での裁判が昭和四七年八月九日に原告側全面勝訴の判決が出た直後に、三井金属鉱業側からの申し出により、二次以降の裁判は和解に移行した。それまでに取り調べが終わっていた原告数は八一名であったが、「イタイイタイ病対策協議会」に資料が残されていたのは五四名分であり、その内の四名が男性なので、これを除くと五〇名が資料のある女性である。全員が明治生まれであり、彼女らがもうけた子供の数は二九八名であり、平均は五・九六名である。

全員は、戸籍謄本・除籍謄本・原戸籍謄本と弁護団が作成した一覧表で算定した。

(4) イタイイタイ病訴訟原告全員の出産数

イタイイタイ病原告の統計は、訴訟提起の順位別に行なうべきではないので、(1)と(2)を合わせると次頁のとおりで、出生児数は平均五・八六名である。

この数字は、昭和二五年度『国勢調査』特別集計「日本婦人の出産力」での、全国農家婦人の平均値である五・八五人に、また、昭和一〇年代前半での厚生省技官の調査した純農村（富山県）で

表27－3

回数	産婦数	産児数
出産せず	3	0
1名	1	1
2名	2	4
3名	5	15
4名	7	28
5名	8	40
6名	9	54
7名	12	84
8名	9	72
9名	3	27
10名	5	50
計	64	375
平均数		5.86名

五・八三人と同じレベルであることは明らかである。

即ち、イタイイタイ病患者の平均的出産数は、前述した富山県での実測値や調査値、統計から推定される値の範囲内に含まれているのが実際だったのであり、明治生まれの富山県内の農村の主婦としては全くの「平均的出産数」だったのであり、到底、「多産」だったなどとは言えない。

Walker氏の引用した『富山県地方特殊病対策委員会報告書』にある昭和三七年度の作為的な数字は、この実際の数字とは明らかに矛盾しているのである。

(5) 当時の添い遂げられた夫婦の完結出産数は六人前後であったことを示す典型的な事例として、公刊されている文献から代表的な例をあげれば、明治天皇は公家の一族である園　祥子《さちこ》権典侍《ごんのてんじ》女官との間で二男六女をもうけておられ、昭和天皇も香淳（良子《ながこ》）皇后との間に二男五女をもうけておられる（小田部雄次『皇族』中公新書、一六二〜八頁）。前述した柳田国男は八人兄弟の六男である。

ちなみに、筆者の父方の祖母（明治一七年生）は祖父との間に六男二女を出産しているし、母方の祖母も三男五女を出産している。これらの事例を見ても、七〜八人の出産は明治生まれの女性達には、特に多い出産であったとは言えないのである。

(6) イタイイタイ病を、最初に鉱毒が原因と発表した地元の村医萩野　昇は、妊娠・出産と本病発症との関連を否定（『労働の科学』二九巻七業、五九頁）している。また、イタイイタイ病発生地域での最初の疫学調査をされた石崎有信金沢大学医学部衛生学教授は「出産の影響は特に大きいとは思えない」(「イタイイタイ病研究の経過」『公衆衛生』三三巻二号、八〇頁)と述べておられ、能川浩二千葉大学医学部衛生学教授も「疫学的調査では、イタイイタイ病と妊娠・出産とは関係がないという結論が出ている」(『第二一回イタイイタイ病セミナー講演集』四七頁)と述べられている。

このようにこの問題に関与する研究者が多産が本病の原因と無関係とされている。

なお、多産によりカルシウムの損失がないことを裏付ける研究としては、「妊娠・授乳の長期影響について」の研究がある。「授乳により低下した骨量が完全に回復困難であれば、妊娠・授乳を重ねることが、将来の骨粗鬆症の危険因子になりうるが、はたしてどうか。授乳により低下した骨量に関し、報告により細かな回復率は異なるものの、授乳終了後は殆どの場合、骨量は回復する」「疫学調査からも、妊娠・授乳の長期的影響に関して検討されているが、いずれも妊娠・授乳が将来の骨粗鬆症の原因として直接的に関与しないとしている」(古謝将一郎他「妊娠・産褥期のカルシウム代謝」西沢良記他『カルシウムその基礎・臨床・栄養』八八頁)。

また、二〇一四年三月一四日の『骨粗鬆症ホームページ/Q&A』では、「妊娠や出産で骨がもろくなることがありますか」の問に対して、「妊娠中は、女性ホルモンのエストロゲンや活性化ビタミンDなどが上昇するため、腸からのカルシウムの吸収が増えます。一方、摂取したカルシウムは胎児に蓄積されるため、母体の骨量は減少する方向に向かいます。授乳中にも同様に母体の骨量は減少気味となりますが、ホルモンの影響で腸管からのカルシウム吸収量が増加、授乳により子供に与えたカルシウム量を補います。ただし、授乳を終えてから約半年で、減少した骨量は妊娠前の状態まで回復するといわれています」（http://iihone.jp/qa/index.html、二頁）というのが今日の医学的常識となっている。

これらの内容は骨粗鬆症のみならず骨軟化症にも妥当する。

その他、参考になる報告として太田久吉北里大学助教授の「カドミウムの低濃度摂取（ラット）の腎機能及び骨代謝に及ぼす妊娠出産負荷の修飾作用に関する研究」（『平成一二～一八年度環境省委託業務結果報告書』他）がある。これによると、「ヒトの日常Ｃｄ摂取レベルに相当すると考えられる一mg／kg／日の投与では、哺乳負荷とＣｄ摂取による影響は見られなかった」としている。この実験では、ヒトの「Ｃｄ一日摂取許容量」が「μｇ」単位であるのに対し「mg」単位の投与実験である点で、一mg／kg／日では、体重五五kgのヒトでは五五mgとなり、この数字は現在の日本人の平均Ｃｄ摂取量の一八〇〇倍に当る。小動物での実験量としては「通常は一〇〇倍量を最低として数段階の量を選び」（池田良雄「食品添加物の慢性毒性試験法について（前編）」『食品衛生学雑誌』二巻四号、二六頁）、その上限として「ヒトの常用量の五〇〇倍が大量」（池田良雄『医薬品研究法』一三四頁）とされている。太田氏の投与量は「ヒトの常用量」としては過剰な計算であるが、その量が妊娠哺乳の条件でも影響がないとしたことに注目しておく必要があろう。

八．栄養不足の主張について

(1)「牛乳を飲まない偏り」

Walker氏は「牛乳を飲まない食事の偏りがカドミウム被害を招いた」という。然し、牛乳を飲まないのは、神通川流域の住民のみならず、古来からのわが国の慣行である。仏教が広まるにつれて「牛、馬、犬、猿、鶏の宍《しし》（肉）を食するなかれ」との戒律を守る教えは厳しくなり、乳の利用は禁ぜられなかったにもかかわらず、実際に飲用は行なわれなくなっていった。「穢《けが》れる」と教えこまれた一般人は肉や牛乳・乳製品を飲食することはまずなかった（黒川鐘信『東京牛乳物語』新潮社、九一頁）。

八代将軍徳川吉宗は享保一二年（一七二七）に白雌雄牛三頭を放牧して牛酪〈バター〉を作られたとあるが、食用ではなく、オランダの獣医ヘンドリック・ケーズルリングの助言によって馬の医療用にしたという。寛政四年（一七九二）に幕府の医師桃井　寅が、わが国で初めて牛乳の専門書『白牛酪考』を著わし、「腎虚や労症をはじめ産後の衰弱や各種の栄養不良状態を回復せしめ、大便の閉結、老衰からくるいろいろな症状を駆逐する」と、その薬用効果を述べた（土屋文安『牛乳読本』ＮＨＫ出版、一四～五頁）が、どこまで読まれたのか、また、薬用に実際に用いられたのかは疑問である。

安政三年（一八五六）にアメリカ大使館を下田に開いたタウゼント・ハリスは、奉行所《ぶぎょう》に対して牛乳を要求した際に、奉行は通訳守山多吉郎に次のように答えさせた。「牛乳は国民一切食用致さず、ことに牛は土民どもが耕挽、そのほか山野多き土地柄ゆえ、運送のため飼いおき候のみにて、別段蕃殖いたし候儀更にこれなく、稀には児牛生まれ候ても、乳汁は全く児牛に与え、児牛を生育いたし候こと故、牛乳を給し候儀一切相成りがたく候間、お断わりにおよび候」（ハリス『日本滞在記』岩波文庫、中巻、五六頁）。

要するに、明治以前の日本では、上流階級には薬として用いられることがあっても、庶民には無縁な存在であったと言ってよい。戦前の日本では、牛乳の配達をうけていると、あの家には病人が出たなどと近所で噂をされたという話があるように、昔のように薬とまでは思われなくなったとしても、病人の特別食か、人口栄養の赤ちゃん用にしか認められていなかったということだった（土屋前掲『牛乳読本』一六〜七頁）。即ち、第二次世界大戦までは、その飲用はせいぜい母乳の足りない赤ん坊の哺乳用か病人の薬用に用いられる程度で、市民の愛飲する日常食品というには程遠いものであった（大島　清『米と牛乳の経済学』岩波新書、一六二頁）。

敗戦後の昭和二二年に疎開先から埼玉県下の小学校に戻った六年生の畑山　博は、「ララ物資*」として届けられた、米国では家畜の餌であった脱脂粉乳を学校でお湯に溶かして飲んだのが初めての牛乳の試飲であった。当時、「正規の牛乳はよほどのお金のある家しか飲んでいなかった。一本が一〇円ぐらいだったろうな。それを飲んでいることを自慢する生徒がいたが、私には無縁だった」（畑山　博「牛乳」週間朝日編『値段の明治大正昭和』一巻、二二四頁）。昭和二二年には官製葉書一枚は五〇銭だった（前掲書、一七五頁）から、葉書二〇枚相当の価格だったことになる。

*「ララ物資」とは、アメリカの宗教団体と労働組合などで組織された機関で、アジア各地の救済に物資や薬品の供与を行なった。その物資が「ララ物資」である（小学館『世界原色百科事典』八巻、四三九頁）。

昭和二九年に『学校給食法』が制定されてから、国の援助により義務教育の学校では全校児童と生徒に昼食を給食することになって、牛乳が摂られるようになった。

「牛乳と乳製品が・・学校給食で青少年に親しみやすい食品になったのは事実であるが、西欧なみに摂られるのは、当分先のことと言わねばならない」「日本人の消費の仕方は、牛乳そのものを水がわりに飲む他、料理の材料としてふんだんに使う米英とは異なって、まだ高価な飲み物である」（大島前掲『米と牛乳の経済学』一六四～五頁）。

従って、一般的に見ると、哺乳用か薬用の時代から、食用ないし飲用の時代に変わったのは、戦後生まれで学校給食により〝餌づけ〟された以後の時代の若者たちである。

それ故に、牛乳を水の代わりに飲む民族の一人の著者が、明治生まれで仏教的禁忌が残っている農村で育ってきたイタイイタイ病患者に対して「牛乳を摂らない食事の偏りがイタイイタイ病の一因である」と論評するのは、この国での牛乳不飲用の歴史を知らない者の過ちである。

＊日本の消費量には、学校給食の牛乳・乳製品が多く含まれているので、それを除いた分が一般人の消費量であるから、更に低い数字となる筈である。

附言すれば、日本人は肉も欧米人ほどは食べない。ＥＣの調査によれば、昭和三六年（一九六一）での一人当りの食肉の消費量は、年間七・六kgで、世界の中で一三四位であった（川島博之『食の歴史と日本人』東洋経済新報社、一五三頁）。勿論、敗戦前では更に少なかったに違いない。昭和元年の牛・馬・豚の枝肉（骨付き肉）の総取扱量を当時の人口で割ると、一人当り一・五kgとなる（『昭和国勢総覧』東洋経済新報社、上巻、一七四頁）。骨の割合を引くと更に少なくなることが理解できよう。

このように、『学校給食』の始まる以前に育った「日本人は、『牛乳を飲まない民族』であり『肉を食べない民族』でもあった（川島前掲書、一四九頁、一五三頁）。「牛乳を飲まない食事の偏り」は神通川流域に限られたものではなく、全国に普《あまね》く遍在していたのである。

表28　各国の牛乳・乳製品の一人当りの年間消費量

国　　名	牛　乳kg	乳製品kg	計kg	一日当りg
フィンランド	302.6	20.3	322.9	884
ニュージーランド	218.1	27.58	245.68	673
オーストラリア	149.6	23.23	172.83	473
アメリカ	127.9	20.07	149.97	405
日　　本＊	11.8	2.47	14.27	39

出典　小学館『世界原色百科事典』２巻、543頁から

(2) 研究者による栄養不良説の発表

Walker氏は「伝統的な粗悪な食事」が原因であるとも主張するが、何が「粗悪な食事」なのか、それは富山県内のものなのか、神通川沿岸付近なのかの具体的内容について言及を避けている。が、これは昭和三〇年九月と翌年三月に富山県厚生部公衆衛生課が行なった「熊野地区のイタイイタイ病患者家庭」と「熊野地区の非患者家庭」を対象とした二回の調査を指しているであろうことは明らかである。

この地域での「栄養成績調査」の一回目は、同年八月に元慈恵会医科大学整形外科助教授河野　稔（河野臨床医学研究所）を中心とするグループにより二〇〇名余り人々に対する大がかりな検診が行なわれ、五二名が真性の「イタイイタイ病」患者であると診断された。そのニュースが「イタイイタイ病」という奇妙な病名で報道された一カ月半の後であった。

当時の吉田　実富山県知事は「ありふれた農村地帯に奇病の存在していることが、昭和三〇年（八月の）農村地帯のリウマチ調査を契機として発見され、いわゆる『イタイイタイ病』として世の注目を浴びるに至りました。県においても急拠この対策として、厚生部、県立中央病院等全機能をあげて実態調査と原因の究明に乗り出した」（『富山県地方特殊病対策委員会報告書』序文）と書いているが、時間的に見て、県の調査はイタイイタイ病報道に反応して計画・実行されたものであったと理解されよう。

なお、その当時の、「イタイイタイ病」と呼ばれることになった「奇病」の、熊野村での患者数は「表29」に示されている。

県とは別に河野　稔グループが栄養調査を行なっており、その結果は、同年一一月六日の『北陸医学会第九回学術大会』で、「所謂『イタイイタイ病（富山県風土病』）に関する調査研究について」を初めて学会報告した際に、独自の調査として、「患者の栄養調査ではＣａｌ．《カロリー》は全国平均二〇〇八Ｃａｌ．より二三六一Ｃａｌ．と高いが、精白米のため蛋白、Ｖｉｔａｍｉｎが割合少ない。特に料理に変化が少なく、脂肪、Ｃａ、Ｐ、Ｆｅ等が非常にすくない」と具体的に説明し、且つ「気候を見ると、裏日本でも富山が最も悪い条件にあり、本症発生にも相当影響があるように思われる」と、栄養不良を中心とした多元説を述べていた（『十全医学会雑誌』第五八

表29　熊野地区におけるイタイイタイ病年次別有病状況調査成績

部落名	世帯数	人　員	男	女	年度別現在患者数						
					昭和29	30	31	32	33	34	35
中　名	31	167	74	93	−	1	1	1	1	1	1
道　場	26	171	92	79	−	−	−	−	−	−	−
下井沢	58	348	175	173	−	2	2	2	2	2	2
清水島	13	75	39	36	4	4	4	4	4	4	4
堀	19	76	37	39	2	2(1)	1	1	1	1	1
道喜島	5	25	17	8	1	1	1	1	1	1	1
十五万	27	98	43	55	4	4	4	4	4	4(1)	3
為成新	8	45	24	21	3	3	3(1)	2	2	2	2
青　島	7	43	18	25	−	1	1	1	1	1	1
萩　島	40	205	101	104	9(1)	8(2)	6(1)	5	5	5	5
持　田	28	150	70	80	6(1)	5	5	5	5	5	5
添　島	20	115	56	59	5(1)	4	4(2)	2	2	2	2
蔵　島	24	148	71	77	6	6	6	6	6	6	5(1)
計	306	1,666	817	849	40(1)	41(3)	38(4)	34	34	34(1)	32(1)

出典　富山県『富山県地方特殊病対策委員会報告書』175頁より

巻、下、一八九頁)。

同月二六日の『第二三二回整形外科集談会東京地方会』で、富山県立中央病院グループは、「富山県熊野村に発生せる一風土病」とのテーマで発表し、纏めとして「原因は多産であり、又為に食生活が悪くなり、住居、天候等の悪循環によるものと推定される」という抽象的な説明をしている(『日本整形外科学会雑誌』三〇巻、昭和三一~二年合併号、三八二~三頁)。これはWalker氏と共通する見方であるが、裏付けはない。

その富山県立中央病院の多賀一郎院長・村田　勇外科医長などの指導の下に中川昭忠医師が作成した『富山県に発生した骨軟化症の研究(所謂いたいいたい病)』(『金沢医理学叢書』五六巻)では、「因習的な農村特有の偏食習慣が目立ち、地区担当の保健所の調査では米飯偏食により、可成りカロリーが高いが、脂肪、燐、カルシウムの摂取量が比較的減少している。この状態は過去において更に甚だしかったようである」(四五頁)として、県の栄養調査を前提として一部想像を交えた結論を述べている。

(3) 富山県のとった栄養不良説

当時は、神岡鉱山による鉱毒だとの説は出ておらず、イタイイタイ病の原因は主に栄養不良だとするこの考えは、右の富山県立中央病院の見方に基づくもので、後日作成された県の公衆衛生部の纏めもこの流れの下でなされたものと思われる。

さて、県の公衆衛生部（地元地区担当の保健所が中心）の現地調査の結果が、一〇余年後の昭和四二年作成の前記『富山県地方特殊病対策委員会報告書』の末尾に「参考資料」の一つとして添付されているのが「食品別」と「栄養別」の表である。ここでは判りやすい「栄養別」の方を「表30」として引用する。

1．イタイイタイ病地区

2．熊野地区

この纏めの部分には、なぜか「栄養別」第一回についての評価の記載がなく、第二回

表30　イタイイタイ病地区・熊野地区栄養調査

〔イタイイタイ地区　〕		全国平均	基　　準	栄　養　別	〔熊野地区〕		富山県農村平　　均
第一回	第二回				第一回	第二回	
2051	2228	2074.1	2180	熱量　カロリー	2303	2116	2236.6
68.7	77	69.3	73	蛋白質　瓦	75.5	72	71
21.0	28.0	23	24	動物蛋白　瓦	26.1	—	—
13.0	16.0	21.1	30	脂　肪　瓦	18.2	16	16.6
425	392	364	1000	Ca　mg	417	332	331
1508	1604	1822	1000	燐	1379	1485	1433
12	56	6.0	10	鉄	16	14	22.8
538	2112	2814	3700	ビタミン　AIu	1777	1753	1376
0.79	0.9	1.14	1.2	ビタミンB1　mg	0.97	1.2	1.05
0.51	0.63	0.66	1.2	ビタミンB2　mg	0.65	0.66	0.66
94	44	66	68	ビタミンC　mg	131	56	64.5

出典　『富山県地方特殊病対策委員会報告書』169頁

調査地区１は、熊野地区の中の道喜島・十五丁・萩島・蔵島・持田・添島の６地区の患者宅であることは、この報告書の「まえがき」に書かれている。調査地区２の熊野地区は、地区１に、熊野地区の残りの中名・道場・下井沢・清水島・堀・為成新・青島・上新屋・板倉新の９地区が加わることになる。

なお、第一回の９月30日から10月２日の期間は、稲刈の最盛期に含まれる時期であり、農家では食事を作る時間も惜しい日々である。まして患者のいる家の嫁には農作業の他に姑の世話が加わるから、この時期には食事を拵える満足な時間がなく、ありあわせの物で食事をしがちである。この実態を考慮すべきである。

のみの記載がある（前掲『富山県地方特殊病対策委員会報告書』一七一〜四頁）。第一回に関しては、筆者が括弧内で補足する。

「 i　熱　量　（第一回は全国平均に僅か足りないが）今回は全国平均を上回る。

ii　蛋白質　（第一回は全国平均に僅か足りないが）今回は患者家庭では七七瓦なので全国平均を上回る。

iii　脂　肪　（第一回は一三瓦）今回は一六瓦で全国平均値に及ばない。

iv　カルシウム　（第一、二回とも）基準値に及ばないが全国平均を上回っている。

v　燐　（第一、二回とも全国平均に及ばないが）基準値を上回っている。

vi　鉄　（第一、二回とも）全国平均よりも遥かに多い。

vii　ビタミンA　（第一回はとくに）全国平均とIU基準から遥かに足りない。

viii　ビタミンB　（第一、二回とも）B_1は患者宅では全国平均より遥かに下回る。B_2は全国平均並み。

ix　ビタミンC　（第一回は足りているが）今回（冬）は基準に及ばない。」

その結論には、「俗にいうイタイイタイ病も・・一種の骨軟化症に類する疾患と結論づけられ、この疾患に大きな役割を演ずるファクターとして栄養が決定的なものになった」「調査の結果、数々の食生活の不合理を認めた。殊に患者家庭での栄養摂取は悪かった」と纏めて、脂肪やビタミンA・B・Cの不足を列挙している。

しかし、この「纏め」は、調査結果に基づいた科学的判断だとは到底いえない。

(4) 富山県の栄養不良説の問題点

骨軟化症と言われる骨疾患は、脂肪やビタミンA・B・Cの不足で生じる疾患でないことは、内外の医学書を見るまでもなく明らかである。その疾患はカルシウム・燐やビタミンDの不足が主因であることは、医学的な常識であり、厚生部の公衆衛生課が知らなかったと言える筈はあるまい。

要するに、この調査の客観的な結論は、イタイイタイ病患者宅や熊野村では「全国平均」に比べて、「脂肪が不足していたこと、ビタミンA・B・Cも不足していた」ということに尽きよう。

しかも公衆衛生課が、ここで比較した「全国平均」の内容は同年の厚生省の数値と一致しない。即ち、国の発表した「蛋白質六八・九、(内)動物蛋白質二二・一。脂肪二〇・九。カルシウム三六二」を、県は「蛋白質六九・三、(内)動物蛋白質二三・〇。脂肪二一・一。カルシウム三六四」と過大に記載して、患者宅との比較に用いている。

しかも、公正な観点に立つならば、比較すべきは同じ昭和三〇年度の「全国平均」ではなくて、全国農村―特に米作専業農家のデータ(厚生省『国民栄養の現状』(昭和三〇年度国民栄養調査成績)表1―1と1―3)であるべきで、更に、同じ郡である婦負郡に多い林業地域のデータも比較参照すべきなのに、一般国民の「全国平均値」を過大に記載した上で比較しているのは、イタイイタイ病地域のデータを貶める意図ではなかったのかと疑わざるをえない。

右年度の『国民栄養の現況』の中の摂取栄養量が、「農村（水田耕作率七〇％以上）」は、蛋白質六九・三g、脂肪一七・六g、含水炭素四四六・三g、ビタミンＡ一三八三ＩＵ、ビタミンB_1一・〇八mg、ビタミンB_2〇・六四mg、ビタミンＣ七三mgである（八頁）。また、「林業地域」では示されている四カ月の平均は、蛋白質が六八・八g、脂肪が一五・〇八g、含水炭素が四一一・九g、ビタミンＡは七〇二・八ＩＵ、ビタミンB_1一・〇九mg、ビタミンB_2〇・六一mg、ビタミンＣ六〇・五mgである」（九頁）。

この数字は、公衆衛生課が示した全国平均よりも調査地域の数字に近い筈である。

(5) 脂肪やビタミンの不足との主張について

まず、日本での食生活において必要最低限の脂肪はいくらなのであろうか。また、いくら摂ってきていたのであろうか。

日本人の専門家は「長い間、日本食は脂肪が極端に少ないのが特徴でした。昭和二五年（一九五〇）の日本人の脂肪摂取量は一八グラムでした」（香川靖雄『エネルギー』女子栄養大学出版部、一七三〜四頁）という。この数値は日本全国の平均値であるから、補足すると、昭和二五年の脂肪摂取量は、都会が二一・二グラムで、農村が一五・四グラムで、平均すると一八グラムになる（厚生省の昭和二五年度『国民栄養調査』一人一日当りの比較表による）が、どの年度をとっても、農村は常に平均値よりも下だったし、水田耕作七〇％以上の農村では更に低かったのである。

脂肪については、明治二〇年から二三年まで東京大学で教鞭をとったチェンバレン教授は「専門家によると、日本の食事は、特に脂肪が貧弱である」と冒頭に述べた後、「日本の食事は（含水）炭素が豊富であり、筋肉を動かしているならば十分に生命を維持することが出来ようが、不消化であるから、家庭の畳に坐って一日を過ごすような人びとには有害である。これで人夫たちが健康そうな顔つきをしている理由も判るであろうし、上流階級の人びとが身体の運動を殆どやらないために消化不良となり、ひ弱な体質の人が多いことも、説明がつくであろう」（B・Hチェンバレン『日本事物誌』東洋文庫、I、二三二頁）と述べている。即ち、チェンバレンは日本食に脂肪が少なくても体によくないとは考えていない。まさにチェンバレンの言うように、イタイイタイ病発生地域の人々は農作業に毎日筋肉を動かしているのである。

後の陸軍軍医総監となった森　林太郎陸軍一等軍医は、ドイツ留学から帰国した明治一八年に書いた『日本兵食論大意』の中で、陸軍士官学校の食事の内容について意見を発表している。「余は先ず種々の方法により、兵役に服する年齢に当たれる日本人の身体を養うに必要な蛋白、脂肪及び含水炭素を計算したり」「日本兵食に就いて学問上信憑すべき試験を施行せしは、和蘭人エイクマン氏の士官学校食物検査あるのみ。又兵役に服せざる日本人の食について同様の試験を施行し又公布せしはショベイ氏あるのみ。余が両氏の成績を審査して得るところは左の如し。①ショベイ氏の試験したる日本人一人一日の食物中には、十分の蛋白質及び其他の栄養素を含有す。②士官学校一人一日の食中には、蛋白質八三瓦〇七、脂肪一三瓦六七及び含水炭素六百二二瓦四四を含有す」とする（鷗外全集刊行会『鷗外全集』一七巻、一六～八頁）。

イタイイタイ病患者宅での不足と指摘された「脂肪」は軍隊並みの量を摂っていたことが理解できる筈である。

なお、ここで、明治初期の長州（山口県）と江戸末期の飛騨（岐阜県北部）の食事内容を研究した五島淑子氏の報告を、「表31」に示したい。

これについて、「天保期（一八四〇年頃）長州藩と明治六年（一八七三）飛騨国の物産リストから一九世紀の食生活を復元した五島淑子氏によると、一人一日当り食品供給量は熱量に換算すると、長州では千八百六十一キロカロリー、飛騨で千八百五十キロカ

表31　幕末・明治初期の地方での栄養水準

栄養素＼摂取量	長州藩（1840年頃）	飛騨国（1873年）
エネルギー	1,861kcal	1,850kcal
蛋白質	52.4g	50.0g
（うち動物性）	(3.0g)	(2.5g)
脂肪	11.3g	20.0g
（うち動物性）	(1.3g)	(1.1g)
糖質	380.3g	366g
繊維	7.8mg	6mg
カルシウム	284mg	134mg
リン	1,265mg	1,429mg
鉄	10.4mg	8.4mg
ビタミンA	1,603I.U.	25I.U.
ビタミンB_1	1.62mg	1.94mg
ビタミンB_2	0.66mg	0.39mg
ビタミンC	100mg	5mg
脂肪エネルギー比	5.5%	9.7%

出典　鬼頭宏『文明としての江戸システム』講談社学術文庫、300頁

ロリーである」「飛騨国および長州藩の栄養摂取には、次のような特徴がある。第一に、総エネルギー量の大部分は穀物から得ている。第二に、蛋白質の大部分は穀物類・豆類から得られていて、動物性蛋白質の摂取量は不足している。第三に、おもに植物から得られる脂肪は、飛騨では充足していたが、長州藩では不足していた。第四に、エネルギー供給は炭水化物に著しいウェイトがかかっている。第五に、無機質のうち両地域ともカルシウムの摂取が所要量を大幅に下回っており、飛騨では鉄も不足している。飛騨ではビタミンAとCの不足は極端であった」（鬼頭前掲『文明としての江戸システム』三〇〇～一頁）とされる。

ここで注目すべきは「脂肪エネルギー比」である。長州藩は五・五％、飛騨は九・七％となっている。「脂肪エネルギー比」とは、摂取する脂肪量をエネルギー換算し、それが総エネルギー量に比して、いくらの割合になるかで示される。

脂肪のエネルギーは、一般には「一グラムは九カロリー」（背山洋右ほか『基礎栄養学』東京化学同人、六一頁）とされているので、これに基づいて〝イタイイタイ病〟患者家庭の場合を計算すると、第一回は五・七％で、第二回は六・五％となり、いずれも長州よりも高いことになる。

ところで、「栄養学的に最低限必要な脂肪の量は、必須脂肪酸として、総カロリーの一～二％と言われている」（背山前掲『基礎栄養学』七八頁）。主な植物油に含まれている必須脂肪酸のリノール酸とリノレイン酸の割合は、双方合わせて、菜種油で二九・八％、胡麻油で四三・九％、大豆油で六〇・六％である（背山ら前掲書、七四頁）。平均すると四四・八％となるが、ここでは低めに四〇％として計算してみよう。

先ず、長州藩の脂肪エネルギー比は五・五％であったから、その四〇％は二・二％である。そしてイタイイタイ病患者宅の脂肪エネルギー比は五・七％～六・五％であるから、その四〇％は二・二八％～二・六％である。

従って、長州やイタイイタイ病患者宅で摂取された脂肪は、「最低限必要な必須脂肪酸として、総カロリーの一～二％」という基準を満たしていたことは明らかである。

なお、リノール酸の欠乏では成長障害・皮膚障害などが、リノレイン酸欠乏では視力障害などの影響が現われる（背山ら前掲書、七一頁）とされているが、イタイイタイ病患者やその家族にこのような障害は全く発現していない。

ビタミンA、B_1、B_2、Cなどが異常に不足すれば、それぞれの特徴ある症状―即ち、ビタミンAが不足すれば夜盲症・角膜軟化症が生じるし、ビタミンB_1が不足すれば脚気が生じるし、ビタミンB_2が不足すれば皮膚炎が生じるし、ビタミンCが欠乏すれば壊血病が発現する（吉利和編著『内科診断学』金芳堂、五九七～六〇〇頁）とされているが、イタイイタイ病患者やその家族にそのような障害は全く見られていない。

石崎有信金沢大学衛生学教授と福島匡昭助教授は、「イタイイタイ病―Studies on "Itaiitai"

Disease（Review）」で、この富山県厚生部医務課作成の表を引用した上で、「栄養調査では、患者家庭の栄養が特に劣るということはない」と断定しておられる（『日本衛生学会誌』一三巻三号、二八〇頁）。ちなみに、石崎教授はイタイイタイ病に関わる研究に関与される以前は栄養学と統計学が専門であった（金沢医科大学衛生学教室『石崎有信学長業績集』五〜八頁）。

九．日光（紫外線）不足の主張について

Walker氏は、「栄養不足」のみではイタイイタイ病の原因として不十分と考えたのか、補強理由として、「日本社会では白い肌を保とうとして、太陽に曝されることを苦心して避けた」結果、ビタミンDを皮下でつくることが妨げられたため、ビタミンD不足による骨の脆弱化が齎らされて「カドミウム中毒の影響を受けやすくなった」と述べている。同じ趣旨のことは、イタイイタイ病裁判において鉱山側は「富山県下は、日照時間が少ないために、くる病・骨軟化症患者が多発しており、イタイイタイ病も同じ原因で生じた」と主張していた。

(1) 日光（紫外線）不足による骨病変

これまでに、日光（紫外線）とくる病（乳幼児の骨軟化症）・骨軟化症の関係については、英国におけるくる病多発をきっかけとしてよく研究されている。

「人類進化の中で、紫外線と皮膚色そしてビタミンD代謝との関係を見ると、最初アフリカで出現した皮膚の黒い人種が数万年かけて、地球上を移動・拡散するのであるが、日光量の少ない北方地域に適応した集団では、ビタミンDの体内産生を可能なかぎり増大させるべくメラニン色素が失われ、結果として白い皮膚色へ変化したと考えられている。日光量の少ない地域では当然ながら、容易に乳児の骨軟化症（クル病）が発症する。これは日光により〈皮下で〉産生されるビタミンDの不足により、腸管からのカルシウム吸収が低下し、骨にカルシウムが十分に沈着しないことで、骨が軟化してしまうからである。英国ロンドンは、もともと太陽光の少ない地域である上に、一八世紀には産業革命により工場から空を蔽い尽くすほどの煤煙によって大気汚染が広がり、さらなる日照不足が齎らされ、ビタミンDの欠乏によって子供たちの骨が軟化する特有の病変が多発した」（鈴木隆雄『骨から見た日本人』講談社学術文庫、二六〇頁）。

このように英国ではくる病が多発したが、「カルシウムの摂取量が英国よりも少ない支那やインドにはくる病が少ないことから、日光浴などの効用に注目した研究が進められ、大正一一年（一九二二）にビタミンDが発見された。そして昭和三三年（一九六八）に行なわれた研究では、皮膚一平方糎を三〜四時間太陽にあてると、最大一七国際単位（国際一単位は〇・〇二五μgのビタミンD：一IU又はIuと表示する）ものビタミンDが産生されることが判った。成人が一日に必要なビタミンDが一〇〇IU（二・五μg）、小児には四〇〇IU（一〇μg）が体内に生産されるには、夏ならば木陰で三〇分、冬なら手や顔に陽の光を浴びて一時間もすれば必要なビタミンDが補給される」（林　泰史《やすふみ》『骨の健康学』岩波新書、一〇七頁）ことが判っている。

従って、厚生省の『日本人の栄養所要量』（昭和四〇年）にも「ビタミンDは成人において日光の紫外線で皮下で合成されるから、極端な偏食や地下勤務などでない限り摂取する必要がない」と書かれているのである。

さて、ヒトを含め、殆どの高等動物の皮膚には七―デヒドロコレステロールが存在し、紫外線にあたるとビタミンDに変換される（広田孝子「ビタミンDの必要量」『ASAHI Medical』二〇〇一年六月号、七四頁）。しかも、皮下で合成されるビタミンDの半減期は、合成品の「カルシトリオール」が一日半で、「アルファカルシドール」が五日半前後なのに対して、二九～三一日と長く効果が持続する（須田立雄ほか『ビタミンD』講談社サイエンティフイック、一九三頁）。

皮下には、ビタミンDの前段階の物質七―デヒドロコレステロールが多量にあり、高齢者でも皮下にある量は、ビタミンDに転換する量の百倍以上もあり、不足することはない（和田誠基「ビタミンDの季節変動と骨粗鬆症」『ASAHI Medical』二〇〇一年三月号、三二頁）。

通常の生活をしている日本人では、日光（紫外線）による皮下でのビタミンDの生成量は、晴天の日が夏で七二〇ＩＵ、冬が四〇〇ＩＵ、曇りの日でも夏が二六〇ＩＵ、冬が一五〇ＩＵという調査報告がある（小林　正「皮膚におけるビタミンDの生成」『実験医学』五号、七五二～六頁）。

曇りの日でも紫外線が地上に届いており、また日陰でも道路や建物の壁に反射する散乱紫外線があるので、思ったよりもずっと多くの紫外線を人々は浴びているのである（田上八朗監修『紫外線から子供を守る本』双葉社、七七頁）。

乳幼児についても、平成一〇年（一九九八）七月の改訂版『母子健康手帳』から「日光浴」が削除されたように、過剰な日照による紫外線の受容は、危険を招くとして警告されている（アンナ・カブカレン『地球環境と人間』三一書房、二四九頁）。

このように、数十年にわたって毎年の日々の大半を水田や畑での農作業に従事してきていた農婦が、日照（紫外線）不足であったなどということは、全くありうる事ではない。その野外労働の結果、農村で働く男女の首や顔や手に深い皺が見られるが、これは紫外線による真皮のコラーゲン繊維が「光老化」を蒙った証《あかし》である（田上前掲書、二四～五頁、七一頁）。富山県の内外で明治・大正・昭和前半の時代に農作業を続けてきた老いた農夫農婦はみな、顔や首や手足などが「光老化」に犯されてきている。

(2) 富山県での日照（紫外線）量

日本海に面した北陸地方では、太平洋側に比して、雨天・曇天の日々が多いために、日照時間が比較的短い。日照時間は年毎に変動があるので、ある程度の期間の平均値で比較することになるが、昭和一六年から同四五年までの主要都市の平均データがある（『昭和国勢総覧』東洋経済新報社、上巻、九頁)。これより、富山県と同一緯度よりも北にある主な都市の年間の日照時間を引用すると、東京は一九七二時間、札幌は一九五四時間、仙台は一九二八時間で、新潟は一八七〇時間である。そして富山は一七二〇時間で、東京よりも二三%少なく、新潟よりも八%少ない。

北欧の都市に比較すると、「表32—1」に示すように、アイスランド(レイキャビック:北緯六四度)、金沢(能登地域:北緯三七度)、シンガポール(北緯一度)での日照量は、レイキャビックを一とすると、能登半島では一・

表32－1　『アイスランド・金沢・シンガポールの日照時間』(1999年)

都市名＼月	1月	2月	3月	4月	5月	6月	7月	8月	9月	10月	11月	12月	計(単位:時間)
レイキャビック	23	50	165	210	167	121	140	137	117	83	35	※0	1,253
金沢	62	85	133	163	242	150	144	210	137	146	102	58	1,650
シンガポール	122	189	133	175	※212	179	211	175	194	※157	141	※118	2,006

(注) 1　※印の月はデータが欠落している。即ち、レイキャビックでは12月の記録が欠けている。そこで同じアイスランドのＡＫＵＲＥＹＲＩの０時間を仮に使用した。また、シンガポールでは、５月、10月、12月の記録が欠けている。これらすべてに代わる地点のデータがないので、最も近いと思われるものを使用した。５月はマレーシアのＭＡＬＡＣＣＡの212時間を、10月はマレーシアのＰＥＮＡＮＧの157時間を、12月はマレーシアの記録がないので、タイの最も南方のＳＯＮＧＫＨＬＡの118時間を代用せざるを得なかった。その結果、シンガポールの合計値は多少は少なく表示されることになったかもしれない。

(注) 2　レイキャビック、金沢、シンガポールのデータは、インデックス社編『地球環境年表2000年』から引用した。

出典　インデックス社編『地球環境年表2000年』から

表32－2　『北欧都市の日照時間の対比』(1983年)

都市名＼月	1月	2月	3月	4月	5月	6月	7月	8月	9月	10月	11月	12月	計(単位:時間)
レイキャビック(北欧)	3	19	70	172	172	125	89	63	138	55	29	9	944
ダブリン(北欧)	51	55	71	※106	140	153	201	159	114	114	23	48	1,235
ロンドン(北欧)	59	93	94	154	161	※220	279	225	116	116	53	55	1,625
ジュネーブ(中欧)	75	42	148	84	83	215	294	179	※168	156	38	77	1,559
富山	105	80	148	166	251	206	137	215	135	151	124	95	1,813

(注) 1　※印の月はデータが欠落しているので、仮に、前月と後月の平均値を用いた。

(注) 2　海外のデータは、インデックス社編『地球環境年表2003年』768～91頁から引用した。富山の分は『昭和58年富山県統計年鑑』21頁から引用した。但し、この年の富山での日照時間は平年の1746時間より多かった。

出典　海外のデータは、インデックス社編『地球環境年表2003年』から、富山のデータは『昭和58年富山県統計年鑑』から引用した。

表33　　北海道、能登、沖縄の気象条件

調査地域		S村（北海道）	M町（石川県）	Y村（沖縄県）
観測地点		札　幌	輪　島	那　覇
	緯度	43° 03′(N)	37° 23′(N)	26° 12′(N)
	経度	141° 20′(E)	136° 39′(E)	127° 41′(E)
	標高	17.2m	5.2m	28.0m
気　温*1	℃	8.0	13.0	22.4
相対湿度*1	%	73	78	77
降水量*1	mm	1158	2383	2128
日照時間*1	hr	1962	1796	2047
全天日射量*2	kJ/m²	12.0	11.9	13.7
UV－B量*3	kJ/m²	11.2	14.8	21.9

*1 平年値：1951年から1980年までの年平均値（平成3年版理科年表・国立天文台編）
*2 1974年から1980年までの年平均値（平成3年版理科年表／国立天文台編）
*3 1982年から1992年までの年平均値（気象庁オゾン層解析室．平成5年報道参考資料）

図9

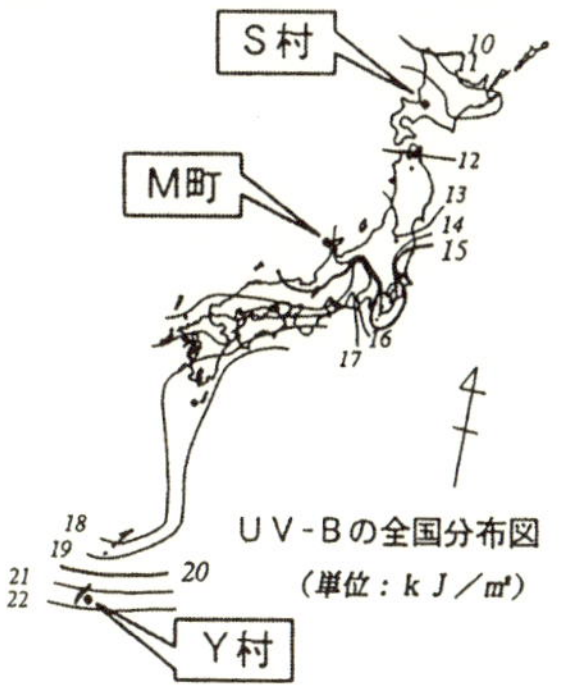

UV-Bの全国分布図
（単位：kJ／㎡）

三二で、シンガポールは一・六となる。富山は能登とほぼ同じ緯度であるから、レイキャビックの一・三倍の日照量があると考えられる。

　では、日照時間を比較すると「表32―2」に示すように、富山はレイキャビックの二倍の日照時間がある。

　では、紫外線はどうかと言うと、地理的条件から見ると、緯度が低いほど紫外線量は増加する。金沢医科大学の研究によると、アイスランドのレイキャビック、能登、シンガポールの三地域での紫外線量は、能登を一とすると、シンガポールは二で、レイキャビックは能登の四分の一ないし五分の一と判断されている（田上前掲『紫外線から子ども守る本』五九頁）。

　同じ金沢医科大学の研究によると、札幌、輪島、那覇（沖縄）での紫外線の量は、「表33」と「図9」に示されるように、「北海道を一とした時、能登は一・五、那覇は二の割合であった（佐々木一之「紫外線と白内障」『太陽紫外線防御研究委員会学術報告書』六巻一号、一〇一〜三頁）という。

この表によると、日照時間・全天日照量とも札幌は能登よりも多く、降雨量は能登が多いにもかかわらず、紫外線Ｂ（ビタミンＤ合成に寄与する中波長紫外線）は、能登の方が一・三二倍多い。これは、より低緯度であることに加え、「晴天を一〇〇とすると、曇天で八一〜九五％、雨天でも二一〜五四％の率の紫外線が降り注ぐと算定されている」（宮地良樹「光線皮膚科学の現況」『日本医事新報』三七二三号、二九頁）からである。この能登についての判断は同じ緯度にある富山県にも妥当する。

(3) かつて富山県山間部にくる病が多発した理由

太平洋側に比して雨天が多くて日照時間も少ない日本海側に位置した北陸地方ではあるが、地中海の南側とほぼ同一の緯度に、くる病がなぜ多発したのかは、当初、医学的にも疑問が持たれていた。

その発見の経緯は、富山県編纂の『越中史料』巻之四によると、明治三九年四月に鍼灸を業とする婦人が氷見郡に来て治療にあたったところ、その評判を聞いて山間部から来た中に亀胸・馬背・関節隆起・四肢屈曲する奇形の者が多かったことから、地元の医師は疑問を抱き、金沢第九師団の軍医に連絡し、同軍医の診断の結果、「いわゆるイギリス病（くる病）」と判定した。富山県が内務大臣に報告し、内務省の嘱託をうけた木下正中・林　春雄両医学博士が調査に当った。これに協力し県下の調査に当った富山県警察部は翌四〇年九月に『佝僂《くる》病《びょう》及骨軟化症患者調査書』*を作成した。これは県下の患者の確認と、医師らの調査の要約が中心である。

ちなみに、「佝僂病は、本質的に小児に起きた骨軟化症」（Jenifer Jowsey『代謝性骨疾患』日本メディカルセンター、一八九頁）であり、ここでの骨軟化症とは成人のものではなく、骨端線閉鎖以前のものが主体であり、中年や老年のものではない。誤解のないために補足する。

*緒方正清著『緒方婦人科学紀要』巻一によれば、富山県氷見郡において著者が診察した本件患者の三〇五名の年齢別区分によると、「一～五歳：男子七四名、女子八六名」「六～十歳：男子三〇名、女子五〇名」「十一～十五歳：男子三名、女子六二名」である（二一一頁）。

更に、明治三九年に富山県と内務省から連絡を受けた各大学の研究者らは、現地へ入って調査し、それぞれ報告書を作成しているが、殊に、環境について詳細な研究報告をなしたのは愛知医科大学の志津廉平博士で、『富山県佝僂病の研究』（同大学『病理学紀要』第五巻第四号）である。これによれば、富山のみならず、石川・福井にも同じ疾患が発生しており、それらは、山間部の森林や竹林に囲繞されて採光条件が極めて悪い地域で、そこの民家の暗い室内に―〝つぶら〟と呼ばれる藁篭の中に入れられて―日照を浴びることもないままに育てられた乳幼児に患者が多発していることが判明した。

この論文によれば、「患者居宅ノ衛生状態ハ、a．家屋ハ概ネ山腹ニテ崖ニ沿イ周囲ニ樹木ヲ廻

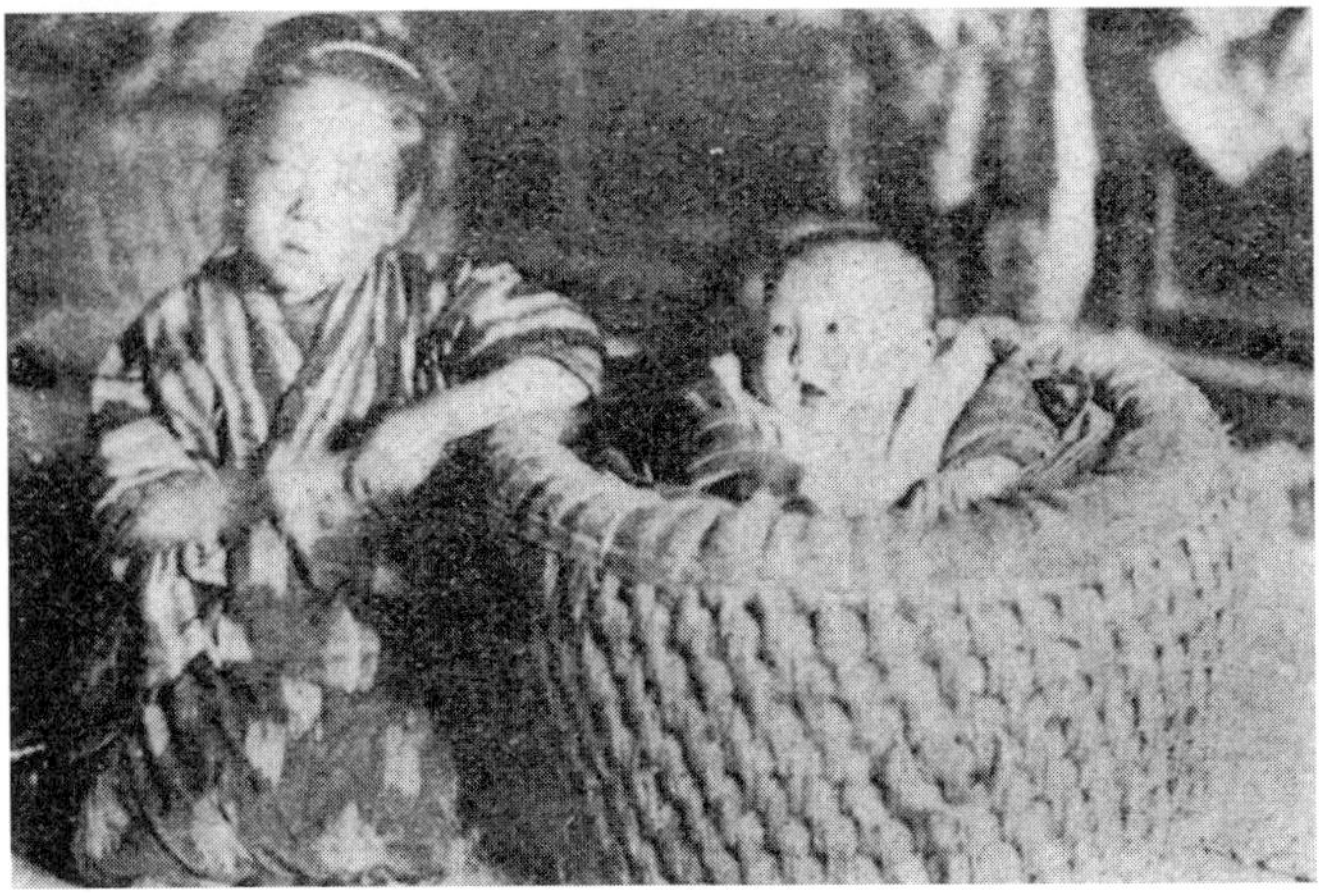
〃つぶら〃の中の幼児

出典　内務省『農村保健衛生実地調査成績』22頁写真から

ラシ南面スルモノ多ク、家屋ハ悉ク湿潤ス。b．家屋ノ構造ハ採光、換気不十分ナリ。c．哺乳期ニ育児ニ使用スル部屋ノ構造ハ最モ著シク、上記ノ不衛生条件ヲ具備ス」「納戸ハ家ノ最モ裏ニ設ケラレテ二尺四方ノ窓ヨリ家屋裏手ノ光ヲ採ルニ過ギズシテ、此ノ光線ハ辛フジテ室内ノ物品ノ存在ヲ窺フニ足リルト言フモ過言ナラズ。而シテ出生シタル産児ハ直チニ〃つぶら〃ノ中ニ於テ全身ハ毛布又ハ布切ニテ覆イ、僅カニ顔面ヲ著ワセルノミニテ、哺乳ノ必要上、産褥ニアル産褥婦ノ傍ニ置カレ、産婦ノ産褥ヲ離ルルニ及ビテモ尚、夏期ハ農業ニ、冬期ハ縄筵ノ制作等ニ多忙ナルタメ、生後一ケ年永キハ二ケ年ニモ、コノ〃つぶら〃ニ入レラレタ侭、年中ノ大半ヲ経過スルヲ常トス。是ニヨリテ観レバ、本地方ノ乳児ノ成長ニ最モ重大意義ヲ有スル一～二歳ノ時代、即チ佝僂病発生ニ最モ重大関係アル期間ニ殆ド太陽光線ニ浴シ得ザル状態ニアリ。此ノ状、宛《あたか》モ印度ナシック地方ノ富豪ノ初生児ガ、宗教上ノ風習ニヨリテ生後一ケ年ヲ寺院ノ暗室ニ置カレ、以テ本病ニ罹リ易キト一致ス」（六三～四頁、七二頁）と纏められていることから見ても極度の日照（紫外線）不足が原因であったのである。

これらの諸研究によって、くる病の原因が日照不足にあることが判明したことから、県の指導によって環境改善が進められ、次第に新規発生が見られなくなっていった。

さて、前記県警の『佝僂病及骨軟化症患者調査書』よると、明治三九年の県下での患者は、氷見郡が五一四名、上新川郡が一八名、中新川郡が二〇名、下新川郡が一一名、婦負郡が七名、射水郡が一〇一名、東砺波郡が二三名、西砺波郡が四名、富山市が三名で、高岡市は〇であった。ところが、イタイイタイ病が発生したのは、これらの多発地域ではなくて、神通川流域沿岸でその河川水を農業用水・生活用水に使用する一部の範囲であった。

この時の婦負郡（神通川左岸）で患者が認められたのは、細入村四名・大長谷村一名・百塚村一名・長岡村一名であり、これらの村々は神通川の水を使用していなかった。上新川郡（神通川右岸）では、大広田村二名・船峅《ふなくら》村二名・大沢野村二名・下夕《した》村四名・大山村五名・福沢村三名であったが、神通川の水を使用しているのは大沢野村の一部であった。

これらの地域での患者の発生のある箇所は、志津博士の指摘するように、森林原野が多くて日照条件が極めて悪いためである。

森林原野の割合は、左岸の細入村では八三・〇%、大長谷村では七八・一%と高い。長岡村は富山藩主設立による長岡御廟を中心として、古木鬱蒼として昼なお暗い山林が広がっていた(『越中婦負郡誌』一九~二〇頁)。それが「明治になってから次第に開拓され、敗戦後には民有地三〇一町歩の内で山林原野二〇町歩の七%が残るのみであるが、周辺では日照が悪い箇所が存在していた。」百塚村は長岡村の東に接しており、牛ヶ首用水に面していたことから、「その用水を用いる各村の鎮守として、伊勢内外宮を祭っている神社があり、一帯は松杉などの喬木が鬱蒼としていた。明治なってから次第に伐採が始まった」(前掲誌一八六~七頁)が、なお日当たりの悪いところがあったと聞くが、八幡村に合併したために合併前の資料が入手できず、その割合は不明である。

また、左岸の神通川沿岸の平坦地にある宮川村・熊野村・鵜坂村・速星村では同患者の発生は認められていない。これらの地域では民有地の殆どが神通川の用水を潅漑水としている水田と畑なので、森林原野は極めて少ないため、日照が妨げられることはないからである。即ち、熊野村では民有地三九九町二反の中で森林原野は〇・七%の二町八反であり、宮川村は民有地四一九町六反の中の森林原野は〇・七%の三町一反であり、鵜坂町と速星村が合併した婦中町の民有地七二九町の中の森林原野は〇・二七%の二町〇反であった(『富山県市町村勢要覧』昭和二五年による)。

他方、右岸では、患者発生の地域は同様に日照条件がよくない地域である。これらの地域での民有地中に占める森林原野の割合は、船峅村が九一・六%、下夕村が八〇・八%、大山村が八四・四%、福沢村が九一・一%、大沢野村が二五・〇%である。大沢野村は最古の船峅野扇状地の下段の大沢野扇状地でその南部の上方斜面には同村の森林原野が集まっていて、特に山間部では日照に乏しい箇所が存在していたが、下方斜面は田畑が多く日照に乏しくはない地勢である。大広田村は海岸近くの村で松林が多かったと聞いているが、富山市と合併したので合併前の資料は入手出来ない。富山市では民有地が七一〇四町歩で、森林原野は一・八%と割合が少ないが、その面積は一三〇町歩もあり、大沢野村の一八六町歩の七〇%もあるので、それらの地域では日照条件がよくなかった処があったと言えるであろう（前掲『要覧』による）。

右岸の民有地で患者の発生のない地域にある新保村は民有地六七九町九反の中の森林原野は二・一%の一四町四反であり、大久保町は民有地六一二町一反の二・五%の一五町五反である（前掲『要覧』による）から、新保村と大久保町は日照が妨げられることはない。

(4) Walker氏の主張の如く、「イタイイタイ病は、日照不足のために、従前のくる病や若年性骨軟化症の発生地から、形を代えて出てきたのだ」と言うのであれば、何故に、くる病や若年性骨軟化症の多発した氷見郡で「形を代えたイタイイタイ病」が多発しないのかが説明されなければならない。

それだけではない。明治四三年から大正一一年までの「一三カ年間平均全国佝僂病死亡率」（対人口万分比）」（内務省統計局の調査）での『佝僂病死亡数』及び『対人口万分率』を纏めたものによれば、「全国四七都道府県死亡実数年平均　二・九人」「同人口に対する万分比平均　〇・〇二九」

「今各都道府県死亡者率、即チ対人口万分比ヲ比較スルニ最モ高キハ石川県（〇・一四五）、富山（〇・一二八）、福井県（〇・一〇三）ニシテ、北海道（〇・〇八七）、岩手県（〇・〇六六）、新潟県（〇・〇五三）コレニ次ギ、更に滋賀県（〇・〇四五）、島根県（〇・〇四一）、徳島県（〇・〇三六）、京都府（〇・〇三二）、青森県（〇・〇三二）、広島県（〇・〇三）ノ順ヲナス」（志津廉平「富山県佝僂病ノ研究」『病理学紀要』第五巻第四号、六～八頁）とある。

これは死者の統計であり、生存している同病の患者は少なくともその十数倍ないし二十数倍存在しているに相違あるまい。

従って、富山県だけではなく、石川県、福井県は勿論、北海道、岩手県、新潟県での「くる病」患者群から、「形を代えたイタイイタイ病」が出てこない理由がない。出てこない唯一の理由は、それらの地域にはカドミウム汚染がないからである。

(5) Walker氏の「農婦らは日焼けを避けた」との主張について

Walker氏は、富山県―特に、神通川流域―での農婦らは「(肌の）白色を重んじる日本の伝統文化に基づいて、肌を日に曝さないようにしていたので、日照が不足した」と主張している。が、明治以来昭和前半にいたるまで、どのようにして日焼けを防いだのか、防げたのかについては、口を閉ざしたままである。

農村出身の筆者が知る限り、富山県内の農村の婦人らが田畑で働く際には、菅笠か麦藁帽をかむるか手拭を頭にかむるかであり、後者の場合が殆どだった。それは日焼け止めの意向がなかったとまでは言えないが、もっぱら髪に埃がつくのを防ぎ、暑さをしのぎ、汗が出るのを防ぐのが主な目的だったと思われる。このようなスタイルでは、顔や首や手のかなりの部分に日光を浴びることは防ぎようがなく、また、防ぎきるためのスタイルではない。その様子は、次頁の写真から理解出来る筈である。これらの写真はWalker氏がこのような主張をされるはるか以前に富山県下で撮影されたものばかりである。

従って、Walker氏の主張とは異なり、必要以上の日光（紫外線）を浴びたことは間違いのないところである。

あるいは、化粧して日焼けを止めたという言い分があるかもしれないが、農家の婦人が農作業時に白粉などで化粧することは、現在はどうか知らないが、明治・大正及び昭和前半の時代には全くありえなかった。

紫外線を防ぎ、日焼けを止めるという化粧品が、わが国で、その効用をうたって発売された最初の品は「サンスクリーン」という化粧品であった。それが何時から市販されたかは、業界最大手の資生堂の『資生堂百年史』によると、「日焼けを防ぐ資生堂のサンスクリーン」という大きな一枚ポスターがはじめて店頭に掲示されたのは昭和三三年であった（三九〇頁）。同業他社の類似品の生産販売はその頃か、それ以後であったであろう。

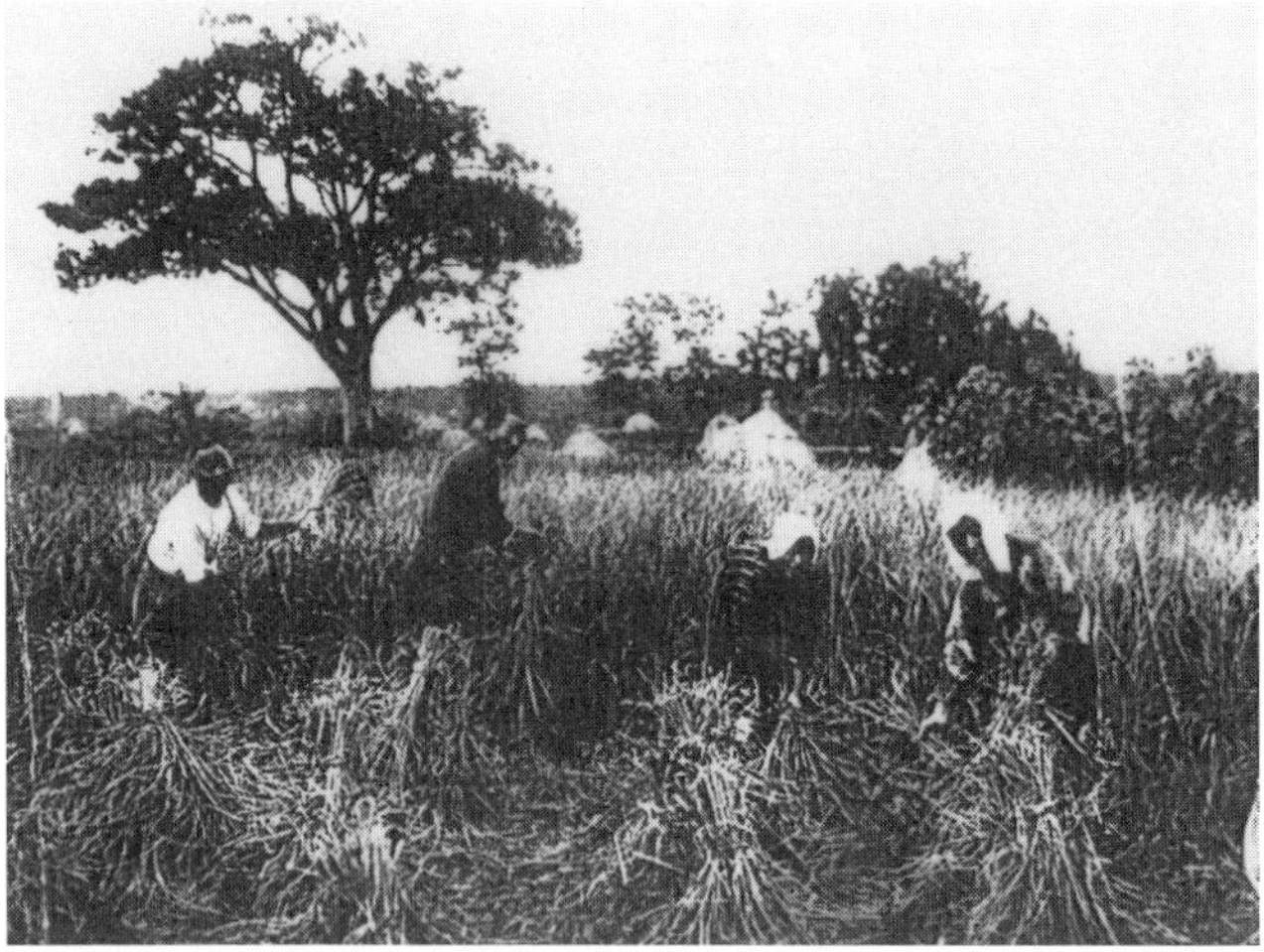

昭和20年代前半の婦負郡熊野村での稲刈。右端は小松みよさん

出典　松波淳一『イタイイタイ病の記憶』桂書房から

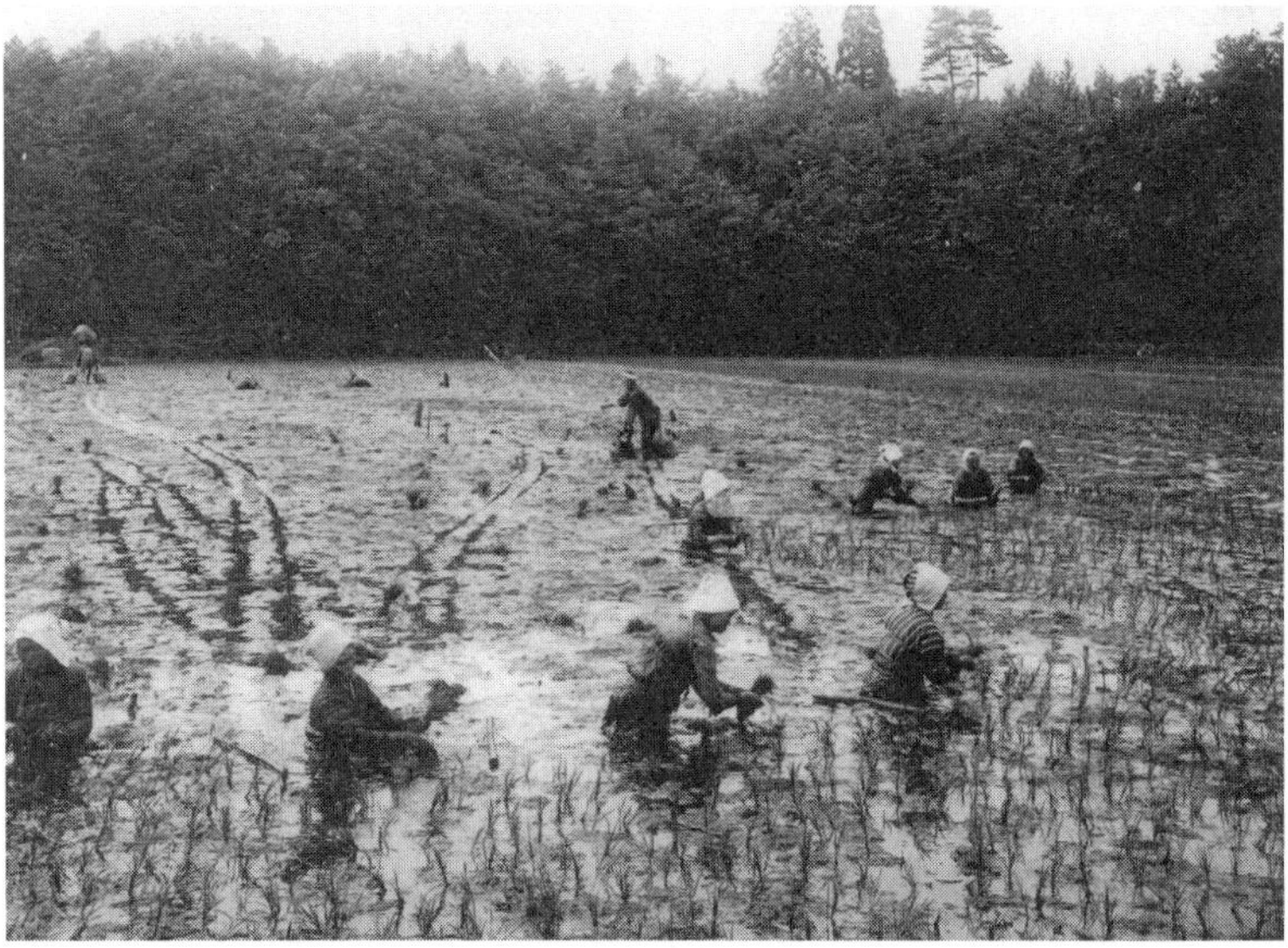

昭和初期の上新川郡白萩村での田植え

出典　高井進監修『目で見る滑川・新川・婦負の百年』郷土出版社から

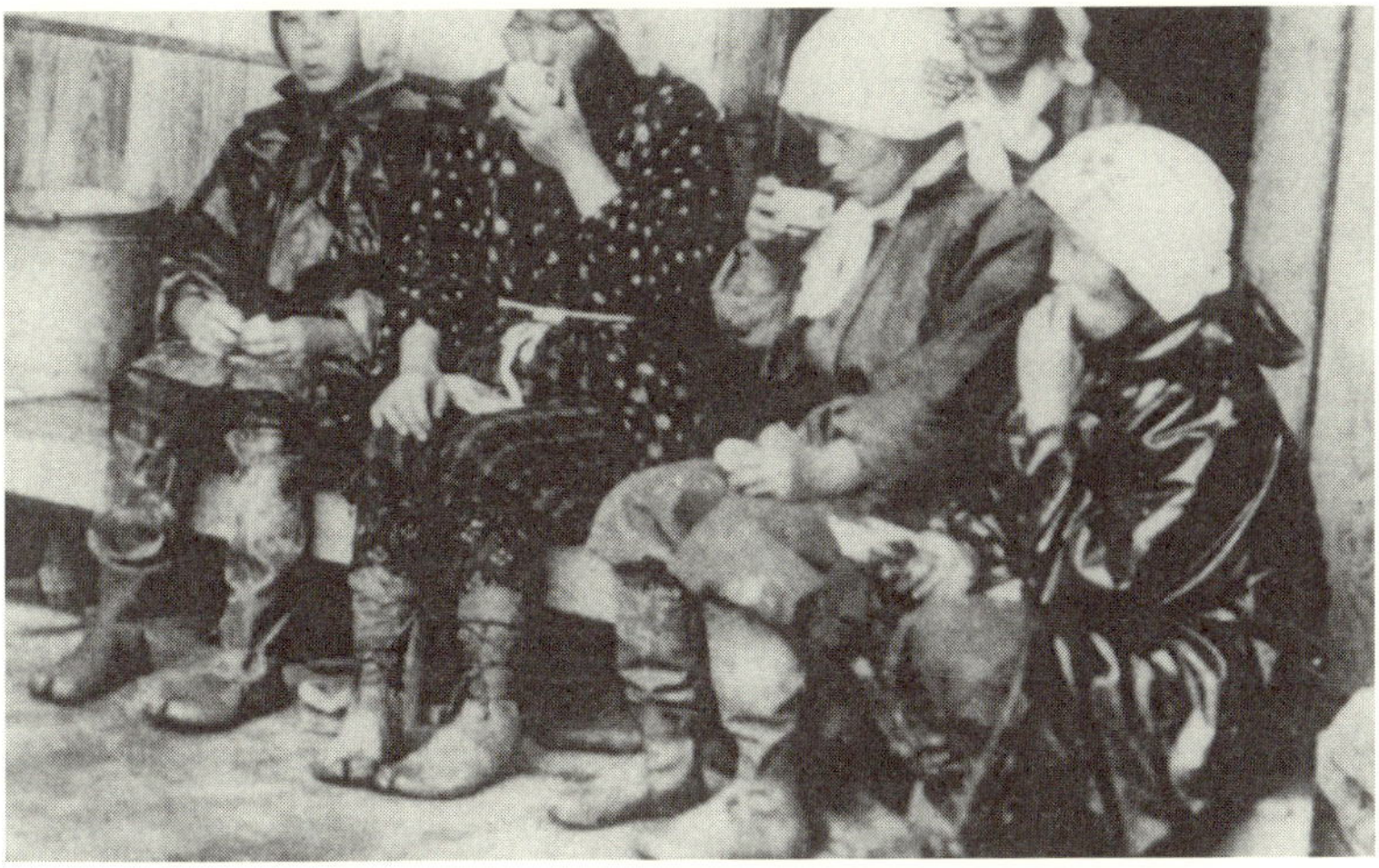

昭和35年の東砺波郡井口村の田植えの一休み

出典　高井進監修『目で見る礪波・小矢部の百年』郷土出版社から

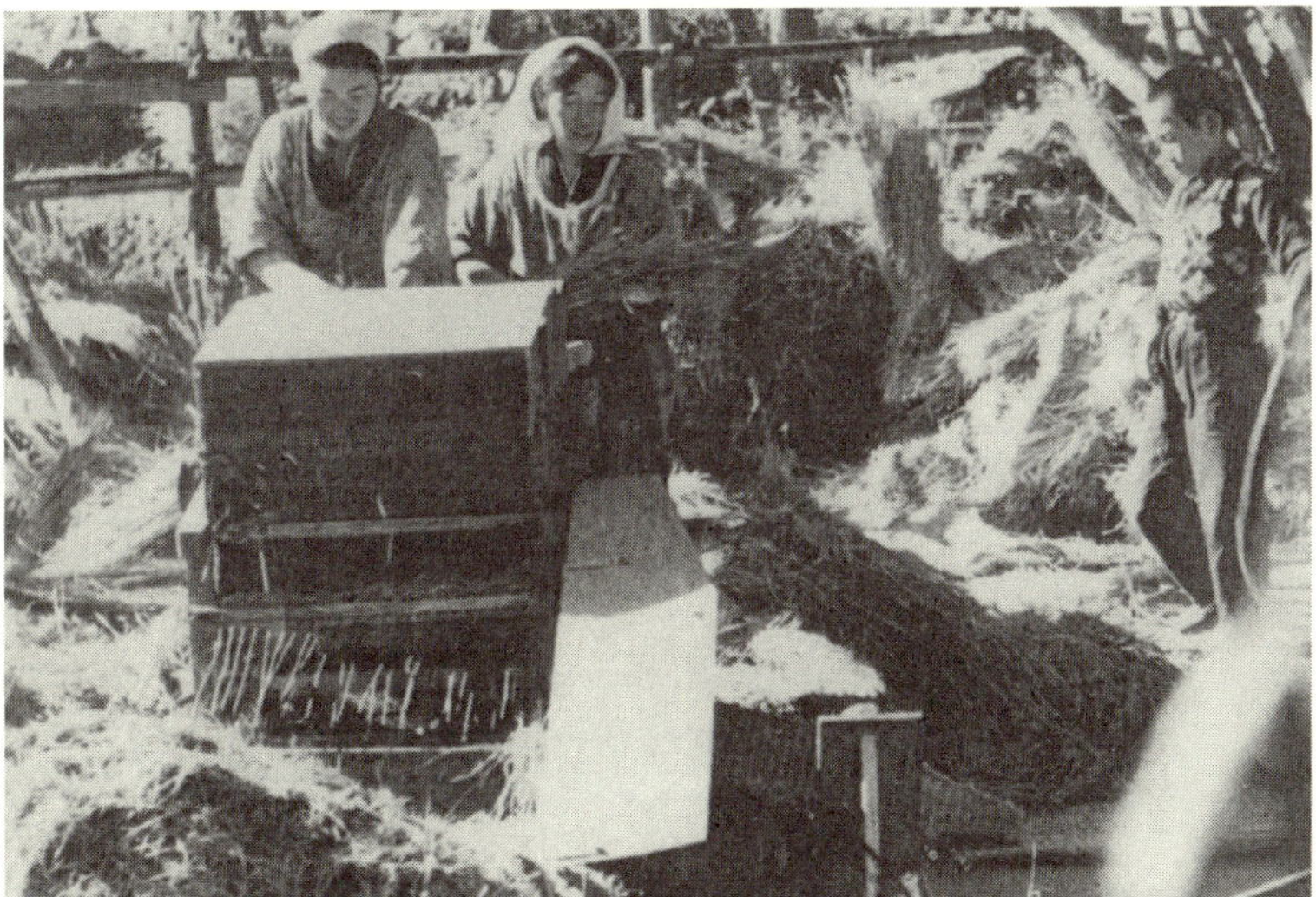

昭和27年頃の五箇山利賀村での脱穀作業

出典　高井進監修『目で見る礪波・小矢部の百年』郷土出版社から

このことは、富山県厚生部が昭和三〇年過ぎ頃に熊野村でイタイイタイ病患者と認めた二八名が同病に倒れた年代には、「サンスクリーン」ないしは同種類似品は未だ販売されていなかったことを意味している。

仮に、彼女らが農作業に出ていた時代に、普通の「おしろい」が市販されていても、戦前から日光浴が健康によいと勧められてきていた日本人（加茂正一『現代生活と日光浴』文友社、二六〜七頁）の中の農婦である彼女らが、農作業時に、「おしろい」を塗って日差しを遮ろうとした可能性は、筆者の知る限り〇であった。

結局、Walker氏のこの件に関する主張も、想像に過ぎなかったように思える。

十．Walker氏の〝富国強兵〟〝良妻賢母〟は出産を増加させたとの主張について

では、〝富国強兵〟教育や〝良妻賢母〟教育とは何を意図したものであったのか。

まず〝富国強兵〟とは「急速な資本主義化と、それを基礎とする近代的軍事力創設を目指した明治政府のスローガン」（高柳光寿ほか『日本史辞典』角川書店、第二版、八一九頁）であった。

(1) 富国強兵のための学制

この目的実現のために明治政府は、明治二年に「学制」を、明治六年に「徴兵制」と「地租改正

条例」を制定した。即ち、軍事的な徴兵令、経済的な地租改正に先立って、教育的な「学制」が定められたのである。

江戸時代では、武家であっては、男子に文武の素養や礼儀作法を教えるのは家長たる父親の役目であった。武家の女性は従順な妻・嫁であることが要求されても、母たる役割はたいして期待されなかった（牧原憲夫『シリーズ日本近現代史』岩波新書、②、一四八頁）。家長の指導を受けた後は、各藩の藩校で漢学（儒教）と武術が中心であった（高柳ら前掲『日本史辞典』第二版、七八六頁）。他方、庶民（主に男子）は寺子屋で浪人・神官・僧侶・医師などから実用的な読み書きと算盤を習った（前掲書、六五六頁）。いずれにせよ、母親が男子の教育に関与することは原則としてなかった。

明治四年七月に政府が廃藩置県を行なって中央集権国家として出発した以上、藩校に代わる統一した教育制度が必要になった。そこで、明治五年に「学制」を布告し、全国を大・中・小学区に分けて、特に小学校設置に力を入れた（前掲書、一九八～九頁）。

それを布告する『被仰出書《おおせいだされしょ》』の第二七章に、「尋常小学ヲ分テ上下二等〈上等四年と下等四年の二ランク制〉トス。此二ハ男女トモ必卒業スヘキモノトス」として、女子にも就学を定めた。ここに女子教育の必要が唱えられたのは、その『被仰出書』の「着手順序」に示されているように「人間ノ道男女ノ差アルコトナシ」の前提を置いた上で、「其子〈の〉才不才《さいふさい》其母ノ賢不賢ニヨル」ことから、「一般ノ女子〈ヲ〉男子ト均シク教育ヲ被ラシム」とした。

その本音は、近代国家に参入するには、国家に有用な人材や「国民」の育成が必要であったが・・そのための学校教育は、女性自身の政治的・社会的な能力を育てるよりも、未来の「国民」を育てる有用な母になることが求められたのである（牧原前掲『シリーズ日本近現代史』②、一四八～九頁）。つまり、江戸時代とは異なり、女子教育は女性をして、男の子を教育するためのものであった。

福沢諭吉すら「普通の教育を受け、子を教育すること」が女性の人生であり、「婦人の性質と高学（歴）とは自ずから相容れざるものあり」とした。母親は子供を健全に育てるだけでは済まなかった。福沢が「普通の教育」と言ったように、求められているのは、家督・家業の継承の為ではなく、国家に役立つ「国民」育成の教育なのであった。

後の文部大臣森有礼《ありのり》は「嫁の受けた教育は同居する舅《しゅうと》姑《しゅうとめ》とに一家の風波を起こしかねない」と注意している。高等女学校が〝良妻賢母〟を、つまり、〝賢母〟とともに〝良妻〟を強調したのは、舅姑と「風波」を起こさない「嫁」であることが、夫にとっても最も望ましかったのであろう（牧原憲夫『日本の歴史』小学館、一三巻、三一三～五頁）。即ち、家内で風波を起こさず、男子を国の方針に従って育てることが〝良妻賢母〟として〝富国強兵〟のために要請されたのであって、多産が求められた訳ではない。

小西四郎（前東京大学教授）編著の『図説日本の歴史』によると、「明治政府は、廃藩置県後、初等教育の普及を意図し、西欧の学校制度の移入を図ったが、それは何を考えてのことであったのであろうか。それは政府の念願である〝富国強兵〟を実現させるためのものであった。はやい話が、農民を兵に徴した場合、初歩的な読み書き、算術を知らなければ、兵器を操作することも困難である。『距離何十メートル』と言っても、どの程度か判らない。少しでも文字が読めなければ、命令を理解したり伝達することもできない。これでは強兵を期待することは出来ない。また軍隊では、統率者の指揮に服し、集団的行動をとることが要請される。学校教育は、そのような要請に応える予備訓練場となるものであった。さらに富国のため、殖産興業のためにも初等教育の普及は必要であった。また、農民が金納地租を納める場合にも簡単な算術を知らなければならないし、外人との取引の場合でもそうである。まず、一般国民の開化を図らねばならなかった」（集英社、一四巻、一五八頁）とする。即ち、初等教育の目的は兵として役に立つ男子の養成が―そのために協力する母としての女子教育が―主目的だったのであり、国の求めた教育内容は、Walker氏の言う「多産」を目的としたものでは全くなかったのである。

(2)『日本民法典』制定と『教育勅語』は多産を求めたか、齎らしたか。

『日本民法典』、即ち『明治民法』は、わが国最初の統一的民法典として明治二三年三月に公布されたが、「人事編（親族・相続）」に規定される家族制度も、「治外法権の撤廃を求めるために」、欧米の諸制度を取り入れたものであって、編纂担当者は、全国各地の慣習を調べるとともに、欧米諸国にも通用するような「家のかたち」を打ち出そうとした。戸主権を認めながらも、財産は家産ではなく個人の所有とし、婚姻の自由、夫婦の信愛義務、妻の離婚請求権などを明示した。草案は全国の裁判所や地方官などに送られて、かなりの修正が加えられたが、それでもなお、仏独に比べて実社会の慣習・慣行を重視する英米法学者の批判や、「日本の伝統的な醇風美俗」に反するとか、「祖先伝来の家制度」を破壊するという非難を招いた。穂積八束《やつか》帝国大学教授は『民法出《い》デテ忠孝亡ブ』はその代表だった（牧原前掲『シリーズ日本近現代史』②、一五三〜四頁）。しかし、批判論の根底には、イデオロギーにもまして、老親の扶養や介護をめぐる不安があったと思われる（牧原憲夫『日本の歴史』小学館、一三巻、三一六頁）。

反対派は、徳川時代からの儒教思想*による「女性は、生家では父に従い、嫁しては夫に従い、夫の死後は子に従う」という〝三従〟を伝統的婦徳として主張したが、条約改正派は欧州のような男女同権の考えを条文に反映させる必要に迫られていた。

*インドには、紀元前三世紀頃から成文化された『マヌ法典』があり、そこには既に〝三従〟が説かれていた。女子は、子供のときは親に従え、結婚したら夫に従え、年老いたら息子に従え、というものである（植木雅俊『仏教、本当の教え』中公新書、七五頁）。東洋的な思想なのであろう。

結局、明治二三年四月に財産編・財産取得編・債権担保編・証拠編のみが発効したが、反対意見の強い人事編の施行は延期された。

反対派は、条約改正に西欧的な民法人事編の制定が不可避であるならば、この場合に備えて、「教育の面で始末をつけねばならぬ」と考え、何人も反対出来ない皇室による指導という形の『教育勅語』を用意して、明治二三年一〇月に発布した。

(3)『教育勅語』制定の目的

この『教育勅語』が考えられた切っ掛けは、明治二二年二月開催の全国地方長官会議に集まった知事らが欧化思想による民法人事編の危機感を共有し、伝統的制度の『家』の破壊を阻止する手段として教育を用いることで一致した。この意向は、山形有朋《ありとも》首相と芳川顕正《あきまさ》文相により具体化されることになり、その『勅語』の草案は井上毅《こわし》法制局長官が、儒教・仏教・ピューリタニズム・個人主義の思想・文明開化主義・立憲主義・愛国主義などから抽出して列挙し、それらを「教育の淵源」として国体の中に求める水戸学思想の基調で纏めた三〇〇字余りの簡潔なものであった（竹山謹夫「明治二〇年代における明治国家の形成と在野の思想」井上貞光ら編『日本歴史大系』山川出版社、一五巻、二三九～四二頁）。

『教育ニ関スル勅語』は

「朕惟《オモウ》ニ我カ皇祖《コウソ》皇宗《コウソウ》国ヲ肇《ハジ》ムルコト宏遠ニ徳ヲ樹《タ》ツルコト深厚ナリ我カ臣民克《ヨ》ク忠ニ克ク孝ニ億兆《オクチョウ》心《ココロ》ヲ一ニシテ世世厥《ソ》ノ美ヲ済《ナ》セルハ此レ我カ国体ノ精華ニシテ教育ノ淵源亦《マタ》実ニ此《ココ》ニ存ス爾《ナンジ》臣民父母ニ孝ニ兄弟《ケイテイ》ニ友《ユウ》ニ夫婦相和シ朋友相信シ恭倹己レヲ持《ジ》シ博愛衆ニ及ホシ学ヲ修

メ業ヲ習ヒ以テ知能ヲ啓発シ徳器《トッキ》ヲ成就シ進テ公益ヲ広メ世務ヲ開キ常ニ国憲ヲ重《オモン》シ国法ニ遵ヒ一旦緩急アレハ義勇公《コウ》ニ奉シ以テ天壌無窮ノ皇運ヲ扶翼スヘシ是《カク》ノ如キハ独リ朕カ忠良ノタメノミナラス又以テ爾祖先ノ遺風ヲ顕彰スルニ足ラン（以下、八〇字略）。

明治二十三年十月三十日

御名御璽 」

政府は、この『教育勅語』を通じて、法律で保護される権利であっても、わが国古来の醇風美俗に反するものは認められないとの思想を、主に学校教育―小学校の儀式の際に奉読するなど―を通じて、国民各層への浸透を図ろうとした。

この『勅語』の文章について、日本文学に精通しておられるドナルド・キーン氏は「勅語そのものは短く、簡潔である。しかし、滅多にお目にかからない不可解な漢字を用いているため、原文で理解するのは英訳よりも難しい」（『明治天皇』新潮社、下巻、一一八頁）と書いておられる。筆者も小学生から学校で一同整列の上、校長先生から恭しく読み聞かされたが何のことが理解できなかった。

『教育勅語』は、家庭内について伝統的立場から、先ず、「父母ニ孝ニ」を明示し、次いで「兄弟《ケイテイ》ニ友《ユウ》ニ」とした上で、伝統派と自由派との対立の焦点である夫婦について、どうともとれる「夫婦相和シ」と表現した。このあいまいさが利用され、明治初期の儒教的な〝良妻賢母〟が再び強調されることになった。

このことは、明治三二年二月に公布された「高等女学校令」にも示されており、「高等女学校令」生みの親、樺山資紀《すけのり》は同年七月の地方視学官会議で、同令制定の理由として「高等女学校ハ、良妻賢母タラシムル素養ヲ為スニ在リ」との趣旨の説明にも示されている。明治三九年五月、牧野文部大臣は地方官会議で、「元来、男女は性の異なるが如く基本分も異なり、従って教育の方針も異らざるべからず。女子の教育は基本分なる良妻賢母を作るにあり」と述べ、「人の妻となり母となりて家政を司り或は子女を教育すること」にあると強調した（松下ナミ子「女子教育と女性の地位」高井　進編『富山県女性史』桂書房、三二七頁、三三一頁）。

このように『教育勅語』は当時、欧化思想と国粋思想のもつれから教育の方針を明らかにする必要から作られたもので、「家族国家観に立ち、忠孝を核とした儒教的徳目を基礎に置き、忠君愛国を究極の国民道徳とした。全国学校への配布、礼拝・奉読の強制により、国民に浸透させた」（高柳ほか前掲『日本史辞典』二六二頁）のである。

以上のような布石を打った上、『民法人事編（親族・相続）』が、原案修正の上、可決されたのは明治三一年六月二一日で、同年七月一六日から施行された。

問題の箇所である「家」や「戸主」について、政府は「家」と「家督相続」の問題を「戸主」[*1]の地位を用意することで解決を図り、反対派の意向に添った形で整備された。即ち、「戸主」は旧制度から引き継がれた家督相続[*2]権者であり、一家の長として戸主権を持つ地位を有し、「家」の代表者とされた。

＊1　この旧民法の条文では、「戸主」の定義はないが、「戸主」は先祖の祭祀と家産を承継し、祖先祭祀権と家産の独占的支配権とが、家族に対する戸主の支配権（戸主権）の精神的・物質的基礎となった。「戸主権」は、家族を統率・支配するために戸主に与えられていた権利であった。具体的には、家族構成員の婚姻等による家族の変動に対する同意権（七五〇条等）、家族の居所指定権（七四九条）などで、戸主は戸主権に服従しない家族員をその家から離籍し、その家族員に対する扶養義務を免れることが出来た。戸主権は家父長家族制度の支柱であった（我妻栄編集代表『新法律学辞典』有斐閣、四一八頁）。

＊2　「家督相続」とは、「家」に附属する財産の単独相続と結合した「家」の統率者の地位・身分を継続する相続制度で、既に中世から武士と農民層で広く行なわれてきた家長と「家」の財産（家督）を主に長男に独占的に相続させる制度で、これを近代国家に取り入れることが明治政府の重要な課題であった（『世界大百科事典』平凡社、五巻、四七三頁）。

その結果、例えば、「戸主ノ家族ニシテ其家ニ在ル者及ビ其配偶者ハ之ヲ家族トス」（七三二条）、「子ハ父ノ家ニ入ル」（七三三条）、「家族ハ戸主ノ意ニ反シテソノ居所ヲ定ムルコトヲ得ズ」（七四九条）、「家族カ婚姻又ハ養子縁組ヲ為スニハ戸主ノ同意ヲ得ルコトヲ要ス」（七五〇条）、「子カ婚姻ヲ為スニハ其ノ家ニ在ル父母ノ同意ヲ得ルコトヲ要ス但男カ満三十年女カ二十五年ニ達シタ場合ハ此限リニ在ラス」（七七二条）、「夫ハ妻ノ財産ヲ管理ス」（八〇一条）、「満二十五年ニ達セサル者カ協議上ノ離婚ヲ為スニハ第七百七十二条及ビ第七百七十三条ノ規定ニヨリ其ノ婚姻ニ同意ヲ為ス権利ヲ有スル者ノ同意ヲ得ルコトヲ要ス」（八〇九条）のように、婚姻・離婚・養子縁組・離縁などの身分行為の全てに戸主の許可を要することや、妻が自己の財産権の管理をすることすら認められないなど、戸主や夫に対しての妻の従属的地位が定められていたのである。

こうした法律の制定に、特に、翌三二年からはっきりと現れてきた現象は、戸主権行使による離婚率の急激な低下であった。他方、婚姻率は多少の上下動はあるものの余り変化はなかった。

同図を見る限り、明治一〇～二〇年が離婚のピークで、二〇年代から三〇年代の初めまでは僅かな上下があるものの、低落の兆しは見えていない。急激な落下が生じたのは明治三〇年代の初めである。富山県の離婚率においても、明治一六～二一年（二二～三一年の記録は欠）の平均が二・三二であったが、明治三二年以降は半分の一・二に低下し、同四一年からは一・一に低下している（『富山県史』近代統計図表、Ｉ―12）。

牧原は、離婚低下の「原因の一つが妻の離婚

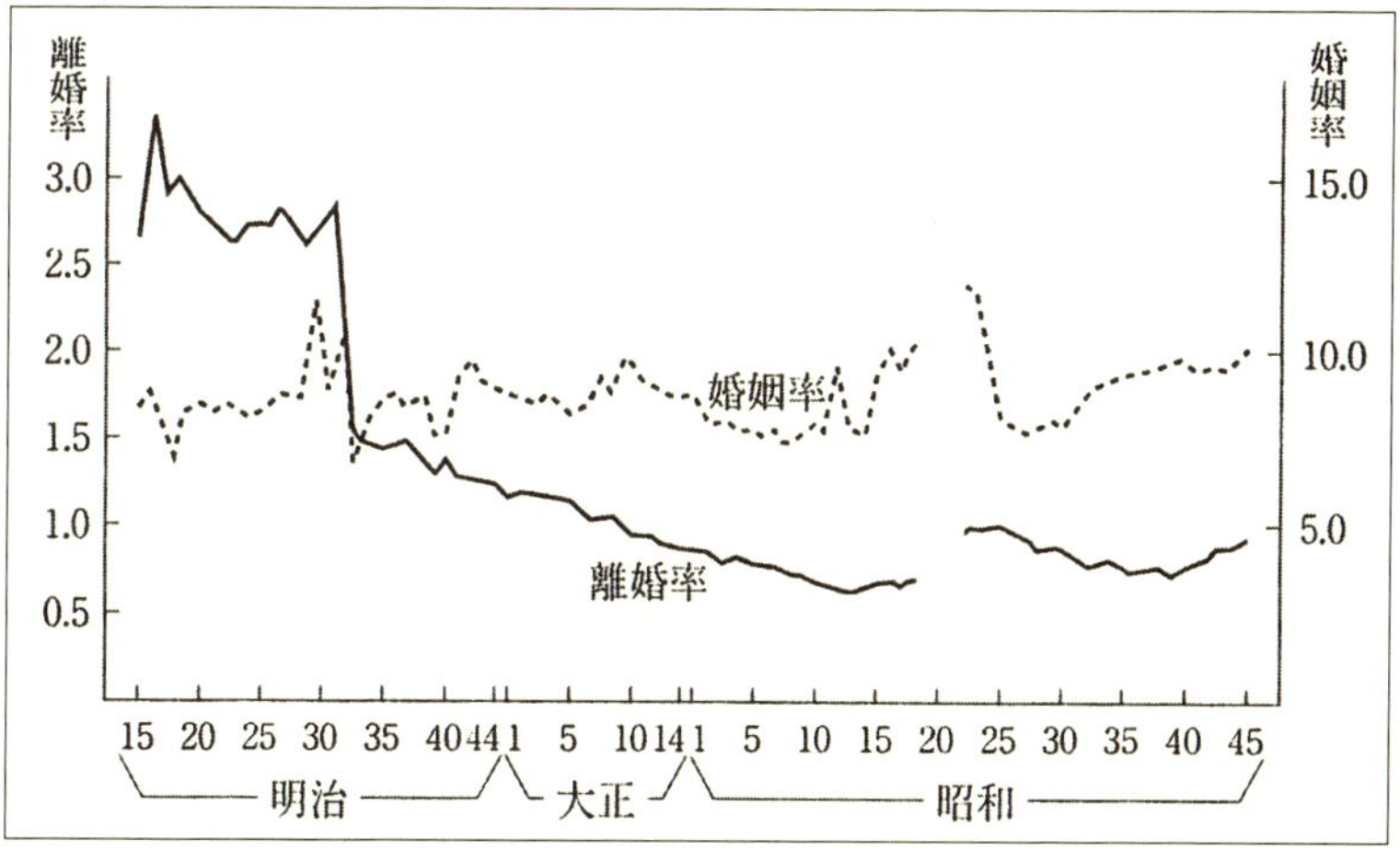

図10　日本の離婚率と婚姻率の推移

出典　牧原憲夫『シリーズ日本近現代史』岩波新書、157頁から

請求権を制限した明治民法にあったことは確かだろう」としながらも、「母親がいなければ子供が可哀相」という言葉が内面から女性を束縛した」（前掲書、一五六〜七頁）と見る。

然し、前頁「図10」を見る限り、その低下ぶりは、改正して新設された人事編（親族相続）の下での離婚には戸主の同意が必要になったためと理解するのが自然であろう。

「子供が可哀相」というのは、それまで舅姑の世話をさせていた嫁が出ていくのでは困る戸主側の、拒否する口実にほか成るまい。

では、「夫婦相和シ」や〝良妻賢母〟によって妊娠・出産は増加しただろうか。否である。「出生率」は「物価」の動きに左右されているのであって、〝良妻賢母〟の指導とは全く無関係である。

十一．明治以降の全国の人口の推移（景気動向と出生数）

出生率は、景気の動向ないし景気の見通しによって左右されると言われている。

経済学博士高田保馬氏は「本邦出生率増加ノ原因」との論文で「出生率増加ノ原因ヲ以テ経済的変化ニ帰スル外ナキヲ認ム」と断じ、且つ、「出生率ノ差異ノ由テ来ル所如何。此（上下ノ）期間ノ区画ハ米価高低ノ期間区画ト略相一致セリ。高キ出生率ハ低キ米価ト相応ズ」としている（『経済論叢』

第二巻第三号、四二四頁）。

一般にも、出生率は景気ないし景気の見通しに左右されると言われている。

では、明治初期から昭和初期に至る間の景気の状況と出生率はどうだったのであろうか。

(1) 明治・大正・昭和初期の景気変動

ここでは、庶民の生活に直結する「物価の変化」に焦点を当てよう。

① 次頁図11は「農産物価格、工業製品価格の変化率」である。

この図は西川俊作ら編著の『日本経済二〇〇〇年』（日本評論社）第三章「物価と景気変動」中の「図3―5」（出典：中川一司他編「長期経済統計八物価」東洋経済新報社）から引用した。

② 次頁図12は「物価（7ケ年移動平均）の変化率」である。

この図は篠原三代平・藤野正三郎編著の『日本の経済成長』（日本経済新聞社）第三章「建設循環とその貨幣的・金融的機構」中の「図2預金払戻額（7ケ年移動平均）などの変化率」から引用した。これには「物価の変化」を示す「谷」と「山」が記載されている。勿論、「谷」と「山」の間隔は一定ではないし、深さ・高さも異なる。

「物価」の「谷」と「山」の間隔は次のとおりである。「谷」は景気の底であり、「山」は景気の頂上である。が、「人口現象自体の変化と、これについての認識との間に（多少の）ギャップが見られる」（平凡社『世界大百科事典』一四巻、二八九頁）のはやむをえないところである。

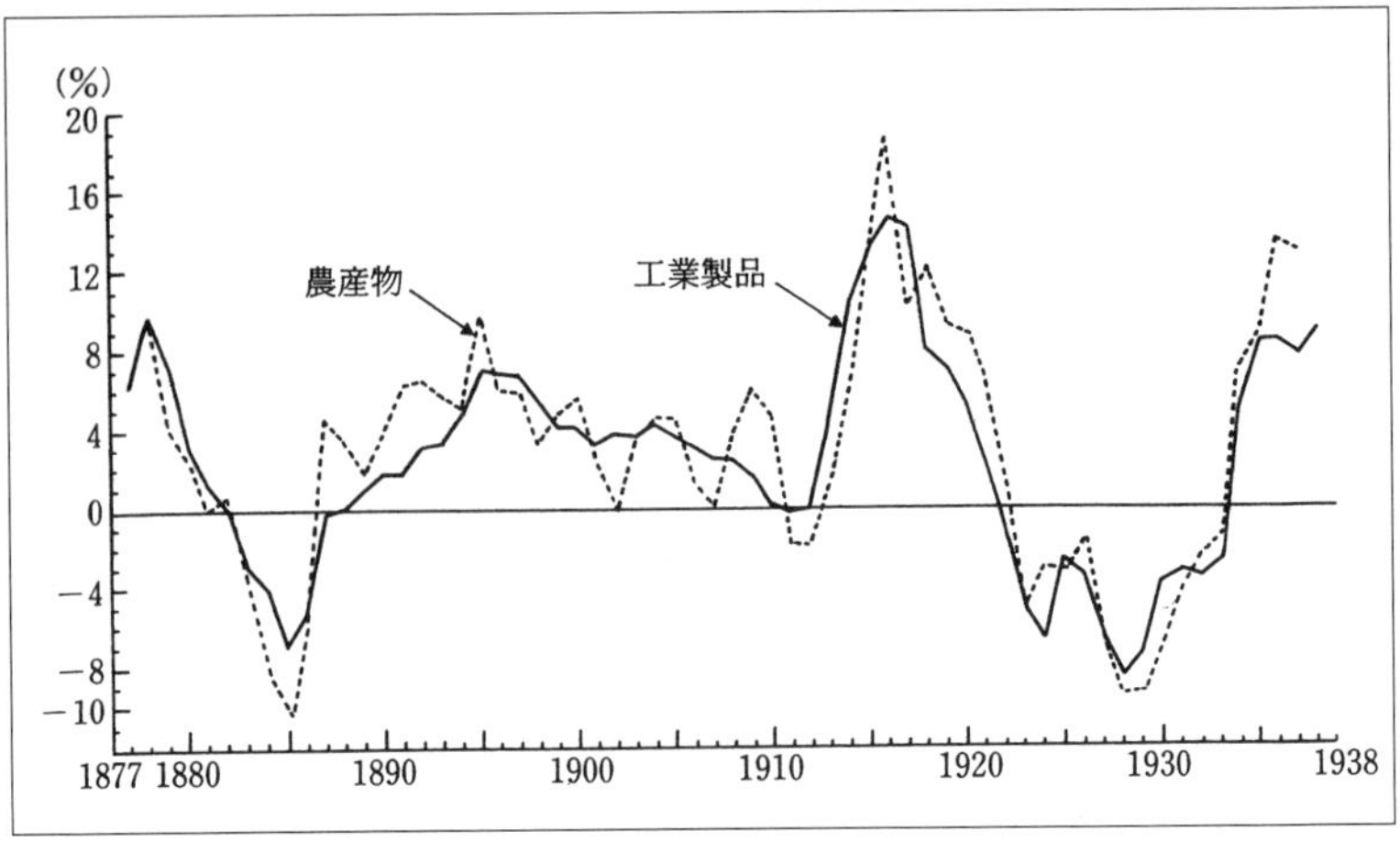

図11　農産物価格、工業製品価格の変化率　　出所　大川（1967）

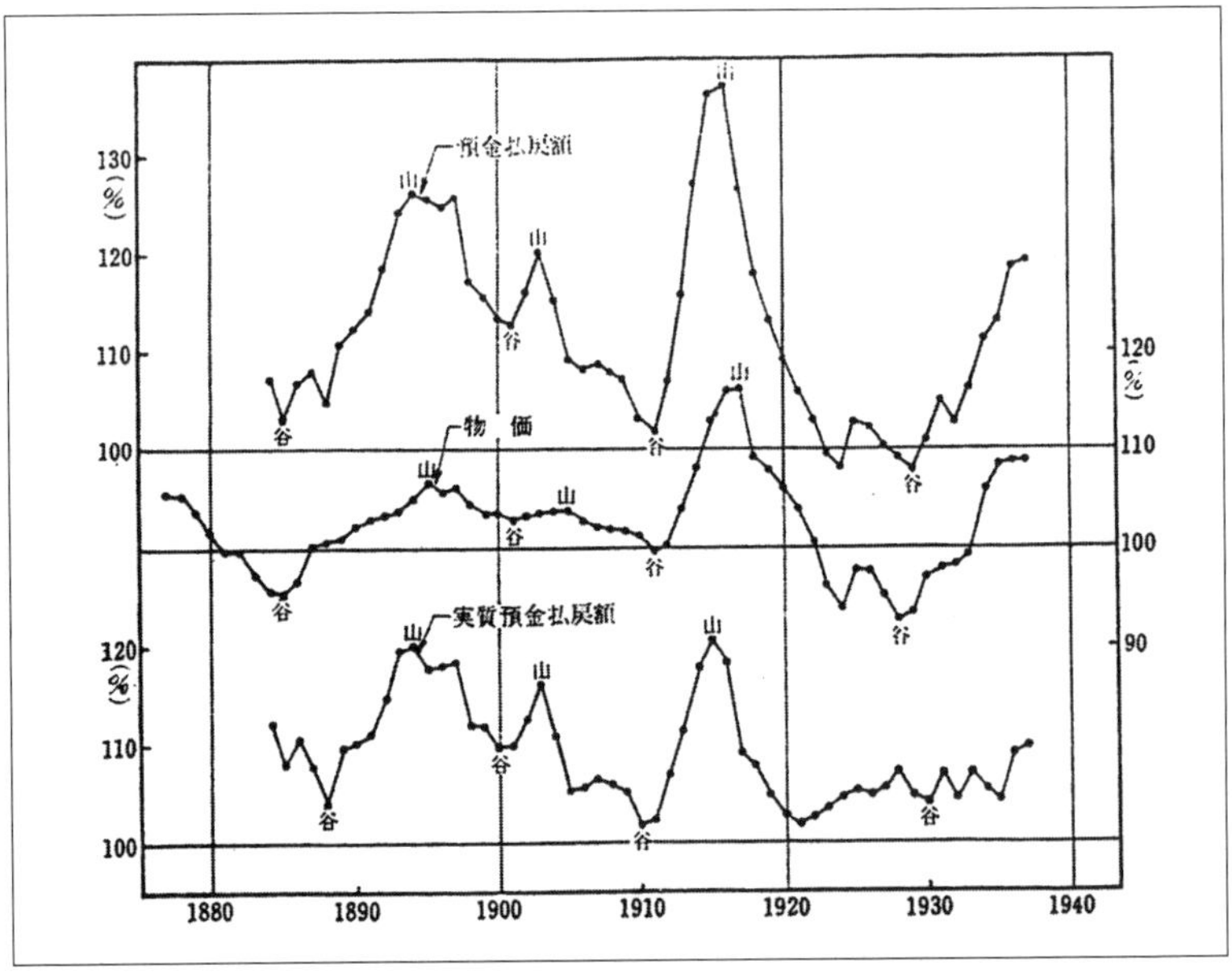

図12　物価（7ケ年移動平均）の変化率

出典　篠原三代平ほか『日本の経済成長』日本経済新聞社、56頁より

(2) 明治・大正・昭和初期の出生率（人口千人当り：‰ パーミール）*

*明治・大正年間の「人口千人当りの出生率」は、内閣統計局編纂『第四五回日本帝国統計年鑑』（大正一五年刊）により、昭和年間の同「出生率」は同局編纂の『第五一回』と『第五七回』の各年鑑から算定した。

ここでは、「物価の変化率」から見る「山」と「谷」の期間での「出生率」の変動を見てみよう。次頁の表34―1と34―2を比べてみれば、明らかに、景気（物価）の下り坂では出生率が上昇するし、景気（物価）の登り坂では出生率が低下する傾向が見えていよう。

但し、明治三九～四四年の出生率が三二・九となっているのは、その期間の中での明治三九年の出生率が二八・八と特に低かったことに基づいている。同年の出生率が格段に低くなったのは日露戦争の影響である。「戦闘は激戦で、兵士の戦死・戦傷も予想よりもはるかに多く、多数の補充の必要に迫られた陸軍では、急遽四個師団を増設する一方、徴兵令を改正して、三七歳までの入営経験者を召集した」「この日露戦争で、日本軍将兵の戦死・戦病死者八万四千人、戦傷者一四万三千人の莫大な人的被害を受けた」（原田敬一『日清・日露戦争』岩波新書、二一〇頁。二二二頁）。明治三八年九月の講和により始まった帰国（当然の事ながら、現地駐留の兵士及び戦病死者は帰国出来ない）の翌年である明治三九年には大きな出生率の低下が生じたのである。

この特別な年度を除外すると、この期間の出生率は三三・七となる。

また、大正元年（一九一二年）にトルコとバルカン諸国との間の「バルカン戦争」が勃発したために、同元年から五年まで企業の設備投資（そのための預金の払戻）が行なわれ、これに伴って物価が急上昇を始めた。この戦火がドイツ・ロシアに波及して、大正三年（一九一四年）に「第一次世界大戦」が勃発したことで、株式は高騰したが、物価は下落に転じた（図11と12の一九一五年の「山」は、一九一一年の「谷」より約一五％上昇しているが、その後、一転して下落している）。

他方、当時の生活費について、大門一樹『物価の百年』は、「明治三〇年頃の労働者の生活状態を見ると、一家五人の一日の生活費

表34－１　「物価の変化率」から見る「山」と「谷」の期間とその影響

明治18～29年（1885年～1896年）	景気の登り坂	↑
明治30～34年（1897年～1901年）	景気の下り坂	↓
明治35～38年（1902年～1905年）	ごく緩やかな景気の登り坂	↑
明治39～44年（1906年～1911年）	景気の下り坂	↓
大正元年～５年（1912年～1916年）	景気の登り坂	↑
大正６～昭和元年（1917年～1926年）	景気の下り坂	↓
昭和２年～12年（1927年～1937年）	景気の登り坂	↑

表34－２　「物価の変化率」から見る「山」と「谷」の期間と「出生率」

明治18～29年（1885年～1896年）	出生率26.1	↓
明治30～34年（1897年～1901年）	出生率31.7	↑
明治35～38年（1902年～1905年）	出生率31.5	↓
明治39～44年（1906年～1911年）*	出生率32.9（33.7）	↑
大正元年～５年（1912年～1916年）*	出生率33.2	↓
大正６～昭和元年（1917年～1926年）	出生率34.0	↑
昭和２年～12年（1927年～1937年）	出生率32.0	↓

は四六銭八厘で、米代が二四銭五厘、日割で家賃が五銭五厘、副食物料五銭五厘、薪炭代二銭七厘、夜具二銭六厘、湯銭二銭六厘、雑費四銭」だという。如何に、生活費中に占める米代が大きいかが判るであろう。

この米価（一石当り）は、明治四四年（一九一一年）には一七円二六銭だったのが、大正元年には二〇円八三銭、二年に二一円三二銭へと上昇した。が、第一次世界大戦に日本が参加した大正三年（一九一四年）には、一転して一五円七〇銭に、四年には一三円〇六銭に、五年には一三円七八銭へと低下した（東洋経済新報社『明治大正国勢総覧』三八五頁）。変動した要因は、明治四四年の産米量が五千万石だったのが、大正元年・二年の産米量が四千九百万石に低下したのに対して、三年から五年にかけて五千四百〜五千六百万石の豊作だったからである（前同書、五〇九頁）。

当時の生活費の大半を占めた米価の下落が、一般物価の騰貴による生活苦を緩和する役割を果たしたために、この間の出生率の低下にブレーキをかけたものと見られる。

内閣統計局編『日本帝国統計年鑑』三七号（大正五年）には、「出産ハ、大正四年年末人口ニ比スレバ、千ニ付、大正四年ハ三三・二一、同五年ニハ三三・九二ニ当ル。此ノ両年ノ歩合ハ何レモ前年ヨリ低ク、明治四二年乃至大正二年平均ノ三三・七ニ比スレバ、ソノ後漸次低下ノ傾向ヲ示セリ」（六〜七頁）と、この期間の出生率の緩やかな低下を認めている。

以上で見たように、特別の事件のあった場合の変動が見られるものの、全体の流れとしては、

「物価（生活費）の低下」の理解が出生率を伸ばし、「物価（生活費）の上昇」が出生率を低下させる反応を齎らすことには疑問の余地はあるまい。

前記のように、同氏の主張とは逆に、明治二三年から二六年にかけて「出産率」は低下しており、それは、「物価の上昇」の反映である。また、明治三一年から三六年にかけての「出生率」は増加しているが、それは「物価」の低下を反映したものである。

同氏の主張には全く根拠が存在しない。

(3)

更に、念を押す意味で、「出生数」から検討しよう。全国については、明治五年から大正七年までの「人口動態」の統計を国勢院纂の『日本帝国第三十九統計年鑑』から、それ以降を富山県『衛生統計年報』一九五五年版から引用する。

ほぼ一〇年間隔での、それぞれの各期間毎の「出生数」の上昇率は次頁35―1と35―2表のとおりである。なお、昭和二一年の数字が欠けているので、二二年の数字を代用する。

これを見ると、全国では『教育勅語』の発布された明治二三年以前には一五五%ないし一三七%の「出生数」の増加があったのに比べると、それ以降は、『民法人事編』制定の明治三一年後も含めて、一一〇%台に留まっている。昭和22年は敗戦後の復員などで出産が一時増加したのである。

次いで、富山県の同じ期間の「出生数」を『富山県史』近代統計図表I―12から引用する。但し、明治一二年以前は間歇的にしかないので、資料のほぼ揃った明治九年から始め、同一三年から一〇

表35-1　全国の人口動態統計における出生率の推移（10年間隔）

明治５年	569,034人（100%）	明治13年	883,584人（155%）
明治13年	883,584人（100%）	明治22年	1,209,910人（137%）
明治22年	1,209,910人（100%）	明治31年	1,369,638人（113%）
明治31年	1,369,638人（100%）	明治40年	1,621,973人（118%）
明治40年	1,621,973人（100%）	大正 7年	1,823,481人（112%）
大正７年	1,823,481人（100%）	昭和 3年	2,120,490人（116%）
昭和３年	2,120,490人（100%）	昭和12年	2,164,949人（102%）
昭和12年	2,164,949（100%）	昭和22年	2,678,792人（124%）

出典　国勢院『日本帝国第39統計年鑑』・富山県『衛生統計年報（1955）』

表35-2　富山県の人口動態統計における出生率の推移（10年間隔）

明治９年	21,691人（100%）	明治13年	16,718人（▽77%）
明治13年	16,718人（100%）	明治22年	23,614人（ 141%）
明治22年	23,614人（100%）	明治32年	25,430人（ 108%）
明治32年	25,430人（100%）	明治40年	29,867人（ 117%）
明治40年	29,867人（100%）	大正７年	26,336人*（▽88%）
大正７年	26,336人（100%）	昭和３年	29,098人（ 110%）
昭和３年	29,098人（100%）	昭和12年	26,892人（▽92%）
昭和12年	26,892人（100%）	昭和22年	25,704人（▽96%）

出典　国勢院『日本帝国第39統計年鑑』・富山県『衛生統計年報（1955）』

年毎に引用する。なお、明治三一年の数字が欠けているので三二年で代用する。

ここでも、明治一三年から二二年までは一四一％増の「出生数」があったが、それ以降は一〇八〜一一七％を台に留まり、且つ、一〇〇％以下が三回もある。七〇年間を通じていずれの期間も全国平均値よりも劣っている。これでは誰が見ても、「それ（明治二三年）以前の期間よりも多くの出産が発生した」とは言えない筈である。また、富山県においては、全国と比較した場合も、「出生数」の増加があったとは言えない。

＊明治四〇年から大正七年までの減少は主に北海道への移住による減少である。なお、大正七年は富山から全国へ「米騒動」が広がった年である。昭和三年から同一二年までの減少は、昭和五年前後の世界大不況による住民の流失と、昭和一一年までは四千〜五千人レベルであった徴兵数が昭和一二年七月の日支事変の勃発に伴い二万数千人台に上昇した（富山県『昭和十三年統計書』第一編、九七頁「その他」の部参照）結果と戦病死の多発の結果である。なお、大正元年の『富山県統計書』第一編では「その他」の部はなくて、代わりに「陸海軍在営艦兵卒」として三九七三名と「囚人及懲治人」三七〇名として記載されている（六八頁）。従って、その前後の年度の「その他」は「兵卒」と「囚人等」の合計数を表示しているものと推定されよう。昭和二二年の減少は二〇年八月の米軍による富山市への大空襲で多数人が死亡させられたためである。

(4)　Walker氏の主張するが如き、〝良妻賢母〟指導の普及によって、その結果、富山県内に、妊娠・出産の増加を齎らしたという事実は認める余地が全くないことは明白であろう。

これまで見てきたように、明治以来、国家が女性により多くの出産をするようにとの要請をしてきたことはないし、それを示す証拠もないし、多産が起きた事実もない。

が、Walker氏は触れないが、たった一度国が国民に要請した事がある。

昭和一六年の第二次近衛内閣の閣議で『人口政策確立要綱』が決定されている。これには「人口ノ増加ハ永遠ノ発展ヲ確保スル為、出生ノ増加ヲ基調トスルモノトシ、併セテ死亡ノ減少ヲ図ルモノトス」「一、出生増加ガ方策　出生ノ増加ハ今後十年間ニ婚姻年齢ヲ現在ニ比シ概ネ三年早ムルト共ニ一夫婦ノ出生数平均五児ニ達スルコトヲ目標トシテ計画ス」「之ガ為採ルベキ方策　概ネ左ノ如シ。（イ〜ト略）（チ）家族手当制度ヲ確立スルコト、（リ）多子家庭ニ対シ物資ノ優先配給、表彰、ソノ他各種ノ適切ナル優遇方法ヲ講ズルコト、（ヌ）妊産婦乳幼児等ノ保護ニ関スル制度ヲ確立（以下略）」すること等が盛り込まれている（歴史学研究会編『日本史史料』岩波書店、五巻、八九〜九〇頁）。同月二五日の『北日本新聞』は、「臨時閣議で一夫婦五人の出生を目標に二十年後に一億突破を目指し力強くスタートを切った」と報道した。

この『要綱』に基づく「多子家庭の表彰」は、「六歳以上の子女を一〇人以上育てたこと、子女中に死亡者がいないこと、性向善良にして家庭が堅実であること」が条件とされた。

全国の前年の出生率（千人当り）が二九・〇であったのが、同一六年からデータのある一八年までの率は、三一・一、三〇・二、三〇・二と上昇した。

「全国で産めよ増やせよ」をスローガンに掲げたこの人口政策は、戦争の進展に伴い将来の兵士の需要を見越して政府が出産を奨励し、出産の増加を生じている（川島博之『食の歴史と日本人』東洋経済新報社、四五頁）と戦後に報じているが、これが唯一のケースとして知られている。もとより〝良妻賢母〟の指導とは無関係である。

参考文献

速水　融『歴史人口学研究』藤原書店：二〇〇九年。
鬼頭　宏『人口から読む日本の歴史』講談社学術文庫：二〇〇〇年。
鬼頭　宏『文明としての江戸システム』講談社学術文庫：二〇一〇年。
井上勝生『開国と幕末変革』講談社学術文庫：二〇〇九年。
阿藤　誠『人口問題研究』一五七号：一九八一年。
富山県『富山県地方特殊病対策委員会報告書』：昭和四二年。
富山県『富山県史』近代統計図書：昭和五八年。
富山県『富山県史』現代統計図書：昭和五五年。
婦中町史編集委員会『婦中町史』通史編、婦中町：一九九八年。
古厩忠夫『裏日本』岩波新書：一九九七年。

あとがき

一　さて、石本氏の主張についてと、それに対する反論は、先に本文で詳述しましたが、論文の引用が多くて、一般の方々には判りづらい内容と文章だったという反省があります。

そこで、「サル実験」を中心として、なぜに、その実験と実験内容が妥当でなかったかを簡単に要約してみようと思います。

問題は、石本氏が班長であった「カドミウムの腎機能に関する研究班」の、「サル実験班」とは別の「動物実験グループ」（リーダー：丸茂文昭）が、カドミウムを継続的に静脈注射する実験で、ラットやサルにイ病と共通する骨軟化症を発症させることに成功したことを、班長の石本氏が無視していることです。

石川栄世（病理学）慈恵医大名誉教授が、平成二一年に「実験方法を統一して行なったらどうか。対象を統一し、投与方法も統一し、投与量も投与期間も統一する」との勧告（八一頁）が都合よく用いられているようです。

この一言によって、それまでのサルを使い、経口投与し、少量を長期間投与する「サル実験班」

以外の実験、即ち、別の「動物実験グループ」の実験は、すべて統一的実験の方針と異なるとして、無視する絶好の口実となっています。

然し、石川氏の発言内容とそれを唯一の方法として遵守する手法は、国の内外で行なわれてきている毒性／副作用確認の実験方法とは大きく異なっています。

(1) 実験に用いる動物―「即ち、実験動物は、医学・生物学などの研究のために特別に育成された動物を言います。この狭義の実験動物に対して、より広く実験に使用される動物を実験動物と言う場合がありますが、実験の解釈の上から、両者は厳密に区別すべきと言われています。狭義の実験動物には、マウス・ラット・モルモット・ハムスターなどの他、イヌ・ネコ・ウサギなどがあります」(『日本大百科全書』一〇巻)。

「狭義の実験動物の遺伝的統制の基本は近親交配で、マウス・ラットなどの齧歯《げっし》類では兄妹の交配を毎代重ねることで、各遺伝子座は同じ遺伝子のホモに固定されます。こうして出来た系統は近交系と呼ばれます」(『ブリタニカ国際大百科事典』八巻)。

「実験動物としては遺伝子統制が必要なので、遺伝的に素質の全く不明な野性動物は勿論、ある程度明確になっている家畜でさえも実験するには問題が多い」(『世界大百科事典』一二巻)。

「市販の近交系でない雑動物を使うことは、化学実験に不純な試薬や、検定のない不正確な感度の鈍い天秤を使うことに匹敵します」(安東洪次他『医学研究：動物実験法』)。

サルは狭義の実験動物ではなく、一匹一匹の誤差が大きい野生動物です。

(2) 「毒性試験では注意すべき問題があります。（近交系以外では）一種の動物の中でも薬効に個体差があること、動物種の中でも種差があることから、平常よく用いられ、よく性状の判った（近交系）動物種の中から、一定数の動物種を選ぶことになります。この際には手広く選びます。例えば、齧歯類を選べば、その他に齧歯類でないものを必ず加えるようにします。ラットとマウスの他にイヌを加えるような選び方がよく用いられます」（加藤　仁『ファルマシア』一巻）。

サル以外の動物実験を排斥するのは正常なやりかたではありません。

(3) 「実験動物に投与する方法は、一種類に止まらず、経口投与も含めて、少なくとも二～三種類行なうべきであり」（加藤前掲書）。それればかりか、「投与方法は、経口（皮下）、筋肉内（腹腔内）、静脈内（動脈内）、経皮、経粘膜のうち、出来るものは総て行なう必要がある」（砂原茂一編『臨床薬理』）とされています。

経口投与に限るのは正常な手法ではありません。

(4) 「慢性毒性試験は、ラットで二年間、イヌなどの非齧歯類では三年間と勧告されていました（アメリカ食品医薬品局スタッフ編「食品・医薬品・化粧品中の化学物質の毒性評価指針」『Food・Drug・Comestic Law Journal』誌、一九四九年）。この勧告に従えば、「サルは三年」となる筈ですが、更に「一九七九年当時、さまざまな毒性についての実験動物を用いて答を出す技術はほぼ完成されていて、一つの化合物についての試験に、順調にいったとしても、三〜五年が必要となる」（『化学物質毒性ハンドブック』Ⅰ巻、Ⅰ―8）として、三年よりも更に長い期間の実験の必要性が示唆されていました。

『総合的研究班』とその実験担当の「サル実験班」は、そのことを認識していたに違いありません。なぜならば、第二実験では九年間も一〇〇ｐｐｍ以下のカドミウムを投与し続けているからです。ところが、「サル実験班」は理由も示すこともなく、三〇〇ｐｐｍ投与実験だけを一年で打切り、再開しませんでした。何故でしょうか。

(5)

動物実験の投与量は、ヒトの投与量との対比で選ばれます。動物実験では「通常は一〇〇倍量を最低として、数段階（上に向けて）の量を選びます」（池田良雄『食品衛生学雑誌』二巻四号）。その場合「ヒトの常用量の五〇〇倍程度が大量」（『医薬品研究法』「毒性研究法」）とされています。

ところが、「サル実験班」では、三〇〇ｐｐｍの一年間の投与で、腎臓障害が明らかになった後、血中アルカリフォスファターゼ値が上昇し、且つ、血中無機リンが低下して、医学常識からみて骨軟化症の兆しが出た途端に実験を打ち切っています。

カドミウムにより骨軟化症が発症するか否かを確かめることが実験の主要な目的だった筈ですから、引き続き三〇〇ｐｐｍないしそれ以上の投与を継続して確認するのが当然の進行の筈でしょう。

然るに、「サル実験班」は、一年間で異変の見えなかった一〇ppm、三〇ppm、一〇ppm、三ppmという量での実験を再開し継続し始めました。これは血中アルカリフォスファターゼ値を上昇させず、血中無機リンを低下させないことが予想された実験のもに改めたことに他なりません。なぜに三〇〇ppmの実験を継続ないし再開しなかったのか説明が一切ありません。説明が出来ないからです。

(6) 著者は、石川説を金科玉条として、自己が班長であった「動物実験班」の成功した実験を無視することで、イタイイタイ病を腎臓障害と骨軟化症に二分し、カドミウムは腎臓障害をおこすが、骨軟化症を起こさないと断定し、骨軟化症は『ビタミンD不足』と『粗食』が原因だ主張されますが、その証拠として持ち出されるのは、裏付けのない想像以外の何物でもありません。

二 Walker氏の主張の中心は、イタイイタイ病の主因は『多産』であるとし、また、それを補強するのは『ビタミンD不足』と『粗食』だというのです。

(1) 氏の言う『多産』の前提として、「江戸時代後期は、一二五年間に北陸の人口は年平均「〇・一三％」（正確には〇・一四％）で無視する程度であった」とし、「明治時代の中頃に『教育勅語』が出され、且つ、『民報親族編・相続編』が公布されてから、その影響として出産率が増加し、北陸や富山でも出産が増加したのだ」というのです。

然し、同じ江戸時代後期の一二五年間の全国の人口増加率は「三・〇％」で、年間平均は「〇・〇二四％」であり、北陸の約六分の一程度に過ぎません。まして、越中（富山）のこの間の増加率は「二八・二二％」で、北陸全体の「一七・六％」よりも高く、全国の「三％」よりも九・四倍も高かったのです。殆ど、故意に近い誤りです。

また、「明治時代になり、北陸や富山県の人口は増大した」と主張されていますが、これも全くの誤りで、明治から昭和初期にかけて全国の最下位レベルの人口増加に低迷していることは資料上明らかなことです（図5『府県別の人口の推移』参照）。

県の人口の低迷の理由は、県の産業の低迷に基づくものであり、外綿輸入による新川木綿産業の壊滅、新田開発の行き止まり、北前船の不振、地租の現金払い制度での不在地主による農民への搾取に加え、数回の河川の大氾濫による農地流失と害虫による凶作で、県外移住が継続することなどが原因となり、人口の増加率は、著しく低下しました。

明治五年から昭和一九年までの間に、全国では二二八％増なのに、富山県ではその六割の一四〇％に止まった。出生割合も明治九年から昭和二二年までの間の全国と富山県を比較すると、全国では八八万三五八四人から二六七万八七九二人へと三・〇倍に増加したのに対して、富山県では一万六七一八人から二万五七〇四人へと、一・五倍増に止まっています。（表35―1から

2参照)。これについても同氏の誤りは大きいと言わざるを得ません。

(2) ところで同氏は『富山県地方特殊病対策委員会報告書』の一部の不完全な統計を利用して、イ病患者の出生児数は「平均六・四人」という数字を『多産』の根拠とされています。

しかし、これは昭和三七年の調査で、僅か一三名の濃厚容疑者の出産回数の平均が六・四人であった(四七頁)というだけのものでした。翌三八年の一九名の濃厚容疑者の妊娠回数は六・一でした(五九頁)。このように僅かな数からの平均値にはムラがあるから注意が必要です。

では、実際はどうでしたか。

大正一一年に内務省の指示で富山県が農村の布勢村での全村の四五歳以上の一二〇名の女性の出産児数を調査しましたが、七回の妊娠者が最多数で、平均六・二人でした。これは、同時期に全国各県で行なわれた調査の中では北海道や東北などに次ぐ上位の数値でした。私見では、出生児数が〇との婦人の率が三%と低かったのが原因であろうと思います。

当時、内務省で調査された下位の不妊の平均値六%で計算すれば、出生率は五・八人となります。

昭和一〇年代前半に厚生省技官が調査した富山県の純農村の農婦の平均出産数は五・八人でした。これは、後記の全国平均農家の数値に比べまず妥当な数値でしょう。

昭和二五年の『国勢調査』に基づき、年代別平均出産数から、「全国農家の四〇歳から六〇歳以上の平均は五・八五人でした（阿藤　誠『人口問題研究』一五七号）。阿藤は同論文の中で「全体として、九州、北陸、東北などは平均より高い」と述べていますから、北陸はこの数字よりも幾分か多いことになります。

では、イタイイタイ病の患者の実際の出産児数はいくらだったのでしょうか。

イタイイタイ病裁判の一次～七次の原告になった患者さん六四名の総出産児数は三七五名でしたから、平均が五・八六名でした。

この数字は、昭和一〇年代の富山県の純農村の五・八人と、全国農家平均五・八五人と同じレベルの数字であり、到底、『多産』とは言えません。Walker氏の主張は、全くの空中楼閣でした。

三　あとがきのあとがき

本書は、石本二見男氏の『イタイイタイ病―さらなる検証を』という書籍と、Brett L.Walker氏の『中毒列島―日本における産業による疾病史』の第四章「神通川流域での鉱山事業による疼痛」という二冊の「反カドミウム説」の批判を試みたものです。

石本氏の本が出ていることは、二〇一四年一二月六日に知人より聞き、翌日書店で入手し、数日かけて読了しました。Walker氏の本の第四章は二〇一〇年春頃に明治学院大学教授藤川　賢氏からコピーの恵贈をうけ、辞書を引き引き通読しました。

これらに対して、カドミウム説をとられる研究者のどなたかが反論されておられるのではないかと思いましたが、見当らないようです。お読みにならなかったか、或いは、御覧になられても無視されたのかもしれません。

Walker氏のものは英文なので一般の方には御覧になられる方は少ないかもしれませんが、その反論を二〇一二年六月に三〇部作成して、イ病関係者に贈呈しました。

他方、石本氏のものは読みやすい日本語であり、調べてみると当地の図書館にも展示してありました。これには、反論しなければ、イタイイタイ病の名前は知っていても、昔からの研究の歴史と成果をご存じない方々、殊に、若い方々が、著者の主張をそのまま鵜呑みされる虞がないとは言えません。それが心配になり、匆々に反論を纏めて、これも三〇部印刷して関係者に配布しましたが、一般の方々の目に触れる機会はありませんし、図書館にも展示してもらえません。

偶々、御覧になられた桂書房の勝山敏一社主のお薦めがあるのを機会に、殆ど全面的に加筆修正したのが本書です。

とは言え、医学部門に無関係な一野人としての筆者が、イタイイタイ病問題に関わったのは、イタイイタイ病裁判（昭和四三年三月から同四七年八月まで）の原告代理人の末席としてであり、その後はイタイイタイ病問題には疎遠になっていたのですが、新潟水俣病弁護団長の坂東克彦先生の強いお勧めで、一九九七年から新潟大学理学部の教養課程で、久保田喜裕先生が担当される『金属と人間―そのひかりと影―』というテーマの講義の中で、坂東先生が「阿賀野川有機水銀中毒事件」を、私が「神通川カドミウム中毒事件」を非常勤講師としてお手伝いさせて頂くことになり、改めてイタイイタイ病問題を勉強しながら、二〇〇〇年に七〇歳となり非常勤講師の期限が切れるまで年に数回の講義に新潟へ通いました。その後も、県内外の大学などから講演を頼まれることが数年間あり、その際に関係する文献を読んだだけですからどこまで反論が出来ているのかは疑問です。

さて、話は全く変わりますが、私の好きな作家の一人に陳　舜臣氏という方がおられました。その著書の一つに『弥縫録《びほうろく》』があります。これは中国の名言を集めて解説したもので、その中に、私の先輩らがまゝ使用された『鶏肋』という言葉があります。

これについて陳氏は「『鶏肋集』とか『鶏肋編』といった名の本が宋代に出た。それはたいした内容のものではないが、かといって捨てるには惜しい。〝だしがら〟にでも役立てば幸せである、という命名であった」。その後「明の張鼎《ちょうてい》は、学者として知られ、みずからを自在先生と称していたが、あるとき『鶏肋』とすべきところを『鶏肘』と間違えた。世人は彼を『鶏肘博士』と呼んだ。知ったかぶりのなま半可のことである」と評している。

本書も「知ったかぶりの生半可」であろうことを畏れますが、それでも「〝だしがら〟として使える部分もあるかもしれぬ」と言って頂けるならば何よりの幸いです。

謝辞

最後になりましたが、医学関係の言葉の誤りを正して頂いた富山医科薬科大学名誉教授北川正信先生に深謝申しあげます。

また、資料の収集にご協力頂いた高岡市立中央図書館の司書の方々や、底本となった初稿を再三手入れをされて各三〇部の冊子を製作して下さった㈲富士プリント社の藤井さん、及び、更に多量に加筆修正した本書の印刷に当たられた㈱すがの印刷の方々、そして売れるあてもない本書の出版を担当され、校正にも協力頂いた桂書房（勝山敏一社主を含めた方々）のご尽力にお礼を申しあげます。

松波 淳一（まつなみ じゅんいち）

1930年　富山県氷見市生まれ
1965年　司法研修所卒業・弁護士の仕事を選ぶ
1997年　新潟大学理学部非常勤講師を兼ねる
2001年　弁護士の仕事と非常勤講師を終える

関与した主な仕事と著作
1968年より　イタイイタイ病裁判
1972年より　北陸スモン（病）裁判
1985年より　京都水俣病裁判
『ある反対尋問』日本評論社　1998年
『新版イタイイタイ病の記憶』桂書房　2006年
『定本カドミウム被害百年　回顧と展望』　2010年
重版『定本カドミウム被害百年　回顧と展望』　2015年
『イタイイタイ病の社会経済学—水俣病と比較して』　2015年

最近の『イタイイタイ病非カドミウム説』論に対する反論

2015年11月20日 初版発行

定価 2,400円＋税

著　者　松波淳一
発行者　勝山敏一
発行所　桂 書 房
〒930-0103
富山市北代3683-11
電話 076-434-4600
FAX 076-434-4617
振替 00780-8-167

印　刷　株式会社 すがの印刷

ISBN978-4-905345-95-4

地方小出版流通センター扱い